GOLDMANN
Lesen erleben

Buch

Das Alter eines Menschen lässt sich nicht am Geburtsdatum ablesen. Vielmehr wird es durch die Aktivität der Zellen und Hormone bestimmt. Mit Roxy Dillons wissenschaftlich fundiertem Programm werden Sie jünger aussehen und sich jünger fühlen, weil in Ihrem Körper tatsächlich ein biologischer Verjüngungsprozess abläuft und Zell- und Hormonfunktionen sich tatsächlich verjüngen. Das Beste: Sie erreichen dies mit völlig natürlichen Substanzen. Das Ergebnis ist deutlich zu spüren: Ihre Gehirnfunktion wird sich verbessern, Sie werden mehr Energie und jugendliches Wohlbefinden verspüren, Haut, Haar und Knochen werden sich verjüngen, während Ihre Libido steigt. Ihre Gliedmaßen werden straffer, der Bauch wieder fester, die Wangen hängen nicht mehr. Sie werden sich jung und lebendig fühlen. Sie haben es in der Hand: Entdecken Sie die Anti-Aging-Revolution!

Autorin

Roxy Dillon hat einen Abschluss als Bachelor of Science in Psychologie von der University of Bristol sowie einen Master of Science in Biochemischer Pharmakologie von der University of Southampton. Ihre Forschung beschäftigt sich mit den Gebieten Pharmakologie, Biochemie, Biophysik, Ernährungswissenschaft und Phytopharmakologie.

Roxy Dillon

Das Jugendgeheimnis

Jung bleiben – jung aussehen
Das biologische Anti-Aging-Programm

Aus dem Englischen von
Annika Tschöpe

GOLDMANN

Alle Ratschläge in diesem Buch wurden von der Autorin und vom Verlag sorgfältig erwogen und geprüft. Eine Garantie kann dennoch nicht übernommen werden. Eine Haftung der Autorin beziehungsweise des Verlags und seiner Beauftragten für Personen-, Sach- und Vermögensschäden ist daher ausgeschlossen.

Der Verlag weist ausdrücklich darauf hin, dass im Text enthaltene externe Links vom Verlag nur bis zum Zeitpunkt der Buchveröffentlichung eingesehen werden konnten. Auf spätere Veränderungen hat der Verlag keinerlei Einfluss. Eine Haftung des Verlags ist daher ausgeschlossen.

MIX
Papier aus verantwortungsvollen Quellen
FSC® C014496
www.fsc.org

Verlagsgruppe Random House FSC® N001967

Dieses Buch ist auch als E-Book erhältlich.

2. Auflage
Deutsche Erstausgabe April 2016
Wilhelm Goldmann Verlag, München,
in der Verlagsgruppe Random House GmbH,
Neumarkter Str. 28, 81673 München

Published by arrangement with Roxy Dillon Ltd.
Dieses Werk wurde vermittelt durch die Literarische Agentur
Thomas Schlück GmbH, Garbsen.
Originaltitel: Bio-Young
Originalverlag: Atria Books, an imprint of Simon & Schuster Inc., New York
Umschlaggestaltung: Uno Werbeagentur, München
Umschlagillustration: plainpicture/Cultura/Clarissa Leahy; FinePic®, München
Redaktion: Dunja Reulein
Satz: Uhl + Massopust, Aalen
Druck und Bindung: GGP Media GmbH, Pößneck
KW · Herstellung: cb
Printed in Germany
ISBN 978-3-442-17577-2
www.goldmann-verlag.de

Besuchen Sie den Goldmann Verlag im Netz

Für meine Kinder,
für Matilda und für MK

Die Angaben in diesem Buch dienen nur zur Information und können eine ärztliche Beratung nicht ersetzen. Bei bestehenden Erkrankungen oder einer möglichen Schwangerschaft halten Sie bitte Rücksprache mit Ihrem Arzt, bevor Sie einen der Ratschläge aus diesem Buch umsetzen. Bitte testen Sie Produkte zur äußerlichen Anwendung erst an der Handgelenkinnenseite. Wenn innerhalb von 24 Stunden Rötungen, Ausschläge oder Hautirritationen auftreten, wählen Sie eine Alternative aus den Vorschlägen für den Punkt, den Sie behandeln möchten. Verwenden Sie keine Substanzen, auf die Sie allergisch reagieren.

Die Anwendungen in diesem Buch sind nur für Erwachsene gedacht.

Inhalt

Die Jugend weiß ihre Jugend nicht zu schätzen.

Oscar Wilde

Also bleiben Sie jung – mit *Das Jugendgeheimnis*!

Roxy Dillon

»Natürlich altern« neu definiert

Schon in jungen Jahren entdeckte ich meine Liebe zur Natur und ihrer Fähigkeit, den Körper zu heilen und zu unterstützen – mit Vitaminen, Tinkturen und Nahrungsergänzungsmitteln, Lebensmitteln, Kräutern und Pflanzen. Ein lieber Freund unserer Familie, von Beruf Dermatologe, riet mir bereits als Dreijähriger, mir jeden Tag eine halbe Zitrone und eine Handvoll Vitamin-C-Tabletten zu gönnen. Dieser kleine Snack, den ich bereitwillig zu mir nahm, sollte mich vor Erkältungen und Grippe schützen und dafür sorgen, dass meine Haut glatt und weich blieb. Dass Vitamine dazu beitragen können, dass unser Körper richtig arbeitet und gedeiht, faszinierte mich so sehr, dass ich häufig das Vitamin-Alphabet – Vitamin A, Vitamin B, Vitamin C – vor mich hin trällerte wie andere Kinder das ganz normale ABC. Mit sechs Jahren kannte ich mich in Sachen Dosierung bereits bestens aus, und etwa in diesem Alter begann meine Faszination für Pflanzen und Blumen. Ich wuchs in der Slowakei auf und nahm manchmal eine zweistündige Zugfahrt in Kauf, nur um zu einer bestimmten Wiese zu gelangen, auf der eine dunkelrote Orchideenart namens Braunrote Stendelwurz (*Epipactis atrorubens*) wuchs. Wenn mir das nicht möglich war, widmete ich mich gern einer Karte, die ich mir gekauft hatte. Darauf war eine getrocknete silberfarbene Edelweißblüte gepresst, und ich hob dann die Zellophanfolie an, die die sternförmige Blüte schützte, und berührte vorsichtig die kleinen, weichen Blütenblätter. Die Natur steckte für mich voller Schönheit, Faszination, Nützlichkeit und Wunder.

Mit 13 Jahren kaufte ich mir zum ersten Mal ein Buch über Kosmetik zum Selbermachen, *Natural Beauty Secrets* von Deborah Rutledge. Von da an stellte ich meine eigenen Pflegemittel für Gesicht, Haar und Körper her. Mein erstes Werk war eine Reinigungslotion auf Lanolinbasis – ich war schwer beeindruckt, wie mühelos sich damit Tintenflecken von den Fingern entfernen ließen! Aus meinem frühen Interesse für die Natur entwickelte sich nach und nach eine große Leidenschaft für Naturwissenschaften und Biologie. Ich studierte Neuropsychologie und Neurowissenschaften und arbeitete anschließend als Beraterin für Ernährungsfragen und pflanzliche Behandlungsmethoden. Später erwarb ich einen Master-Abschluss in biochemischer Pharmakologie und forschte in den Bereichen Ernährung, Serotonin und Depressionen sowie zu den Natrium-, Kalium- und Kalziumkanälen in Neuronen. Es faszinierte mich, wie sich unsere Zell- und Hormonfunktionen auf den Alterungsprozess auswirken – ein Thema, das in den letzten 15 Jahren immens an Bedeutung gewonnen hat. Bei meiner Arbeit verbinde ich meine persönliche Leidenschaft mit wissenschaftlichen Forschungsergebnissen und Erkenntnissen und konnte so bereits vielen Tausend Kunden und Kundinnen dabei helfen, den Alterungsprozess mit natürlichen Substanzen aufzuhalten und sogar rückgängig zu machen.

In meiner Praxis behandle ich zahlreiche Symptome des

Prozesses, den wir als Altern bezeichnen – von Herzerkrankungen über Diabetes bis hin zu Krebsleiden. Viele Patienten wenden sich an mich, wenn sie den Eindruck haben, die Ärzte könnten »nichts mehr tun«. Umso erfreulicher ist dann der Erfolg meiner natürlichen Therapien, und ich zähle in diesem Bereich zu den Vorreitern. Als man die förderliche Wirkung der Gou-Qi-Zi-Beere – besser bekannt als Goji-Beere – »entdeckte«, hatte ich sie bereits seit über zehn Jahren für Nieren und Augen empfohlen; als das erste Serum zur Fältchenbekämpfung auf dem Markt erschien, hatte ich schon jahrelang zur äußerlichen Anwendung von Vitasorb C geraten, einem Präparat, das eigentlich zum Einnehmen gedacht ist; und ich empfahl meinen Patienten bereits Leinöl und gesunde Fette, als die Ärzte noch darauf beharrten, alle Fette und Cholesterin seien gesundheitsschädlich – mittlerweile bestätigen aktuelle Forschungen, dass das nicht stimmt.

Meine persönlichen Ansichten, Forschungen und Arbeiten stützen sich auf moderne wissenschaftliche Erkenntnisse, und es macht mir großen Spaß, auf dieser Grundlage neue Behandlungen zu entwickeln und auszuprobieren. Ich selbst richte meine Pflegeroutine nach meinen jeweiligen Bedürfnissen, die sich von Tag zu Tag oder Woche zu Woche unterscheiden können – ich kann Ihnen jedoch versichern, dass ich jeden Anti-Aging-Tipp in diesem Buch selbst ausprobiert habe. Mir geht es immer darum, bestimmte Anti-Aging-Mechanismen in Gang zu bringen und dafür zu sorgen, dass Zell- und Hormonfunktionen jugendlich aktiv bleiben. Wenn mein Haar neuen Schwung braucht, verwende ich Rosmarin und Eukalyptus, manchmal auch Schmalz oder Lanolin; sieht meine Haut müde aus, setze ich auf Avocadoöl und Süßholz, und wenn sie schlaff wirkt, erhöhe ich den Elastin-Gehalt mit einer Mischung aus Mandel- und essenziellem Dillöl. Mein einfachstes Alltagsrezept ist Bockshornklee- und Fenchelpulver, das ich in etwas Flüssigkeit rühre. Zudem nehme ich täglich Bor und Vitamin E und esse Vollkornnudeln und Soja-Joghurt. Gesicht, Haar und Körper pflege ich mit östrogenen Kräutern – darunter Süßholz, das ich als Extrakt in eine Avocadoöl-Basis mische, sowie eine Kombination aus essenziellem Fenchel-, Anis-, Ylang-Ylang- und Dillöl in einer Kakaobutter- oder Avocadoöl-Basis. Den genauen Plan, nach dem ich mich meist richte, finden Sie in diesem Buch in Kapitel 12 »Das ultimative *Jugendgeheimnis*-Programm und mein persönliches Programm«. Dieser Anti-Aging-Pflege ist es zu verdanken, dass man mich häufig auf Mitte 30 schätzt – dabei bin ich 58! Ganz egal, wie alt Sie sind, mit dem *Jugendgeheimnis* können auch Sie deutlich jünger aussehen!

Meine Arbeit gibt mir sehr viel. Erst kürzlich konnte ich einer 40-jährigen Kundin weiterhelfen, die ganz verzweifelt war, weil sie nach einer medizinisch notwendigen Gebärmutterentfernung erhebliche Alterungserscheinungen feststellen musste, darunter starke Faltenbildung und schlaffe Haut. Ich konnte ihr ihre Sorgen nehmen, verabreichte ihr eines meiner Präparate – essenzielles Fenchel- und Ylang-Ylang-Öl in einer Basis aus Kakaobutter und Olivenöl –, und schon drei Tage später war ihr Gesicht erheblich weicher und geschmeidiger. Sie war ganz begeistert! Eine 36-jährige Kundin wurde kürzlich für 16 (jawohl, 16!) gehalten, einer 60-Jährigen bescheinigte man, sie habe den Körper einer 25-Jährigen!

Diese Kundin hatte eine Brustcreme verwendet, die ich ihr aus Olivenöl und Bockshornklee-Pulver zubereitet hatte, sowie eine Creme aus Kakaobutter, Avocadoöl und essenziellen Fenchel-, Ylang-Ylang-, Dill- und Anisölen. Dadurch wurden ihre Brüste größer, fester, voluminöser, runder und schwerer, sie strafften sich, und auch die Falten zwischen den Brüsten verschwanden – und all das zehn Jahre nach der Geburt ihres letzten Kindes! Ist das nicht unglaublich?

Eine ganz natürliche biologische Wirkung

Das Jugendgeheimnis ist deshalb so einzigartig und revolutionär, weil die hier beschriebenen Ratschläge eine *tatsächliche* biologische Verjüngung bewirken. In diesem Buch geht es nicht darum, durch Kosmetika oder oberflächliche Maßnahmen jünger auszusehen oder zu wirken. Nein, Sie werden jünger aussehen und sich jünger fühlen, weil in Ihrem Körper *tatsächlich* ein biologischer Verjüngungsprozess abläuft und Zell- und Hormonfunktionen sich *tatsächlich* verjüngen. Und noch dazu erreichen Sie dies mit ungefährlichen, unglaublich wirkungsvollen natürlichen Substanzen.

Eine natürliche Behandlung typischer Alterserscheinungen bietet drei entscheidende Vorteile. Zum Ersten sorgen natürliche Mittel nicht nur dafür, dass Sie jung aussehen, sondern können die Uhr tatsächlich zurückdrehen. Der Östrogen-Spiegel steigt wieder, die Haut wird elastischer und widerstandsfähiger. Zum Zweiten reagiert unser Körper sehr rasch auf natürliche und komplexe Kräuter, Lebensmittel und Nahrungsergänzungsmittel, da diese nicht nur sanft wirken, sondern auch unserer Biologie entsprechen. Der dritte Vorteil ist die Sicherheit – für viele Menschen von entscheidender Bedeutung. Die natürlichen Substanzen, die ich meiner Kundschaft und in diesem Buch empfehle, sind absolut unbedenklich. Ich selbst verwende sie seit Jahrzehnten, und auch meine Kundinnen vertrauen darauf und erleben keine negativen Nebenwirkungen. Auf herkömmliche Hormontherapien und viele Präparate und Cremes, die Alterungserscheinungen entgegenwirken sollen, trifft das leider nicht zu!

Mein Programm beruht auf aktuellsten Forschungsergebnissen, den Erfolgen meiner Kundinnen und meinen eigenen Erfahrungen mit natürlichen Pflanzen, Lebensmitteln und Nahrungsergänzungsmitteln, die es seit Tausenden von Jahren gibt. Zudem lässt sich wissenschaftlich nachweisen, dass sanfte, natürliche Substanzen erstaunliche Wirkung gegen Alterungserscheinungen des Körpers zeigen; viele aktive Wirkstoffe in Kräutern, Nahrungsmitteln und anderen natürlichen Quellen wurden bereits wissenschaftlich klassifiziert. Aus der Pflanze Kamille beispielsweise wird der Stoff Allantoin gewonnen, der als »Kosmezeutikum« gilt. Quercetin, das in der Zwiebel vorkommt, ist ein »Nutrazeutikum«, und all diese Substanzen werden unter dem Oberbegriff »Biozeutika« zusammengefasst. Der Name verrät, wie eine Substanz angewendet wird: Allantoin, das man äußerlich oder kosmetisch auf die Haut aufträgt, ist ein Kosmezeutikum, während Quercetin in Tablettenform als Nutrazeutikum bezeichnet wird. Der Einfachheit halber werde ich in diesem Buch nur von »natürlichen Substanzen« sprechen – aber Sie können mir glauben, dass ihre Wirkungen allesamt wissenschaftlich erwiesen sind.

Die Blüte des Lebens, also den Zeitpunkt, zu dem der Körper in jeder Hinsicht optimal arbeitet, erreicht ein Mensch mit etwa 30 Jahren. Danach lassen die Zell- und Hormonfunktionen rasch nach, der Alterungsprozess setzt ein. Mit dem *Jugendgeheimnis* können Sie wieder die Zell- und Hormonfunktionen einer 30-Jährigen erreichen. Ich werde Ihnen zeigen, wie Sie bestimmte biochemische Mechanismen aktivieren und vorhandene Schädigungen beheben können, um tatsächlich zu Ihrer Blütezeit zurückzukehren.

Deshalb sind jugendliche Zell- und Hormonfunktionen ideal

In diesem Buch wird häufig davon die Rede sein, dass unser Körper in zweierlei Hinsicht altert, denn die Jugend lässt sich nur wiederherstellen, wenn beide Prozesse berücksichtigt werden. Zum einen gibt es die Zellalterung, die mit einer Verlangsamung der Zellfunktionen einhergeht. Die Bestandteile der einzelnen Zellen arbeiten mit zunehmendem Alter weniger effizient und deutlich langsamer als in einem jungen Körper. Das führt zu genetischen Veränderungen, die nicht nur Krankheiten wie Krebs hervorrufen können, sondern auch die Synthese wichtiger Strukturproteine wie Kollagen und Elastin beeinträchtigen. So entstehen Falten. Die Zellalterung beeinflusst die grundlegende ständige Zellaktivität des Körpers und hat zur Folge, dass die Produktion vieler Komponenten zurückgeht, darunter auch ATP oder Adenosintriphosphat, die Energiequelle einer Zelle, ohne die kein Leben möglich ist. Ohne ATP können die Zellen des Körpers und damit der Körper selbst nicht arbeiten. Anders ausgedrückt: Ohne diese Zellfunktion kann der Mensch nicht leben.

Mit der hormonellen Alterung meint man den altersbedingten Rückgang wichtiger Hormone, der sich negativ auf unser Äußeres, unsere Energie und unseren Sexualtrieb auswirkt. Ich bin davon überzeugt, dass Aussehen und Befinden besonders durch den Rückgang der Sexualhormone beeinträchtigt werden, doch auch andere Hormone nehmen im Lauf der Zeit ab, zum Beispiel Wachstumshormone, welche die Muskel- und Knochenmasse fördern, sowie Melatonin, das sich auf die Schlafdauer auswirkt und somit beeinflusst, wie viel Energie wir am nächsten Morgen haben. Das Hormonsystem ist langsamer als die Aktivität innerhalb der Zelle und hat eine »Makrowirkung« auf das Zusammenspiel aller Organe.

Die beiden Systeme wirken jeweils in bestimmten Bereichen – die Zellaktivitäten laufen in den Zellen ab, die Hormonaktivitäten steuern die Organe. Das bedeutet, dass natürliche Substanzen wie grüner Tee die Zellaktivitäten beeinflussen und so genetische Veränderungen verhindern und maßgeblich vor Krebserkrankungen schützen können. Auch die Hormone wirken auf die Zellen; zwar weniger gezielt, jedoch äußerst stark; die umfassenden Alterungserscheinungen lassen sich nur unter Berücksichtigung der hormonellen Faktoren vermeiden oder rückgängig machen. Um noch einmal auf das Beispiel des grünen Tees zurückzukommen: Dieser schützt zwar vor sonnenbedingten Schäden, kann die Haut jedoch nicht wieder aufbauen. Dazu sind Sexualhormone erforderlich, bei Frauen in erster Linie Östrogen, bei Männern Östrogen und Testosteron. Mein Ansatz ist so wirkungsvoll und einzigartig, weil er auf diese beiden entscheidenden biologischen Bereiche gleichzeitig eingeht.

Die Zell- und die hormonelle Alterung finden weder zu unterschiedlichen Zeiten statt, noch betreffen sie unterschiedliche Körpersysteme. Alle Vorgänge im Körper laufen stets zeitgleich ab. Ich behandle immer beide Systeme, doch zum besseren Verständnis werde ich die beiden Prozesse manchmal separat erörtern. Man kann es sich zwar kaum vorstellen, aber in jeder Sekunde finden in Ihrem Körper Billionen von biochemischen Reaktionen statt. Synthese und Abbau – zwei gegenläufige Mechanismen – erfolgen fast simultan. Die Zellmechanismen werden von Hormonen beeinflusst, und je älter die Zellen in Ihren hormonproduzierenden Organen sind, desto stärker sinkt der Hormonspiegel. Im Gegenzug wirken jedoch auch alle Maßnahmen, mit denen Sie gegen Alterungserscheinungen angehen, auf beide Bereiche gleichzeitig und haben langfristigen Erfolg, wenn Sie dabei richtig vorgehen.

Manche Maßnahmen zeigen schneller Wirkung als andere, da einige Körpersysteme besonders schnell wieder »repariert« werden können. Da sich die Hautzellen sehr rasch erneuern, dauert es nicht lange, bis sich die Haut sichtlich verbessert hat. Ein stärkeres Haarwachstum zeigt sich erst etwas später, da Haar langsamer wächst. Zudem sollten Sie bedenken, dass Anti-Aging-Maßnahmen, die lediglich auf die Zellen abzielen, weniger effektiv sind als Ansätze, die auf Zellen und Hormone gleichzeitig wirken. Für die Haare bedeutet das zum Beispiel: Wer nur Koffein aufträgt, um eine Wirkung auf Zellebene zu erzielen, wird damit deutlich weniger Erfolg haben als mit der Vorgehensweise aus diesem Buch, bei der das Haar mit essenziellen Rosmarin-, Eukalyptus-, Fenchel- und Ylang-Ylang-Ölen sowohl auf Zell- als auch auf Hormonebene verbessert wird. Das gilt für alle Anti-Aging-Maßnahmen – ein Ansatz, der lediglich die Zellfunktion verbessert, wird stets nur eingeschränkt Wirkung zeigen.

Die Behandlung von altersbedingten Erscheinungen hat nicht nur ästhetische, sondern auch medizinische Vorteile. Wenn Falten und Furchen aus dem Gesicht verschwinden, so bedeutet dies, dass der genetische Code weniger stark verändert wird, die Synthese der Strukturproteine akkurater abläuft und der Hormonspiegel dem eines jüngeren Menschen entspricht. Und damit ist gleichzeitig die Gefahr von Herzleiden, Krebserkrankungen, Diabetes und anderen altersbedingten Leiden gesunken.

Ein wandelnder Beweis für den Anti-Aging-Erfolg

Obgleich ich eigentlich Wissenschaftlerin bin, sind die Erfolgsgeschichten meiner Kundinnen oft besonders überzeugende »Fakten«. Ein Beispiel ist Janet, eine Frau Mitte 50, die ihr Leben lang geraucht und viel getrunken hatte, sodass ihr Mund von runzeligen Falten umgeben war. In diesen Falten verlief der Lippenstift, zudem wirkten die Lippen eingefallen, da es ihnen an Straffheit fehlte. Als sie sich an mich wandte, hatte Janet bereits zahlreiche teure Behandlungsmethoden und Cremes ausprobiert. Ich riet ihr zur äußerlichen Anwendung von Vitasorb C, einem hautfreundlichen Vitamin-C-Präparat. Dadurch wurden nicht nur ihre Lippen schöner, sondern auch die Gesichtshaut glatt und strahlend – ganz ohne unerwünschte Nebenwirkungen!

Die Alterung hat auch Folgen für Haar und Kopfhaut. Ich weiß noch, wie schockiert meine Kundin Sandra war, als sie mit Ende 40 direkt über den Schläfen zwei kahle Stellen entdeckte. Auch ihr Scheitel war beunruhigend breit geworden – sie hatte kaum noch genug Haar für einen kleinen Dutt am Hinterkopf! Ich riet Sandra, die Kopfhaut und insbesondere die Bereiche mit dünnerem Haarwuchs mit essenziellen Rosmarin- und Eukalyptusölen einzureiben. Schon zwei Wochen später begann das Haar wieder zu wachsen, und bereits nach acht Monaten konnte sich Sandra über volles, kräftiges Haar freuen, das bei jeder Bewegung ihre Schultern umspielte.

Natürlich sind nicht alle unerfreulichen Alterserscheinungen nur ästhetischer Natur; viele betreffen bestimmte Körperfunktionen und können das Selbstvertrauen so beeinträchtigen, dass die gesamte Lebensqualität darunter leidet. Meine Kundin Carol beispielsweise suchte mich mit Mitte 50 wegen einer schweren Vaginalatrophie auf – dabei werden die Scheidenwände dünner, trockener und entzünden sich, weil der Östrogen-Spiegel im Körper sinkt. Sie können sich sicher vorstellen, wie Carols Sexualleben und Selbstbewusstsein darunter litten! Sie war so unglücklich mit ihrem Körper, dass sie seit zwei Jahren überhaupt keinen Geschlechtsverkehr mehr gehabt hatte, denn auch Gleitmittel halfen ihr nicht. Ich war für sie die letzte Hoffnung – und sie war heilfroh, dass sie sich an mich gewandt hatte! Ich empfahl ihr eine Creme aus Kakaobutter und Avocado mit ein wenig essenziellem Fenchelöl, die die empfindliche Scheidenhaut nicht reizte. Zudem nahm sie Genistein und Bockshornklee-Pulver ein, um ihren Hormonhaushalt zu regulieren. Ihr Körper reagierte innerhalb weniger Tage, und ihre Vagina wurde wieder wie früher – mit kräftigeren Scheidenwänden, höherer Feuchtigkeit und einer längeren Scheide. Da die Scheidenwände aus Schleimhäuten bestehen, gelangten die Präparate leicht in den Körper und veränderten ihn insgesamt. Carols Haut strahlte, ihre Gelenke wurden elastischer, ihr Bauch straffte sich. Die einzige Nebenwirkung? Mehr Selbstvertrauen und gesteigerte Libido, sodass sie beim Sex die Initiative ergriff!

So verwenden Sie dieses Buch

Das Jugendgeheimnis umfasst drei Teile, die erläutern, wie Sie die Zell- und Hormonfunktionen wiederherstellen, und enthält verschiedene Programme, die Sie nach Bedarf umsetzen können. Die ersten Kapitel konzentrieren sich auf einfachere Abläufe in den Zellen, später folgen komplexere Systeme, und von einfacheren Konzepten wie Zellschutz und Kollagen-Elastin-Synthese gehen wir zu Hormonkonzepten über, die Körper, Emotionen und auch psychologische Faktoren betreffen. In jedem Kapitel werde ich auf die Hintergründe und natürlichen Substanzen eingehen, aus denen sich verschiedene Behandlungsmöglichkeiten ergeben. Damit können Sie experimentieren und ganz zum Schluss aus Ihren Favoriten Ihr persönliches Programm zusammenstellen. In *Das Jugendgeheimnis* werden zunächst simple Hautmechanismen dargestellt, auf die dann nach und nach komplexere Mechanismen folgen. Auch wenn in manchen Kapiteln einer der beiden Bereiche, also Zell- oder Hormonbereich, im Vordergrund steht, sollten Sie stets bedenken, dass Zell- und Hormonvorgänge ständig interagieren. Sie lassen sich nicht strikt und kategorisch trennen, denn dazu ist die Biologie viel zu komplex. Selbst wenn es also den Anschein hat, dass es manchmal hauptsächlich um die Zell- oder die Hormonfunktion geht, kann sich dies innerhalb eines Kapitels durchaus ändern. In Kapitel 10 »Das Geheimrezept gegen die Wechseljahre« werden Sie feststellen, dass manche Behandlungsmöglichkeiten auf die Hormone, manche auf die Zellen und manche auf beide Bereiche gleichzeitig einwirken. Sie wissen ja: »Alles hängt mit allem zusammen.« Mit anderen Worten: Die Biologie ist eine äußerst komplexe Angelegenheit.

Zudem sollten Sie bei der Herstellung Ihrer Präparate einige Grundsätze beachten:

Achten Sie auf die richtige Dosierung. Die Dosis ist zumeist als Kapsel-, Teelöffel- oder Tropfenanzahl angegeben. Eine Kapsel entspricht einem Gramm des jeweiligen Heilkrauts. Ist also von neun Kapseln die Rede, können Sie stattdessen auch neun Gramm oder zwei Teelöffel Pulver einnehmen (nicht beides!).

Seien Sie beim Einkauf wählerisch. Bei allen natürlichen Substanzen sollten Sie nach Möglichkeit Bioprodukte wählen, doch wenn diese nicht erhältlich sind oder Ihr Budget sprengen, ist das nicht weiter schlimm. Bei Nahrungsergänzungsmitteln bevorzuge ich vegetarische Kapseln, Mineralien können Sie als Zitrate einnehmen, Vitamin E und Beta-Carotin müssen in natürlicher Form verwendet werden. Essenzielle Öle sollten Sie von Unternehmen kaufen, die auf essenzielle und Trägeröle spezialisiert sind; Bioqualität wäre zwar von Vorteil, ist aber nicht zwingend erforderlich.

Fast alles ist leicht erhältlich. Die meisten genannten Substanzen sind rund um den Globus leicht zu bekommen. Falls Ihr örtliches Reformhaus oder Drogeriemarkt ein hier genanntes Produkt nicht führt, erkundigen Sie sich, ob man es Ihnen bestellen kann. Und wenn Sie vor Ort keinen Erfolg haben, schauen Sie im Internet nach. Ich zum Beispiel kaufe alles, was ich empfehle, bei Amazon.

Gehen Sie auf Nummer sicher. Bewahren Sie Ihre Präparate nicht in Glasbehältern auf, da diese bei der Benutzung oder beim Transport zerbrechen können. Außerdem dürfen Sie Öle oder Fette nicht zu stark erhitzen und bei der Zubereitung niemals unbeaufsichtigt auf dem Herd lassen. Alle heißen Flüssigkeiten müssen vor der Weiterverarbeitung so weit abkühlen, dass sie sich gefahrlos handhaben lassen.

Wenn Sie dieses Buch ganz gelesen haben, wird Ihnen klar sein, dass man das Alter eines Menschen nicht am Geburtsdatum erkennt. Vielmehr wird es durch die Aktivität der Zellen und Hormone bestimmt. Und mit *Das Jugendgeheimnis* werden Sie jünger, da Sie durch sichere, natürliche Substanzen erreichen, dass Ihre Zell- und Hormonfunktionen wieder so arbeiten wie in Ihrer Jugend. Das Ergebnis ist deutlich zu spüren: Ihre Gehirnfunktion wird sich verbessern, Sie werden mehr Energie und jugendlichen Optimismus verspüren, Haut, Haar und Knochen werden sich verjüngen, während Ihre Libido steigt. Ihre Gliedmaßen werden straffer, der Bauch wieder fester, die Wangen nicht mehr hängen. Sie werden sich jung und lebendig fühlen.

Mit *Das Jugendgeheimnis* steht Ihnen erstmals ein einzigartiges, revolutionäres Anti-Aging-Programm zur Verfügung. Nutzen Sie es! Stimulieren Sie Ihre Zell- und Hormonfunktionen, sodass Sie deutlich jünger werden, egal, wie alt Sie sind! Freuen Sie sich über die Erkenntnis, dass das Altern nicht unvermeidlich ist und der Alterungsprozess sich aufhalten und in vielen Fällen sogar rückgängig machen lässt. Es liegt in Ihrer Hand, ein langes, gesundes Leben zu führen und viel jünger auszusehen, als Sie eigentlich sind.

TEIL 1:

Jüngere Zellen, jüngeres Ich

1. Super-Sirtuine! Oder: strahlend schön am 256. Geburtstag

ANTI-AGING-MECHANISMUS: Aktivierung des Langlebigkeitsgens

NUTZEN: Verlängerung der Lebensdauer und Steigerung der Energie

IN DEN HAUPTROLLEN: Beerenobst, grüner Tee, Knoblauch, Ginseng, Gotu Kola

Fast jede Kultur sucht nach einer Möglichkeit, den Alterungsprozess aufzuhalten oder gar rückgängig zu machen. Die griechischen Dichter waren bereits im 5. Jahrhundert vor unserer Zeitrechnung auf der Suche nach dem Quell der ewigen Jugend. In Indien schätzt man nach wie vor Ayurveda, die alte Wissenschaft vom langen Leben, mit der man angeblich etliche Jahre dazugewinnen kann, indem man den Körper gut pflegt und entgiftet. Besonders beeindruckte mich jedoch ein chinesischer Pflanzenkundler namens Li Ching-Yuen, der nach einigen Aufzeichnungen 1736 geboren wurde und erst 197 Jahre später starb. Ob Sie die Geschichte von Meister Li für einen Mythos, die Wahrheit oder eine Mischung aus beidem halten – insgeheim denken Sie doch sicher: »Das hätte ich auch gerne.«

Auch wir im 21. Jahrhundert sind genau wie unsere Vorväter eifrig bemüht herauszufinden, wie wir das Altern verhindern oder rückgängig machen können. In den letzten zehn Jahren hat sich die Forschung verstärkt einem am Alterungsprozess beteiligten Protein gewidmet, dem Sirtuin oder *Silent Information Regulator*. Die Sirtuine steuern, wie schnell wir altern und wie lange wir leben. Sie werden auch als »Langlebigkeitsgene« bezeichnet und sind für mich der ideale Ausgangspunkt für unser Anti-Aging-Programm. Wer seine Sirtuine stimuliert, so wird vermutet, lebt länger und sieht jünger aus.

Besonders gut erforscht ist das Sirtuin SIRT1. Die Stimulatoren dieses Enzyms findet sich unter anderem in Knoblauch, Panax-Ginseng und Vielblütigem Knöterich (*Polygonum multiflorum)*, einer in China heimischen Pflanze, die in wissenschaftlichen Untersuchungen eine verjüngende Wirkung auf verschiedene biologische Prozesse im Körper gezeigt hat. Da vor einiger Zeit der Verdacht aufkam, eine innerliche Anwendung des Vielblütigen Knöterichs könne Leberschäden hervorrufen, rate ich von einer Verwendung ab.

Eines sollten Sie jedoch unbedingt wissen – auch Meister Li setzte auf diese drei Pflanzen und aktivierte mit ihrer Hilfe sein SIRT1! Selbst wenn er nur halb so lange lebte, wie die Quellen behaupten, war die Zeitspanne dennoch sehr beeindruckend; das spricht für die lebensverlängernde Wirkung der Pflanzen in einer Zeit, in der dazu noch keine wissenschaftlichen Erkenntnisse vorlagen.

In diesem Kapitel möchte ich zunächst erklären, wie der Körper altert, und noch einmal betonen, dass Anti-Aging-

Maßnahmen unbedingt sowohl die Zellfunktionen als auch die Hormone ansprechen müssen. Dann werde ich Ihnen zeigen, wie Sie im Alltag Ihre Sirtuine aktivieren können, damit Sie jung aussehen und sich jung fühlen.

Nicht nur die Haut altert

Der Alterungsprozess betrifft jeden Teil Ihres Körpers – Aussehen, Befinden und Funktion. Vermutlich ist Ihnen gar nicht klar, wie stark er Haare, Gesicht und Körper wirklich verändert. In *Das Jugendgeheimnis* erfahren Sie, was Meister Li offenbar auch gewusst hat – nämlich dass Sie mit den richtigen natürlichen Mitteln nicht nur Ihr Leben verlängern, sondern sogar Ihr biologisches Alter senken können. Diese Wirkung erzielen Sie unter anderem mit EGCG (aus grünem Tee), Gelbwurz, rotem Traubensaft, Kaffee, Weißdorn, Ginkgo, Hopfen, Fenchel, Bockshornklee, rotem Palmöl sowie Nahrungsergänzungsmitteln wie Nicotinamidadenindinukleotid (NAD), R-Alpha-Liponsäure, Ubichinol und CoQ10, Vitaminen, Mineralstoffen und zahlreichen anderen Stoffen, die entscheidend beeinflussen können, wie lange Sie leben und wie jung Sie aussehen. Mit diesen und anderen Elementen werden wir die Zellfunktionen verbessern und den Hormonspiegel erhöhen, um Veränderungen in allen Körperregionen bis hin zu den Knochen aufzuhalten und rückgängig zu machen.

Alterserscheinungen sind an der Haut besonders deutlich zu erkennen – Falten, Runzeln und Schlaffheit, so weit das Auge reicht. Doch der Alterungsprozess betrifft sämtliche

Hautschichten, von der äußersten Epidermis hin zu den tiefer liegenden Fettschichten. Präparate zur äußerlichen Anwendung, insbesondere Vitamin-A-Derivate und natürliches Vitamin E, können die Epidermis, die oberste Hautschicht, reparieren und kräftigen, sodass sie glatter und weniger faltig wirkt.

Das ist natürlich sehr erfreulich, doch die Alterung beschränkt sich nicht nur auf die obersten Hautbereiche, sondern laugt auch die tieferen Schichten gründlich aus und hat unübersehbare Folgen, die auch Make-up nicht kaschieren kann. Hier hilft nur eine Anti-Aging-Behandlung, die sowohl die Zell- als auch die Hormonebene anspricht. Einige Alterserscheinungen lassen sich nicht einmal mit schönheitschirurgischen Eingriffen beheben; dazu zählt blasse Haut aufgrund eines Rückgangs der Kapillargefäße oder der Abbau der pigmentproduzierenden Melanozyten, durch den Lippen, Augen, Teint und Haar an Farbe verlieren. In *Das Jugendgeheimnis* erfahren Sie, wie sich diese scheinbar irreversiblen Veränderungen mithilfe unbedenklicher natürlicher Substanzen beheben lassen.

Natürliche Substanzen können Ihnen helfen, um Jahrzehnte jünger auszusehen. Sie sollten jedoch bedenken, dass die spannenden wissenschaftlichen Erkenntnisse, welche die zugrunde liegenden Abläufe erklären, noch sehr neu sind. Unser Wissen über den Alterungsprozess stammt zum größten Teil aus Studien der letzten zehn Jahren, die zumeist nur in wissenschaftlichen Zeitschriften veröffentlicht wurden.

Eine unschlagbare Kombination: Zell- und Hormonfunktionen

Eine echte verjüngende Wirkung erzielen Sie nur dann, wenn Sie die Zellmechanismen sowie biochemische und hormonelle Anti-Aging-Prozesse aktivieren und bewirken, dass diese wieder wie in der Jugend ablaufen. Sie müssen also wissen, wie Sie mit einer Kombination aus bestimmten Pflanzen, Nahrungs- und Nahrungsergänzungsmitteln weitreichende, langfristige Erfolge erzielen können.

Wieso dieser Ansatz? Wenn Sie die Zellfunktionen fördern, arbeitet jede einzelne Körperzelle besser, und damit erzielen Sie tolle Ergebnisse. Indem Sie die Zellfunktionen mit natürlichen Mitteln optimieren, verjüngen Sie Ihren Körper im wahrsten biologischen Sinne. Ihre Zellen sind dann jünger, und Sie sehen auch jünger aus.

Die Zellverbesserung allein reicht jedoch nicht aus. Betrachten wir beispielsweise die Wirkung von Vitamin C: Wenn Sie diesen Stoff als Serum auf Ihr Gesicht auftragen, erhöht er dort den Kollagen-Spiegel. Nimmt man das Vitamin ein, verjüngt es die mitochondriale Funktion in Haut und Herz. Die Zellfunktionen wirken auf jede einzelne Zelle und verbessern Energieerzeugung, Instandsetzung und Beseitigung unerwünschter Zellreste. All diese Mechanismen laufen mit zunehmendem Alter langsamer und weniger effizient ab. Dem können Sie entgegenwirken, indem Sie die Zellfunktionen fördern, also biologisch jüngere Zellen schaffen. Die Folgen sind unübersehbar! Allerdings ruft der Alterungsprozess so viele Veränderungen im Körper hervor, dass eine Optimierung der Zellmechanismen oft nicht ausreicht. Sie müssen sich das so vorstellen: Bei einer gesunden 30-Jährigen sind die Zellfunktionen ganz hervorragend, *und* die Hormone arbeiten auf Hochtouren. Um jenseits der 30 noch richtig jung auszusehen, müssen Sie sich also auf Zell- und auf Hormonebene verjüngen. Und da Vitamin C lediglich der Muskel- und Fettatrophie entgegenwirkt, die unsere Haut mit zunehmendem Alter schrumpeln lässt, können wir nur dann weitreichende und deutlich erkennbare Anti-Aging-Erfolge erzielen, wenn wir auch die Hormone mit ins Spiel bringen.

Ein typisches Beispiel für unerwünschte Alterserscheinungen, die durch Zell- und Hormonfaktoren bedingt sind und entsprechend angegangen werden sollten, sind Krampfadern. Im Lauf der Zeit schwindet die Beinmuskulatur, die Haut wird dünner, die Gefäßwände schwächer. Auch Hormone spielen eine Rolle, denn dieses Problem tritt besonders häufig bei Frauen auf, vor allem während der Schwangerschaft. Im Idealfall wären also die Haut dicker, die Muskulatur stärker und die Gefäßwände besser mit Elastin versorgt. Aber wie lässt sich das auf natürlichem Wege erreichen? Bioflavonoide aus Zitronenschalen und Heidelbeeren können die Gefäßwände auf Zellebene sehr gut stärken. Bei vielen Menschen lassen sich Krampfadern aber nicht allein durch Bioflavonoide beheben – sie müssen dieses Problem auf hormoneller Ebene angehen und mit essenziellem Dillsamenöl den Elastin-Spiegel direkt in der Vene erhöhen. Da Dill östrogen wirkt, bietet er alle Vorteile dieses Hormons und kann schlaffes Gewebe straffen.

In späteren Kapiteln werden Sie erfahren, dass nicht nur essenzielles Dillöl, sondern auch andere natürliche Substanzen eine positive östrogene Wirkung auf den Körper haben und gleichzeitig vor bestimmten Krebsarten und Herzerkrankungen schützen. Eine Erhöhung des Hormonspiegels mit unbedenklichen, natürlichen Methoden kann wahrhaft erstaunliche, unübersehbare Erfolge bringen, da das Hormon Östrogen im weiblichen Körper sehr dominant ist. Mit zunehmendem Alter sinkt der Östrogen-Spiegel – das hat deutlich sichtbare Folgen, darunter der Abbau von Elastin, Kollagen, Muskeln und Fett. Auch dass die Haut nach dem 30. Geburtstag plötzlich trockener wird, ist auf den sinkenden Östrogen-Spiegel zurückzuführen, der mit einem Rückgang an Ceramiden und Hyaluronsäure einhergeht, also der Stoffe, die die Haut feucht und geschmeidig halten.

Ein paar Worte zu hormonell wirksamen Substanzen

Es versteht sich von selbst, dass männliche Hormone alles andere als erwünscht sind, wenn eine Frau ihre jugendlichen Kurven und ihr mädchenhaft strahlendes Äußeres wiedererlangen möchte. Wenn Sie den Anteil an weiblichen Hormonen, insbesondere aus der Östrogen-Familie, mit den *Jugendgeheimnis*-Methoden erhöhen, müssen Sie keine hormonsensitiven Krebsarten fürchten. Sie können sicher sein, dass meine Ratschläge kein erhöhtes Risiko mit sich bringen.

Einige bekannte und häufig empfohlene hormonell wirksame Mittel können Ihre Hormonfunktion jedoch beeinträchtigen. Dazu zählt beispielsweise Soja, das als Allheilmittel für Frauen eines bestimmten Alters angepriesen wird. Allerdings hat sich gezeigt, dass Soja bestimmte Östrogen-Werte senkt und insbesondere nach der Menopause negative Folgen haben kann. Zudem mindert Soja die Schilddrüsenfunktion, was eine Gewichtszunahme und einen erheblichen Rückgang der Leistungsfähigkeit bewirkt.

Auch Wilder Yams (*Dioscorea villosa*) beeinflusst die Hormone und hat bei Frauen eine umstrittene Wirkung. Wilder Yams ist nicht mit dem Yams oder den Süßkartoffeln zu verwechseln, die man als Gemüse isst. Man geht davon aus, dass Wilder Yams den Progesteron-Spiegel erhöht, obgleich dies noch nicht abschließend geklärt ist, denn bislang ist nicht bekannt, wie der menschliche Körper Diosgenin, den Stoff aus dem Wilden Yams, in Progesteron umwandelt.

Stammt das Diosgenin nicht aus Wildem Yams, sondern aus anderen Quellen wie Bockshornklee oder Stechwinde, so gibt es erstaunlicherweise keinerlei unerwünschte Nebenwirkungen. Es hat sich gezeigt, dass Cremes, die Östrogene wie Estradiol in pharmazeutischen Dosen enthalten, bereits innerhalb einer Woche eine deutliche Anti-Aging-Wirkung hervorrufen können. Die meisten Frauen scheuen sich jedoch vor der Verwendung pharmazeutischer Östrogene, da ein Teil des Östrogens aus der Creme vom Körper aufgenommen wird und unerwünschte Nebenwirkungen wie Übelkeit, Aufgedunsenheit, Knoten in der Brust, Kopfschmerzen, Vaginalblutungen und eine verstärkte Blutgerinnung mit entsprechendem erhöhtem Schlaganfallrisiko zur Folge haben kann. Umso erfreulicher also, dass essenzielle Öle die positive Wirkung liefern, aber keinerlei gesundheitliche Risiken mit sich bringen!

Auch die auf dem Markt erhältlichen bioidentischen Hormone bergen ein gewisses Risiko. Sowohl herkömmliche Hormonersatzstoffe als auch die moderneren bioidentischen Hormone werden im Labor hergestellt und weisen eine besondere hormonelle Aktivität auf. Bioidentische Hormone sind den Hormonen in Ihrem Körper zwar ähnlicher als die von Ärzten verordneten Hormonersatzstoffe, doch auch genauso wirkungsvoll und können im Körper deshalb ein erhebliches Ungleichgewicht verursachen. Wenn Sie Ihrem Körper von außerhalb Hormone zuführen, reduziert sich die Drüsenfunktion bis hin zur Drüsenatrophie; dies betrifft sämtliche hormonproduzierende Drüsen einschließlich Eierstöcke und Hoden.

Natürliche Alternativen voll erfreulicher Überraschungen

All das zeigt deutlich, dass beim Anti-Aging natürliche Substanzen erste Wahl sind, denn sie stimulieren die vorteilhaften Prozesse, die dafür sorgen, dass Sie jung aussehen und sich jung fühlen, während sie gleichzeitig eine Schädigung der DNS sowie bestimmte Krankheiten verhindern. Manchmal erlebt man bei einer Behandlung sogar äußerst erfreuliche Überraschungen.

Ein sehr gutes Beispiel ist die Blutdruckkorrektur mit natürlichen Mitteln – denn ein stabiler Blutdruck ist in vielerlei

Hinsicht wichtig für ein gesundes Älterwerden. Panax-Ginseng beispielsweise kann je nach Verfassung der jeweiligen Person den Blutdruck erhöhen oder senken. Mit anderen Worten: Wenn Sie bei zu hohem Blutdruck Panax-Ginseng einnehmen, so wird er gesenkt, bei zu niedrigem Blutdruck wirkt der Ginseng dagegen blutdrucksteigernd. In jedem Fall normalisiert sich der Blutdruck so, dass er im normalen, gesunden Bereich liegt. Diese Wirkung lässt sich nur erzielen, wenn die für die Blutdruckstörung verantwortlichen Mechanismen korrigiert werden. Mit Medikamenten ist das nicht möglich, da deren pharmazeutische Wirkung sehr spezifisch in eine Richtung geht. Entweder erhöhen diese Mittel bei allen Menschen den Blutdruck, oder sie senken ihn, und zwar unabhängig vom Ausgangsblutdruck der jeweiligen Person und sogar dann, wenn der Blutdruck bereits zu niedrig ist; das kann bedenkliche Nebenwirkungen haben.

Ein weiteres Mittel zur Blutdrucksenkung wirkt, anders als die meisten Medikamente, nicht nur während der Einnahme, sondern auch noch längere Zeit danach. Die Rede ist von Weißdorn, dessen Wirkung zum Teil darauf zurückzuführen ist, dass diese Pflanze angiotensin-konvertierende Enzyme (ACE) hemmt. Dieser Mechanismus bildet die Grundlage blutdrucksenkender Medikamente, der sogenannten ACE-Hemmer. Allerdings können diese ACE-Hemmer die Nieren schädigen, eine Nebenwirkung, die beim Weißdorn nicht auftritt. Zudem reinigt natürlicher Weißdorn Ihre Arterien, stärkt die Herzmuskulatur, wirkt antioxidativ und hemmt die Ablagerung von Fettpolstern. Solche Nebenwirkungen nimmt man doch gerne in Kauf, oder etwa nicht?

Viele Wirkungen, viele Wege

Forscher gehen davon aus, dass im menschlichen Körper über 150 Anti-Aging-Prozesse ablaufen. Deshalb werden wir uns auf die effektivsten Mechanismen konzentrieren, die die deutlichsten Erfolge versprechen. Sie müssen sich vor Augen führen, dass jede natürliche Substanz viele Wirkungen hat und oft mehrere Anti-Aging-Prozesse gleichzeitig anspricht. Schließlich gibt es nicht nur unzählige Anti-Aging-Prozesse, sondern auch Hunderte von natürlichen Substanzen, die diese beeinflussen. Ein einziges Superfood oder ein einziges Heilkraut, so wirksam es auch sein mag, kann niemals alles alleine schaffen.

Da kein Vorgang im Körper isoliert abläuft, hat eine Aktivierung der lebensfördernden Sirtuine eine positive Wirkung auf viele weitere Anti-Aging-Prozesse. So wurde in einem Brustkrebsmodell nachgewiesen, dass Resveratrol SIRT1 aktiviert und gleichzeitig ein Protein namens Survivin hemmt, somit also das Wachstum von Brustkrebszellen verhindert. Eine Hemmung oder Unterbrechung des Survivin-Wegs unterdrückt das Tumorwachstum – die SIRT1-Stimulation ist also sehr vorteilhaft für den Prozess, der Sie jugendlich und gesund hält.

Erinnern Sie sich noch an die Sirtuine von Meister Li, also unsere Langlebigkeitsgene, die steuern, in welchem Tempo wir altern und wie alt wir werden? Diese verhindern unter anderem Krebserkrankungen, schützen das Gehirn und verjüngen Haut und Haar. Wenn Sie bei einer gesunden Ernährung und Schönheitspflege auf zusätzliche Sirtuin-Aktivatoren achten, verlängern Sie Ihre Lebensdauer genauso effektiv wie beispielsweise mit der Kalorienrestriktion, der ersten Methode, deren lebensverlängernde Wirkung bei verschiedenen Spezies nachgewiesen werden konnte, darunter Ratten, Hefe, Fisch, Mäuse, Hunde und auch Affen. Humanstudien zur Kalorienrestriktion liegen allerdings nicht vor, und das aus gutem Grund. Denn es ist natürlich nicht möglich und aus ethischen Gründen auch nicht vertretbar, die Kalorienaufnahme eines Menschen über eine angemessene Zeitspanne im Rahmen eines Experiments einzuschränken. Allerdings sprechen die Daten, die uns zu oxidativem Stress, Stoffwechselrate, Insulinempfindlichkeit sowie endokrinem und sympathischem Nervensystem vorliegen, stark dafür, dass die Kalorienbeschränkung bei Menschen lebensverlängernd wirkt. Außerdem gibt es entsprechende »negative« Daten, also Daten von überernährten, fettleibigen Personen, bei denen in jeder Hinsicht eine beschleunigte Alterung vorliegt. Zum Glück können die Sirtuine den Effekt einer Kalorienreduktion ganz ohne negative Nebenwirkungen nachahmen!

Sirtuin-Stimulation über die Ernährung

Bislang hat man im menschlichen Körper sieben Sirtuin-Proteine ermittelt, die jeweils leicht unterschiedlich wirken. Diese Sirtuine können Sie jeden Tag ganz einfach aktivieren, indem Sie geeignete Lebensmittel aus der folgenden Liste zu sich nehmen; sie alle enthalten Stoffe, welche die lebensverlängernde Wirkung Ihrer Sirtuine stimulieren.

Nahrungsmittel	**Sirtuin-aktivierender Stoff**
Roter Traubensaft	Resveratrol
Blaubeeren	Resveratrol
Cranberrys	Resveratrol
Granatapfelsaft	Resveratrol
Kakaopulver	Resveratrol
Sauerkirschsaft	Resveratrol
Grüner Tee	Epigallocatechin-3-Gallat
Gelbwurz	Kurkumin
Zwiebeln, besonders rote	Quercetin
Apfelsaft	Quercetin
Tomatenpaste	Chalkone
Erdbeeren	Fisetin

Diese Nahrungsmittel oder Säfte und konzentrierte gefriergetrocknete Pulver sowie andere konzentrierte Produktformen liefern Ihnen deutlich mehr sirtuin-aktivierende Stoffe als frische Obst- oder Gemüsesorten; das wirkt Wunder für Ihr Aussehen, Ihr Wohlbefinden und Ihre Lebensdauer. Diese komplexen pflanzlichen Quellen aktivieren nicht nur die glorreichen sieben Sirtuine, sondern auch viele der anderen 150 Anti-Aging-Prozesse, die man bislang ermittelt hat. Das revolutioniert die Zellfunktionen! Indem Sie verschiedene ausgewählte konzentrierte Nahrungsergänzungsmittel zu sich nehmen, erreichen Sie eine mitochondriale Verjüngung, die den Alterungsprozess tatsächlich rückgängig macht.

Nun möchte ich auf drei besonders wirkungsvolle Sirtuin-Aktivatoren eingehen und erläutern, was in wissenschaftlicher Hinsicht dahintersteckt – Resveratrol, grüner Tee und Knoblauch. Diese Produkte können Sie in Naturform genießen oder als Nahrungsergänzungsmittel einnehmen, wie ich am Ende des Kapitels empfehlen werde.

1. Radikales Resveratrol

Resveratrol ist ein sirtuin-aktivierender Stoff, der in Rotwein vorkommt und das sogenannte französische Paradoxon erklären könnte – also die Tatsache, dass Franzosen, die viel gesättigtes Fett zu sich nehmen, erstaunlich selten an Herzerkrankungen leiden. Im März 2013 kamen Forscher der Universität Harvard zu der Erkenntnis, dass Resveratrol den Alterungsprozess verlangsamen kann und sich somit entscheidend auf die Lebensdauer des Menschen auswirkt.

Das Antioxidans Resveratrol (beziehungsweise trans-3,5,4'-Trihydroxystilben) ist in der Schale vieler Früchte zu finden, unter anderem in Blaubeeren, Erdnüssen und auch in Rhabarber, wenn man die dünne, papierartige rote Haut mitisst. Besonders viel Resveratrol enthalten rote Trauben und der Rotwein, der aus diesen Trauben gekeltert wird. Der Resveratrol-Gehalt im Rotwein unterscheidet sich je nach Traubenart und Ursprungsland. Weine aus eher kühlen Ländern weisen einen höheren Gehalt auf – der Spitzenreiter ist Bordeaux –, kalifornische Rotweine einen geringeren. Die Traube Pinot Noir produziert die höchsten Resveratrol-Mengen, doch auch in Cabernet Sauvignon aus kühleren Regionen und in italienischen Sangiovese ist ein hoher Gehalt nachzuweisen.

Resveratrol aktiviert den Anti-Aging-Prozess der Sirtuine. Dabei handelt es sich um eine Reihe von biochemischen Reaktionen, die den Alterungsprozess verlangsamen können. Diese Stimulation ist sehr komplex und erfordert offensichtlich Resveratrol im natürlichen Zustand, bei dem viele weitere Faktoren intakt sein müssen – also genau die Form, in der der Stoff in Pflanzen vorkommt. Die chemisch gereinigte Variante zeigt deutlich weniger Wirkung. Zudem sollten Sie wissen, dass jede Ihrer Zellen ein Mitochondrium (Mehrzahl: Mitochondrien) enthält, ein kleines Kraftwerk zur Energieerzeugung – wenn die Mitochondrien optimal arbeiten, leben wir lange, haben reichlich Energie und wirken jugendlich. Resveratrol wiederum stimuliert das Sirtuin, das auf alternde Mitochondrien einwirkt.

Leider gibt es in diesem Zusammenhang jedoch ein großes Problem: Alkohol bedeutet Alterung. Alkohol schädigt Ihren Körper in jeder Hinsicht, von Leber über Haut bis hin zum Gehirn. Natürlich ist es schön, dass das Glas Rotwein, das Sie sich vielleicht ab und an gönnen, Resveratrol enthält, aber für den Alltag ist dies nicht das richtige Rezept. Die Menge, die für einen deutlichen Verjüngungseffekt nötig wäre, können Sie nicht ohne unerwünschte Nebenwirkungen trinken. Zum Glück ist Resveratrol auch in vielen anderen leckeren und leicht erhältlichen Nahrungsmitteln und Pflanzen enthalten, die Sie unbeschadet jeden Tag in wirkungsvollen Dosen zu sich nehmen können, um die verjüngende Wirkung der Sirtuine zu entfalten.

Da die Sirtuine einen so starken umfassenden Anti-Aging-Effekt erzielen und Resveratrol diese wunderbaren Enzyme so wirkungsvoll aktivieren kann, sucht man natürlich fieberhaft nach einem wirkungsvollen Mittel, das wie Resveratrol wirkt. Wissenschaftler gehen davon aus, dass ein solches Mittel die normale, gesunde Lebensdauer des Menschen auf 150 Jahre verlängern könnte!

Sirtuin-Aktivatoren zählen zwar zu den heißesten Trends unter den Kosmezeutika, also kosmetischen Produkten mit besonders aktiven biologischen Zutaten, doch gereinigtes Resveratrol hat bislang stets enttäuscht. Denn es zersetzt sich sehr schnell und ist bereits nach etwa 30 Minuten abgebaut. Wird Resveratrol jedoch verzehrt und nicht äußerlich aufgetragen, kommen Sie in den vollen Genuss seiner Vorzüge – selbst in fortgeschrittenem Alter sowie bei fettreicher Ernährung. Solange Sie täglich resveratrolhaltige Lebensmittel zu sich nehmen, wird sich eine erhebliche Anti-Aging-Wirkung einstellen.

2. Großartiger grüner Tee

Auch grüner Tee ist ein besonders leistungsstarker Sirtuin-Aktivator, der zahlreiche Vorzüge bietet. Epigallocatechin-3-Gallat (EGCG), ein Bestandteil des grünen Tees, verlängert nachweislich die Telomere – einen wichtigen Bestandteil der menschlichen Zellen, der sich auf den Alterungsprozess auswirkt – in geschädigten Herzzellen. Diese Erkenntnis ist ganz außergewöhnlich, denn dieser Prozess verhindert ein Absterben der Zellen. Zudem schützt EGCG die Haut vor Schädigungen durch UVB- und UVA-Strahlen und das Kollagen vor Schäden durch Kollagenasen, also Enzyme, die für die Aufspaltung von Kollagen verantwortlich sind. Die Kollagenasen vermehren sich mit zunehmendem Alter, sodass Kollagen verloren geht, die Haut dünner und schlaffer wird und sich Falten bilden. Darüber hinaus fördert EGCG das Wachstum in den Haarfollikeln, baut Fettablagerungen ab und stimuliert die Lipolyse in den Adipozyten des Menschen. Einfach ausgedrückt: Dieser wunderbare Stoff beseitigt wirkungsvoll und unbedenklich Fett aus Ihren Fettzellen, stärkt Ihr Herz, fördert Ihre Gehirnleistung und macht Ihre Haut glatter. Zudem hat sich gezeigt, dass EGCG den Abbau von Knochen verhindert sowie vor Zahnfäule und verschiedenen Krebsformen schützt, darunter Leukämie und Hautkrebs.

Und in Bezug auf den Alterungsprozess gibt es eine ganz beeindruckende Wirkung: Stoffe aus grünem Tee stimulieren die Mitochondrien oder Energiezellen im Gehirn, in der Haut und im gesamten Körper. Sie regen die Zellfunktion an und sorgen dafür, dass jede einzelne Zelle jünger wird, sodass sich Ihre Lebensdauer verlängert. In hormoneller Hinsicht senken Stoffe aus grünem Tee Dihydrotestosteron oder DHT, eine Form des Testosterons, die mit zunehmendem Alter bei Männern und Frauen vermehrt auftritt. DHT ist für viele Symptome des Alterns verantwortlich, wie zum Beispiel dünner werdendes Haar oder kahle Stellen, Prostata-Beschwerden und unerwünschte Gesichtsbehaarung.

3. Kraftvoller Knoblauch

Knoblauch, ungerechterweise als Stinkwurzel verschrien, ist als Mittel gegen Infektionen bekannt, aktiviert jedoch auch SIRT1. Damit schützt er das Herz, liefert Energie, ist gut für die Haut und verlängert das Leben. Besonders erwähnenswert ist seine Wirkung gegen Infektionen, denn ein Schutz vor ansteckenden Krankheiten trägt entscheidend dazu bei, dass wir länger leben. Mit zunehmendem Alter wird das Immunsystem schwächer, sofern Sie dem nicht entgegenwirken, und viele Menschen erliegen eigentlich vermeidbaren Lungenentzündungen und Grippeerkrankungen.

Blickpunkt Sirtuine: Gotu Kola und Ginseng

Gotu Kola – der lateinische Name lautet *Centella asiatica* oder *Hydrocotyle asiatica* – aktiviert SIRT1 ebenfalls ohne negative Nebenwirkungen. Darüber hinaus hat sich gezeigt, dass Gotu Kola das Gehirn schützt, die Kollagen-Produktion anregt und die Haarfollikel stärkt. Schon seit Jahrhunderten wird Gotu-Kola-Extrakt äußerlich zur Stimulation der Haarfollikel, zur Wundheilung und Kollagen-Steigerung genutzt. Bei innerlicher Anwendung aktiviert es die Sirtuin-Wege und zeigt eine starke Anti-Aging-Wirkung auf den gesamten Körper. Zudem dient es der Neuroprotektion, da es eine glutamatbedingte Neurotoxizität verhindert, durch die Gehirnzellen absterben können.

Gotu Kola enthält Ursantriterpene, komplexe organische Moleküle mit krebshemmender Wirkung, die – mit oder ohne Vitamin C – auch die Kollagen-Synthese wirkungsvoll anregen. Dank der Ursantriterpene und vieler anderer bemerkenswerter Stoffe zählt Gotu Kola zu den effektivsten Wundheilmitteln und glättet sehr wirkungsvoll altersbedingte Fältchen. Sie können es entweder in Pulverform einnehmen oder als Tee oder Extrakt auf Ölbasis äußerlich auftragen – die Wirkung ist sicher. So haben Sie selbst in höherem Alter glatte, feste Haut, der man die Jahre nicht ansieht.

Ursan und andere Stoffe finden sich auch in Rosmarinöl und tragen dazu bei, dass die Pflanze so außerordentliche Wirkung in Sachen Neuroprotektion und Anti-Aging zeigt. Rosmarin werde ich Ihnen im nächsten Kapitel ausführlicher vorstellen, denn es ist die Hauptzutat eines berühmten Anti-Aging-Mittels namens Aqua Reginae Hungariae. Fassen wir also zusammen: Die Natur macht es Ihnen ganz leicht, da einzelne Pflanzen oft mehrere wirkungsvolle Stoffe enthalten und natürliche Substanzen in vielerlei Hinsicht förderlich sind. Für uns ist das ein Glücksfall – Sie müssen lediglich Gotu-Kola-Pulver einnehmen oder essenzielle Anti-Aging-Öle wie Rosmarin in einer Creme verwenden, um die erwünschte Mitochondrienstimulation, Kollagen-Synthese und verjüngende Wirkung zu erzielen!

Ein weiteres chinesisches Heilkraut, das ich wegen seiner SIRT1-Aktivierung schätze, ist Panax-Ginseng oder Asiatischer Ginseng, im Chinesischen als Ren Shen oder Menschenwurzel bekannt. Er gehört zu den wichtigsten Pflanzen der chinesischen Heilkunst und war einst so wertvoll, dass Kriege um die Anbauflächen geführt wurden. Ginseng macht seinem Ruf alle Ehre und bietet zahlreiche Anti-Aging-Vorteile; unter anderem aktiviert er äußerst wirkungsvoll SIRT1 in sämtlichen Körperzellen. Diese außergewöhnliche Wurzel stimuliert die Zellfunktion und erhöht gleichzeitig sämtliche Hormone, insbesondere die Sexualhormone, die für ein jugendliches Aussehen so wichtig sind.

Die *Jugendgeheimnis*-Anwendungen

Suchen Sie sich je nach Verfügbarkeit, Kosten und persönlichen Vorlieben einige Vorschläge aus. Der beschriebene Anti-Aging-Mechanismus wird bereits durch ein Präparat aktiviert, zwei oder mehr können den Erfolg jedoch beschleunigen oder in besonders kritischen Fällen helfen. Jedes Präparat enthält eine der Zutaten, die in diesem Kapitel behandelt wurden. Viel Spaß!

Frucht-Sirtuin: Suchen Sie sich resveratrolhaltige Früchte aus diesem Kapitel aus, die Sie täglich verzehren. Alternativ können Sie vier bis sechs Teelöffel eines Fruchtpulvers in Smoothies oder Joghurts rühren.
Gotu Kola: Nehmen Sie täglich vier Kapseln ein.
Ginseng: Nehmen Sie täglich zwei Teelöffel Tinktur oder sechs Kapseln der Pflanze in Pulverform zu sich.
Knoblauch: Reichlich beim Kochen oder in Salatdressings verwenden oder roh verzehren.
Hefe: Lösen Sie Backhefe in warmem Wasser auf und tragen Sie diese als Maske direkt auf die Haut auf, allerdings nicht im Augenbereich, da die Hefemischung auf der empfindlichen Haut antrocknet. Danach pflege ich das Gesicht gern mit Kokos- oder rotem Palmöl.

2. Fibroblasten, Antioxidantien und freie Radikale – du meine Güte!

ANTI-AGING-MECHANISMUS: Stimulation der Fibroblasten
NUTZEN: Zuwachs an Kollagen und Elastin
IN DEN HAUPTROLLEN: Essenzielle Rosmarin- und Dillsamenöle, Kokos- und rotes Palmöl, Hafer

Die beeindruckende Gesundheit und das lange Leben der Königin von Ungarn zeigen sehr anschaulich, was Sie erreichen können, wenn Sie nur einen Bruchteil der Philosophie aus *Das Jugendgeheimnis* in die Praxis umsetzen. Der Alchemist, der das Rezept für das sogenannte Ungarische Wasser kreierte, kannte weder Antioxidantien noch Fibroblasten oder Zell- oder Hormonstörungen. Doch das Mittel, das er für seine Königin zusammenbraute, setzte einige der Grundsätze aus *Das Jugendgeheimnis* um – mit spektakulären Ergebnissen.

Elisabeth von Polen, Königin von Ungarn, starb im Jahr 1380 mit 75 Jahren, was damals ein bemerkenswertes Alter war. Als die Jahre ihren Tribut gefordert hatten, rief die Königin ihren Alchemisten zu Hilfe, weil sie an der Gicht litt, faltig und runzelig war und nur noch gebückt gehen konnte. Ein Alchemist war damals in erster Linie ein Pflanzenkundler, der auch mit Giften experimentierte und versuchte, aus einfachen oder billigeren Metallen Gold herzustellen. Mit seinem Wissen von den Pflanzen jedoch konnte der Alchemist das Ungarische Wasser herstellen, das eine ganz unglaubliche Verwandlung der Königin zur Folge hatte. Noch heute staunt man über die Wirkung – die alte, verblühte Frau wurde mit 70 Jahren wieder jung und hübsch und wirkte so unwiderstehlich, dass sich der 25-jährige Herzog von Litauen hoffnungslos in sie verliebte und um ihre Hand anhielt.

Erstaunlich ist, dass der Alchemist schon vor so langer Zeit wusste, was uns die Wissenschaft heute bestätigt: Mithilfe von Antioxidantien lässt sich der ganze Körper in bemerkenswerter Weise verjüngen. Die wichtigste Zutat im Ungarischen Wasser ist Rosmarin, und Forschungsergebnisse belegen, dass diese mediterrane Pflanze sehr viele Antioxidantien enthält.

In diesem Kapitel werde ich darauf eingehen, welche Rolle Antioxidantien und Fibroblasten im Alterungsprozess spielen. Antioxidantien bilden eine große Familie biologisch aktiver Verbindungen, die der Alterung in erstaunlicher Weise entgegenwirken. Deshalb hat man sie schon vor Jahrhunderten verwendet, lange bevor der Begriff *Antioxidantien* geprägt wurde. Antioxidantien veranlassen alternde Fibroblasten dazu, junge, feste Haut zu produzieren, da sie Kollagen, Elastin und andere wichtige Hautbestandteile beleben. Selbst schlaffe und weiche Haut wird durch eine Stimulation der Fibroblasten wieder fest und jung.

Darf ich vorstellen? Kollagen, Prokollagen und Elastin

Kollagen, Elastin und andere Strukturelemente, die für eine straffe Haut wichtig sind, werden mit zunehmendem Alter weniger. Kollagen und Elastin sind Strukturproteine, und Prokollagen ist der Präkursor des Kollagens – das bedeutet, dass erst dieses Protein entstehen muss, bevor Kollagen synthetisiert werden kann. Indem man den Prokollagen-Spiegel erhöht, lässt sich das Kollagen sehr gut vermehren. Letzteres sorgt für eine straffe, feste Haut, daher ist junge Haut, die reichlich Kollagen enthält, besonders dick und fest. Zudem ist das Kollagen in der jugendlichen Haut äußerst regelmäßig – es hat ein symmetrisches »Gerüst«, auch als Matrix bekannt. Ältere Haut verliert diese Symmetrie, sodass ungleichmäßige Verdickungen, Dellen und Falten entstehen, wenn sich die dünnere Haut beim Sprechen oder Lächeln immer wieder bewegt. Dass jenseits der 30 so rasch Fältchen rund um die Augen entstehen, ist auf den Kollagen-Verlust zurückzuführen.

Elastin ist ebenfalls ein Strukturprotein. Wie der Name schon sagt, sorgt Elastin für Elastizität. Wenn Sie die Haut an Ihrem Handrücken zusammendrücken und dann loslassen, sollte sie innerhalb einer Sekunde wieder ihre ursprüngliche Position erreicht haben. Kommt sie nur langsam wieder in Form, weist dies auf einen niedrigen Elastin-Spiegel hin. Der daraus resultierende Verlust an Elastizität oder Geschmeidigkeit führt zu tiefen Falten rund um den Mund, hängenden

Wangen, dem sogenannten Truthahnhals und tiefen Furchen zwischen Nase und Mund.

Die Pflanze Amla, auch Amalaki oder lateinisch *Emblica officinalis* genannt, erhöht die Prokollagen-Produktion in Ihrer Haut und hemmt die schädlichen Matrix-Metalloproteasen – das sind Enzyme, die Proteine zersetzen –, sodass die Kollagen-Schicht fast über Nacht spürbar dicker wird. Denn: Wird eine Metalloprotease aktiviert, so werden mehr Proteine, darunter auch die Strukturproteine Kollagen und Elastin, abgebaut; folglich sinkt deren Spiegel. Amla ist auch unter dem Namen Indische Stachelbeere bekannt und zählt zu den Vitamin-C-reichsten Früchten der Welt. Im Ayurveda gilt die kleine Frucht seit jeher als äußerst effektives Anti-Aging-Mittel. Zudem hat sich gezeigt, dass Amla wirkungsvoll die Leber schützt und Entzündungen hemmt; außerdem lässt sich damit Haarausfall behandeln und die natürliche Haarfarbe wiedererlangen und bewahren.

Durch ein komplexes Zusammenspiel vieler förderlicher biochemischer Abläufe stimuliert Amla die Prokollagen-Synthese und vermeidet, dass ultraviolette Strahlen das Kollagen in Ihrer Haut zerstören, bietet also guten Schutz gegen lichtbedingte Hautalterung. Darüber hinaus hat sich gezeigt, dass Amla den Gehalt an Hyaluronsäure erhöht, welche die Haut weich, glatt und elastisch hält und außerdem die Aktivität der Mitochondrien steigert.

In Indien bereitet man Amla traditionell in Kokosöl zu, was die Wirkung beider Zutaten steigert. Ein ähnlicher Synergieeffekt entsteht, wenn man Tomatenerzeugnisse mit Olivenöl kombiniert; darauf werde ich später in diesem Buch noch eingehen. Amla, Tomaten, Olivenöl und Kokosöl stimulieren die Fibroblasten, und die Wirkung von Amla und Tomaten lässt sich verstärken, wenn man diese Früchte zusammen mit einem der beiden Öle verwendet. Ist es nicht erstaunlich, dass Olivenöl, das es in jedem Supermarkt gibt, Ihre Fibroblasten dazu veranlassen kann, mehr Kollagen zu produzieren?

Wieso sind Antioxidantien so wichtig?

Wie alt oder jung Sie sind, hängt davon ab, wie viele Antioxidantien sich in Ihrem Körper befinden und wie aktiv diese gerade sind. Kennen Sie die Zeile aus einem Song von Neil Young: »It's better to burn out than it is to rust«? Mithilfe der Antioxidantien können Sie beides vermeiden!

Die verjüngende Wirkung der Antioxidantien hängt mit ihrem Einfluss auf den Sauerstoff zusammen. Jeder weiß, dass der Mensch ständig Sauerstoff benötigt; dieses Molekül ist so lebenswichtig, dass wir ohne nur knapp drei Minuten überleben können. Er gelangt über Nase und Lungen in den Körper, wird in den Blutkreislauf befördert und dann zu jeder einzelnen Zelle transportiert. Dort ermöglicht er den Mitochondrien, also den kleinen Kraftwerken in jeder Zelle, die Energie zu erzeugen, die uns am Leben hält. Und dank dieser Energie können Sie jahrzehntelang jung bleiben, wenn Sie wissen, wie Sie auf Zellebene für eine optimale Funktion sorgen.

Sauerstoff ist zwar lebenswichtig, doch nach getaner Arbeit, also nach der Energielieferung, wird er in Abbauprodukte aufgespalten, die dann ausgeschieden werden. Diese Abbauprodukte heißen Superoxidion, Wasserstoffperoxid und Hydroxyl-Radikal und sind gemeinsam als reaktive Sauerstoffspezies oder ROS bekannt. Gemeinhin bezeichnet man sie auch als freie Radikale.

Sauerstoff ist ein hoch reaktives Molekül; das ist positiv, denn dank dieser Reaktivität kann es in jeder Sekunde Ihres Lebens an vielen Millionen biochemischer Reaktionen in Ihrem Körper mitwirken. Diese Eigenschaft sorgt allerdings auch dafür, dass Sauerstoff hoch reaktive Verbindungen eingeht – so entstehen die freien Radikale. Freie Radikale sind elektrisch geladene Moleküle, die nach Elektronen suchen. Sie sind äußerst aktiv und beseitigen diese Elektronen, wann immer dies möglich ist – aus Ihrem Kollagen, aus den Lipiden in Ihrer Zellmembran oder aus dem Protein in Ihrem Herzmuskel. Normalerweise halten die Antioxidantien diesen Prozess unter Kontrolle und setzen die freien Radikale außer Gefecht. Solange Sie jung sind, funktionieren Kollagen, Zellmembranen, Herzmuskulatur und der ganze Körper wie vorgesehen und setzen wieder instand, was instandgesetzt werden muss. Bei Bedarf wird frisches, gesundes Gewebe synthetisiert. Die Antioxidantien können die freien Radikale sehr effektiv in Schach halten; zudem sorgen sie für die lebenswichtige Genregulation und Zellaktivierung sowie andere Prozesse, die die Zellen betreffen. Im Lauf der Jahre lässt die Leistung des natürlichen Antioxidantien-Systems jedoch nach, sodass wir altern, sofern wir keine natürlichen Antioxidantien direkt auf die Haut auftragen oder über die Nahrung zu uns nehmen.

Wenn freie Radikale Ihren Körper überfluten, erleben Ihre Zellen den sogenannten oxidativen Stress, der die Zellen schädigt. Blutgefäße können reißen, die Herzmuskulatur kann schwächer werden, Neuronen können absterben. Man hat festgestellt, dass freie Radikale bei fast allen altersbedingten Erkrankungen eine Rolle spielen – unter anderem Alzheimer und Parkinson, Herz-Kreislauf-Erkrankungen, Diabetes und Makuladegeneration. Sie sind die Ursache für Schäden an Herz oder Gehirn, wenn nach einem Schlaganfall oder einem chirurgischen Eingriff der normale Kreislauf wiederhergestellt wird. Freie Radikale lassen Diabetespatienten erblinden und rufen Neuropathien hervor, der oxidative Stress verursacht schlaffe Haut, Runzeln und die Hautverdickung, aufgrund derer sich bei älteren Menschen dauerhafte Falten bilden. Wird das Kollagen durch freie Radikale geschädigt, so entsteht ein steifes, quer verlaufendes Gerüst, das eine faltige, grobe Haut zur Folge hat.

Das, was wir als Falten bezeichnen, sind in Wirklichkeit Kollagene, Elastine und Lipide, die durch freie Radikale geschädigt wurden. Für graues Haar sind verschiedene Prozesse verantwortlich, in erster Linie jedoch eine Schädigung der Melanozyten im Haar, die durch das freie Radikal Wasserstoffperoxid hervorgerufen wird. Es ist wirklich faszinierend, dass Östrogen, Melatonin, Testosteron und zahlreiche andere Hormone neben ihren vielen anderen Eigenschaften auch äußerst effektive Antioxidantien sind. Hier zeigt sich erneut das Zusammenspiel zwischen Hormon- und Zellfunktionen und macht deutlich, wie wichtig auch die Hormone für ein jugendliches Aussehen sind. Hormone synthetisieren unerlässliche Proteine und steuern entscheidende Abläufe, sind jedoch auch an den lebenswichtigen biochemischen Schutzreaktionen beteiligt, die ständig im Körper ablaufen.

Eine Schädigung durch freie Radikale ist nicht nur auf rein biologische Abläufe zurückzuführen, sondern entsteht auch bei Stress – sowohl bei emotionalem Stress, wenn die Hormone Cortisol und Adrenalin freigesetzt werden, als auch bei physischer Belastung, wenn sie zu einer körperlichen Verletzung führt. In diesem Fall werden ebenfalls Stresshormone freigesetzt. Insbesondere Cortisol ruft nachweislich katastrophale Veränderungen im Körper hervor, lässt Zellen altern oder tötet diese gar ab. Cortisol kann den Abbau wichtiger Hautproteine, insbesondere Kollagen, um das Zehnfache steigern. Physische Verletzungen sind natürlich sehr schädlich für den Körper – vor allem deshalb, weil dann freie Radikale gebildet werden und dadurch Zellen absterben. Wenn Sie sich den Kopf stoßen, werden im Gehirn freie Radikale freigesetzt, und wenn Sie sich schneiden, eine Infektion oder eine Prellung zuziehen, entstehen ebenfalls freie Radikale. Auch Sonne, künstliches Licht und Schadstoffe bewirken, dass Ihr Körper durch freie Radikale geschädigt wird, und das zeigt sich besonders deutlich an Ihrer Haut. Die Entstehung der freien Radikale ist ein ganz natürlicher Prozess, doch die geballte Wirkung unkontrollierter freier Radikale kann die wohlbekannten Alterungserscheinungen zur Folge haben.

Zum Glück können Sie Schädigungen durch freie Radikale verhindern und sogar rückgängig machen, zum Beispiel eine sonnenbedingte ungleichmäßige Hautfärbung und Faltenbildung, schlaffe Haut infolge eines Mangels an Kollagen und Elastin sowie unflexible Hautzellen, die durch Peroxide, eine sehr häufige Variante der freien Radikale, beeinträchtigt wurden. Jede einzelne Hautschicht kann durch freie Radikale geschädigt werden, doch wenn Ihr Körper über eine ausreichende Menge geeigneter Antioxidantien verfügt, können Sie die unerwünschten Folgen aufhalten und sogar rückgängig machen.

Bis in die Tiefe – Antioxidantien und die Haut

Antioxidantien helfen zwar im gesamten Körper bei der Bekämpfung und Behebung von Alterungserscheinungen, doch die Schäden der Haut machen meinen Kundinnen meist am stärksten zu schaffen. Mit zunehmendem Alter wird die Haut immer trockener, und das bedingt, wie bereits erwähnt, sichtbare Fältchen, insbesondere »Krähenfüße«. Die Haut ist Ihr größtes Organ, deshalb sollten Sie sie unbedingt jung und gesund halten. Das hat nicht nur ästhetische Gründe – ohne dynamische Hautfunktionen heilen Wunden nicht richtig, und nur gesunde Haut schützt uns dauerhaft vor allgegenwärtigen Angriffen durch starke Sonneneinstrahlung und Schadstoffe in der Umwelt. Dass grüner Tee und Ginkgo reich an Antioxidantien sind, ist allgemein bekannt. Wenn Sie diese Substanzen direkt auf die Haut auftragen, verbessern Sie deren Weichheit und Feuchtigkeitsgehalt.

Ich möchte nun erläutern, wie die Haut aufgebaut ist und wie wir sie vor einer Schädigung durch freie Radikale schützen können.

Die äußerste Hautschicht, auch als Stratum corneum oder Epidermis bekannt, besteht aus dem Protein Keratin, das auch den Haarschaft bildet. Keratin verleiht Haut und Haar Kraft; indem Sie die Keratinbildung fördern, schützen Sie Ihre Haut also vor Schäden durch äußere Einflüsse wie Sonne und Schadstoffe und erhöhen die Strapazierfähigkeit Ihres Haars. Mit Kokosöl lässt sich Keratin besonders effektiv stärken, dieses Öl glättet Fältchen und Runzeln und verleiht dem Haar ein hohes Maß an Glanz und Elastizität. Wenn Ihr Haar nicht richtig wachsen will, sondern ständig in Schulterlänge abbricht, sollten Sie regelmäßig Kokosöl verwenden, dann haben Sie bald das glänzende, lange, gesunde Haar Ihrer Träume.

Unter der Epidermis liegt die Dermis, ein Gerüst aus Kollagen und Elastin, das Ihre Haut stützt und ihr Struktur verleiht. In dieser Schicht befinden sich besonders viele Blutgefäße und Fibroblasten, die neue Hautzellen bilden. Mittel zur äußerlichen Anwendung, welche die Fibroblasten anregen, können die tiefer liegenden Hautschichten sehr effektiv verjüngen. Interessanterweise dürfen Kosmetikfirmen keine Produkte herstellen, die auf Dermis und Hypodermis wirken. Alle topischen Substanzen, welche die tiefer liegenden Hautschichten erreichen, gelten als Arzneimittel; in frei verkäuflichen Cremes ist eine solche Wirkung nicht zulässig, es darf auch nicht damit geworben werden. Auch das spricht für die Verwendung natürlicher Substanzen, die sehr leicht durch die oberste Hautschicht bis in die tiefsten Schichten dringen und auf unbedenkliche und effektive Weise frische, neue Haut entstehen lassen.

Die Basis der Dermis enthält Zucker, Hyaluronsäure, Chondroitinsulfat und Glykoproteine, eine Mischung aus Zuckermolekülen und Protein. Diese Moleküle sorgen dafür, dass Ihre Haut frisch wirkt, elastisch und gut mit Feuchtigkeit versorgt ist. Die unterste Schicht der Haut schließlich ist die Hypodermis; diese enthält Adipozyten oder Fettzellen, die die Körperwärme speichern und Körper und Gesicht voll und jugendlich wirken lassen.

Ein dynamisches Duo: Antioxidantien und Fibroblasten

Antioxidantien können in die Dermis der Haut eindringen und dort bestimmte Zellen, die sogenannten Fibroblasten, stimulieren. Diese haben die Aufgabe, Kollagen, Elastin, Keratin, Glykoproteine und die Zellmatrix zu synthetisieren, und sind maßgeblich an der Wundheilung beteiligt. Werden sie stimuliert, so wirken die Fibroblasten rasch und sichtbar gegen Alterungserscheinungen. Das bedeutet also: Eine Substanz, die die Fibroblasten aktiviert, macht Ihre Haut jünger.

Fibroblasten arbeiten mit zunehmendem Alter immer langsamer, sodass die unverzichtbaren Strukturmoleküle, die der Haut ihre Spannkraft verleihen, immer weniger werden. Enthält die Haut also langsame oder nur wenige Fibroblasten, dann ist sie weniger fest, elastisch und geschmeidig. Antioxidantien können die Fibroblasten schützen und dafür sorgen, dass sie wieder aktiver werden. Eine Substanz, die bis in die Dermis vordringt, in der sich die Fibroblasten befinden, und diese stimuliert, wirkt somit besonders gut gegen Alterserscheinungen und schützt Ihre Haut vor der schädlichen Wirkung von Sonne, Schadstoffen und Alterung.

Vermutlich kennen Sie Gesichtscremes, die Antioxidantien enthalten, oder haben solche Cremes schon einmal ausprobiert. Aber vielleicht war Ihnen bislang gar nicht klar, welch umfassende Vorteile solche Präparate wirklich bieten. Wir wissen mittlerweile, dass Antioxidantien wie Vitamin C oder natürliches Vitamin E sonnenbedingte Schäden beheben können, wenn man sie auf die Haut aufträgt. Das gilt auch für dauerhafte Verletzungen, die bereits vor Jahren oder Jahrzehnten entstanden sind. Diese Erkenntnis ist wirklich revolutionär, denn lange Zeit galten sonnenbedingte Schäden und Falten als irreversibel, und es war unvorstellbar, dass man diese durch einfache Methoden wie die äußerliche Anwendung von Vitamin-E-Öl beheben könnte. Dass Vitamin E auch östrogen wirkt, bestätigt erneut das Zusammenspiel von Zell- und Hormonwirkung. Sie können hautfördernde Antioxidantien auch über die Nahrung zu sich nehmen, denn sie finden sich in Blaubeeren, Goji-Beeren, Granatapfel, Spinat, Erdbeeren, Dörrpflaumen, Brokkoli, Kurkuma und grünem Tee.

Wissenschaftliche Studien haben die Unbedenklichkeit synthetischer Antioxidantien untersucht, doch die natürliche Variante ist stets die erste Wahl. Ist also von synthetischen Antioxidantien abzuraten? In den letzten zehn Jahren gab es verschiedene Berichte, nach denen einige synthetische Antioxidantien und Vitamine die Entstehung von Lungenkrebs und anderen Tumorerkrankungen fördern könnten;

das betraf Beta-Carotin, N-Acetylcystein (NAC) und Vitamin E. Diese Studien zeigen, dass synthetische Antioxidantien in Fällen, in denen bereits ein Tumor vorhanden war, das Wachstum beschleunigten und die Tumoren bösartiger machten. Eine mögliche Erklärung dafür wäre, dass synthetische Antioxidantien die freien Radikale beseitigen oder eindämmen, die ihrerseits Tumoren angreifen; somit würden die Antioxidantien indirekt ein unkontrolliertes Tumorwachstum ermöglichen. Diese Wirkung war auch bei anderen Krankheiten wie Herzleiden oder Prostatakrebs und anderen synthetischen Antioxidantien, darunter synthetisches Beta-Carotin und synthetisches Vitamin E, zu erkennen. Ich würde Ihnen raten, auf synthetische Nahrungsergänzungsmittel zu verzichten, wenn sich die natürliche Form als wirkungsvoller erwiesen hat, und stattdessen direkt die jeweiligen Früchte und Pflanzen sowie natürliche Vitamine und Nahrungsergänzungsmittel zu wählen.

Mehr von einer guten Sache: Fibroblasten-Synthese

Fibroblasten synthetisieren nicht nur Kollagen, sondern auch zahlreiche andere Anti-Aging-Stoffe, darunter das bemerkenswerte Elastin, ein Strukturprotein, das sich in letzter Zeit zum Schlüsselbegriff in der Anti-Aging-Hautpflege entwickelt hat. Wieso? Weil es Ihre Haut wieder so elastisch wie früher macht. Die Enzyme, die Elastin synthetisieren, werden mit zunehmendem Alter weniger. Dabei lassen sie sich leicht und wirkungsvoll vermehren, sodass rasch wieder elastische, jugendliche Haut entsteht, die sich in Bezug auf Aussehen und Eigenschaften nicht von jüngerer Haut unterscheidet. Sie können also wieder auf der Seite schlafen, ohne dass sich in Ihrem Gesicht ein Kissenabdruck zeigt, und sich auf die Tischkante stützen, ohne dass am Arm eine tiefe Rille zurückbleibt.

Essenzielles Dillsamenöl zählt zu den effektivsten Stimulatoren der Elastin-Synthese, denn es aktiviert die Hautfibroblasten und regt die Produktion von Tropoelastin, dem Präkursor des Elastins, an. Auch Süßholz steigert so die Elastin-Produktion, wenn auch nicht im gleichen Maße wie essenzielles Dillsamenöl. Jede Substanz, die die Fibroblasten in der Haut aktiviert, hat eine positive Wirkung auf den Kollagen- und Elastin-Spiegel Ihrer Haut, doch Dill verdient eine ausdrückliche Erwähnung, weil er das Elastin so unglaublich effektiv fördert.

Je älter wir werden, desto mehr Kollagenasen und Elastinasen entstehen, während die Produktion dieser für ein jugendliches Aussehen so wichtigen Strukturproteine immer weiter zurückgeht. Kollagenase und Elastinase sind Proteine, die Kollagen und Elastin aufspalten. Da mit zunehmendem Alter auch die Kollagen- und Elastin-Synthese langsamer abläuft, verstärkt sich der unerwünschte Effekt: Ihre Haut wirkt sehr alt und schlaff. Wichtig ist also, mehr Kollagen entstehen zu lassen, damit die Haut wieder dicker und kräftiger wird, und mehr Elastin, damit sie locker und elastisch ist. In der Praxis werden Sie rund um die Augen ganz wunderbare Ergebnisse feststellen können, vor allem dann, wenn Sie stark ausgeprägte Tränensäcke haben. Essenzielles Dillsamenöl, das stets in einer Ölbasis wie Kokos- oder rotem Palmöl verdünnt werden sollte, lässt Tränensäcke verschwinden, weil es die dafür verantwortliche schlaffe Haut strafft.

Auch andere Mittel erhöhen den Elastin-Spiegel: essenzielles Strohblumenöl, Kreatin und Hibiskus. Essenzielles Öl aus der Strohblume, die auch als Immortelle bekannt ist und zur Familie der Sonnenblumen gehört, erfreut sich zunehmender Beliebtheit und ist online problemlos erhältlich. Die Strohblume kann Ihre Haut genau wie essenzielles Dillsamenöl verjüngen. Ein Mehr an Elastin verspricht eine erstaunliche verjüngende Wirkung, ganz egal, an welcher Stelle Sie das Elastin-stimulierende Produkt auftragen. Mittlerweile weiß man, dass Krampfadern durch einen Mangel an Elastin verursacht werden. Dieses unschöne Leiden lässt sich wirkungsvoll bekämpfen, wenn man die betroffenen Bereiche direkt mit essenziellem Dillsamen- oder Strohblumenöl behandelt. Hibiskus stimuliert die Elastin-Synthese äußerst effektiv und deutlich stärker als die häufig empfohlenen Mittel Kreatin und Folsäure. Der einzige Nachteil ist seine intensive, kräftig rote Farbe. Sie können aus Hibiskus einen starken Tee brühen und nach Bedarf auftragen, sollten dabei jedoch Spritzer vermeiden, da sie auf Stoffen hartnäckige Flecken hinterlassen.

UV-Strahlen gelten mittlerweile als Hauptursache für eine vorzeitige Alterung der Gesichtshaut, und so entstandene Schäden können durch Ursolsäure und Asiatsäure behoben werden. Ursolsäure, einer der vielen nützlichen Bestandteile des Rosmarins, und die aus Gotu Kola gewonnene Asiatsäure können Ihre Haut außergewöhnlich wirkungsvoll jung halten. Es hat sich gezeigt, dass diese und viele andere Substanzen aus Kräutern und Pflanzen die Keratinozyten schützen, also die Zellen, die das Keratin synthetisieren, das Ihrer Haut Widerstandskraft verleiht.

Da eine tägliche Stimulation der Fibroblasten für jugendliche, robuste Haut sorgt, werde ich im nächsten Abschnitt auf meine Favoriten für diese Stimulation eingehen. Diese werden Sie in den Anwendungsvorschlägen am Ende des Kapitels wiederfinden – Rosmarin, Vitamin E und C, Lycopin, Hafer, Kokosöl und rotes Palmöl.

Blickpunkt Fibroblasten: Rosmarin

Rosmarin kann die Fibroblasten sehr effektiv stimulieren. Wenn Sie essenzielles Rosmarinöl in einer geeigneten Basis auf Ihre Haut auftragen, dringen die aktiven Inhaltsstoffe bis in die Dermisschicht vor und regen die Fibroblasten dazu an, Kollagen und Elastin zu produzieren. Carnosolsäure, einer der Inhaltsstoffe im Rosmarin, wirkt in beeindruckender Weise gegen lichtbedingte Hautalterung – also gegen die Schäden, die mit der chronologischen oder zeitbedingten Alterung zusammenhängen, zum Beispiel Falten, schlaffe oder raue Haut und ungleichmäßige Pigmentierung. Damit schützt sie auch besonders gut vor der schädlichen Vermehrung der Matrix-Metalloproteasen; das sind die Enzyme, die bei UV-Strahlung das Kollagen in der Haut aufspalten und so eine lichtbedingte Hautalterung verursachen. Zudem stimuliert die Carnosolsäure die Keratinozyten, also die Zellen, die Keratin erzeugen, das Protein, das Haut und Haar kräftig und widerstandsfähig macht. Rosmarin enthält darüber hinaus Ursolsäure, welche die Fibroblasten nach einigen Studien besonders gut vor sonnenbedingten Schäden schützt, da sie alle Proteine vermehrt, die für junge Haut nötig sind – Keratin, Elastin und Kollagen.

Rosmarin ist auch deshalb so wirkungsvoll, weil sich darin Rosmarinsäure findet, ein starkes Antioxidans mit zahlreichen Anti-Aging-Eigenschaften. Vielleicht haben Sie es schon geahnt: Rosmarinsäure stimuliert SIRT1 und aktiviert einen Prozess, der für ein langes Leben sehr wichtig ist. Im letzten Kapitel hatte ich schon erwähnt, dass das Protein SIRT1 auch Langlebigkeitsgen genannt wird und bei einer Stimulation Ihr Leben verlängern und deutlich gegen Alterungserscheinungen wirken kann. Das Antioxidans Rosmarinsäure deaktiviert zudem freie Radikale, die, wie wir bereits wissen, die Ursache für den Alterungsprozess sind.

Doch Rosmarin enthält noch weitere Antioxidantien und aktive Wirkstoffe, zum Beispiel Carnosol, Carnosolsäure, Ursolsäure, Kaffeesäure, Betulinsäure und Rosmanol; damit eignet sich diese Pflanze auch zur Haltbarmachung von Lebensmitteln. Zudem wirkt Rosmarinsäure angstlösend, indem sie den Spiegel des hemmenden Neurotransmitters Gamma-Aminobuttersäure (GABA) erhöht.

Rosmarin fördert auch die Gedächtnisleistung. In einer Studie der University of Northumbria aus dem Jahr 2013 wurde nachgewiesen, dass bei gesunden Erwachsenen das Erinnerungsvermögen schon allein durch den Geruch von Rosmarin ansteigt. Bereits Shakespeare wusste um diese Vorzüge des Rosmarins, denn in *Hamlet* sagt Ophelia: »Da ist Rosmarin, das ist zur Erinnerung« – und damit hat sie recht. Mit zunehmendem Alter gewinnt dieser Faktor an Bedeutung, da das Gedächtnis für alle tagtäglichen Verrichtungen unerlässlich ist. Rosmarin kann uns helfen, unsere Gedanken zu ordnen, uns zu organisieren, Aufgaben rechtzeitig zu erledigen, uns zu erinnern, wieso wir etwas tun, und ganz allgemein unsere kognitiven Fähigkeiten verbessern.

Blickpunkt Fibroblasten: Vitamin E, Vitamin C und Lycopin

Vitamin E, Vitamin C und Lycopin stimulieren ebenfalls die Fibroblasten. Vitamin E ist ein hochwirksames, fettlösliches Antioxidans, das sehr leicht bis zur Dermis vordringt. Es hemmt effektiv die Matrix-Metalloproteasen, indem es die Schäden unterdrückt, die UV-Strahlen verursachen würden. Auch Vitamin C ist äußerst wirkungsvoll. Lycopin ist Ihnen möglicherweise schon einmal in Hautpräparaten begegnet – aber Vorsicht: Allein kann Lycopin, das zu den nützlichen Inhaltsstoffen der Tomate gehört, einen Anstieg der Matrix-Metalloproteasen nicht verhindern und wirkt somit nicht gegen Hautschäden durch ultraviolette Strahlen. Enthält das Lycopin-Hautpräparat allerdings auch Vitamin E, dann bietet es guten Schutz vor einer lichtbedingten Hautalterung, sogar besser als Vitamin E allein. Die beiden Stoffe wirken also in Synergie. Ebenso vorteilhaft arbeiten Vitamin E und Beta-Carotin zusammen, das Antioxidans, das in Möhren und Spinat vorkommt. Allein schützt Beta-Carotin ebenso wenig vor sonnenbedingten Schäden wie Lycopin, doch auch hier verspricht die Zugabe von Vitamin E erhebliche Anti-Aging-Effekte! Man hat festgestellt, dass eine Tomatenpaste besser aufgenommen wird und deutlich intensiver wirkt, wenn sie mit Olivenöl verzehrt wird, wie es traditionell in der mediterranen Küche der Fall ist. Das gleiche Prinzip gilt bei einer äußerlichen Anwendung der Tomatenpaste – entweder mit Olivenöl verrührt oder auch pur als schnelle, erfrischende Maske, die Sie nach ein paar Minuten wieder abspülen können. Idealerweise gönnen Sie sich diese Behandlung unter der Dusche oder in der Badewanne.

Blickpunkt Fibroblasten: Hafer

Auch Hafer stimuliert die Aktivität der Fibroblasten. Vielleicht kennen Sie Produkte auf Haferbasis, die für gereizte Haut entwickelt wurden. Schlichte Haferkleie enthält Antioxidantien, welche die Fibroblasten in der Haut äußerst effektiv anregen. Haferkleie kann auch sehr gut vor Schäden durch das freie Radikal Wasserstoffperoxid schützen, das mittlerweile als Ursache für graues Haar gilt. Ein Extrakt aus Haferkleie konnte je nach Dosierung Schäden durch Wasserstoffperoxid beheben und so beweisen, dass es zu Recht als Mittel gegen Hautirritationen gilt. Damit wirken Haferkleie und deren Bestandteile auch sehr gut gegen Alterungserscheinungen.

Das freie Radikal Wasserstoffperoxid schadet unserer Haut sehr, weil es Falten und schlaffe Stellen hervorruft. Da es ganz ähnliche Folgen verursacht wie die Zerstörung durch starke Sonneneinstrahlung (Sonnenlicht erzeugt in unserer Haut neben anderen freien Radikalen auch Wasserstoffperoxid), ist alles, was Wasserstoffperoxid in Schach hält, ein willkommener Verbündeter im Kampf gegen Alterungserscheinungen.

Blickpunkt Fibroblasten: Kokosöl, rotes Palmöl und Reiskleieöl

Kokosöl verdankt seine magische Wirkung seiner oxidationshemmenden Eigenschaft, mit der es die Fibroblasten stimuliert. Es hilft gegen etliche Krankheiten, zum Beispiel Alzheimer, beschleunigt aber auch die Wundheilung und fördert eine wünschenswerte Kollagen-Bildung. Dazu gehört die richtige Verknüpfung, die eine feste, widerstandsfähige Hautstruktur entstehen lässt. Denn Alterung, Sonnenschäden und ein hoher Blutzuckergehalt können bewirken, dass fehlerhaftes steifes, geschädigtes Kollagen gebildet wird. Eine gesunde Verknüpfung des Kollagens sorgt dagegen für starke, feste Haut.

Rotes Palmöl und Reiskleieöl schützen Haut und Haar wirkungsvoll vor Alterungserscheinungen. Sie erfreuen sich ständig wachsender Bekanntheit und Beliebtheit – und das aus gutem Grund, denn sie weisen die gleichen Eigenschaften wie Kokosöl und Vitamin E auf, wirken jedoch deutlich stärker und sind preisgünstig und leicht erhältlich. Darüber hinaus enthalten sowohl rotes Palmöl als auch Reiskleieöl besonders viele Tocotrienole;

diese sind mit Vitamin E verwandt, im menschlichen Körper jedoch noch deutlich aktiver. Trägt man Vitamin E auf die Haut auf, kann es freie Radikale äußerst wirkungsvoll beseitigen, und Tocotrienole sind noch leistungsstärker als dieses erstaunliche Vitamin! Behandelt man durch Wasserstoffperoxid geschädigte Haut mit rotem Palmöl und Reiskleieöl, so wird die Haut geschützt und die Kollagen-Synthese erhöht. Das wirkt dem drastischen Rückgang von Kollagen-Produktion und Kollagen-Spiegel entgegen, der normalerweise nach einer Sonneneinstrahlung eintritt.

Die *Jugendgeheimnis*-Anwendungen

Suchen Sie sich je nach Verfügbarkeit, Kosten und persönlichen Vorlieben einige Vorschläge aus. Der beschriebene Anti-Aging-Mechanismus wird bereits durch ein Präparat aktiviert, zwei oder mehr können den Erfolg jedoch beschleunigen oder in besonders kritischen Fällen helfen. Jedes Präparat enthält eine der Zutaten, die in diesem Kapitel behandelt wurden. Viel Spaß!

Rotes Palmöl mit essenziellem Rosmarin-, Eukalyptus- und Dillöl: Mischen Sie von jedem essenziellen Öl 30 Tropfen in 100 Gramm rotes Palmöl. Sie können das rote Palmöl auch durch 100 Gramm Kokosöl ersetzen, wenn Sie die orangerote Farbe auf Gesicht und Körper vermeiden wollen. Kokosöl fördert Kollagen und Elastin.

Hafer: Aveeno ist ein sehr gutes Fertigprodukt auf Haferbasis. Alternativ können Sie 100 bis 250 Gramm Haferflocken zu feinem Pulver mahlen, in einem Behälter im Badezimmer aufbewahren und bei jedem Bad ein wenig davon als Peeling verwenden, das Ihre Fibroblasten stimuliert. Damit der Abfluss nicht verstopft, geben Sie Haferflocken oder Haferpulver am besten in eine Strumpfhose, die Sie fest zuknoten, durch das heiße Wasser ziehen und anschließend ausdrücken. Diese Flüssigkeit tragen Sie dann auf die Haut auf.

3. Starke Proteasomen für Haut und Körper

ANTI-AGING-MECHANISMUS: Aktivierung der Proteasomen
NUTZEN: Abbau alter Proteine und Reinigung der Haut
IN DEN HAUPTROLLEN: Brokkoli, Grünkohl, Zwiebeln, Eichenrinde, Vitamin C mit Glyzerin

Niemand hört gerne, dass er sich nicht altersgemäß benimmt. Aber wie wäre es, wenn man der Haut ihr Alter nicht anmerken würde? Ich fände das richtig klasse! Schließlich bietet Haut, die sich »unreif« verhält, viele Vorteile: ein äußerst effizientes Reparatursystem, sodass Kratzer oder Schnitte ohne Narbenbildung schnell abheilen, eine rasche Zellerneuerung, die für strahlende, jugendliche Frische sorgt, und ein glattes, frisches Äußeres ohne Falten oder schlaffe Stellen.

Eine solche »unreife« Haut lässt sich über die Proteasomen erreichen, und diese gibt es in jeder einzelnen Körperzelle. Sie beseitigen alte Proteine, damit Platz für neue entsteht und die Haut frisch, rein und jugendlich wird. Da die Aktivität der Proteasomen mit zunehmendem Alter nachlässt, steigt die Anzahl alter Zellen, sodass die Haut schlaff und rau wird. Wenn Sie jedoch Ihre Proteasomen aktivieren, verbessern Sie Tonus und Beschaffenheit der Haut – und falls Ihre Haut bereits jung ist, werden Sie mit klarer, beschwerdefreier Haut belohnt, die gegen Falten, Pigmentstörungen, Trockenheit und raue Stellen gefeit ist. Nebenbei bemerkt: Die Aktivierung der Proteasomen kommt nicht nur Ihrem Aussehen zugute. In einer Gruppe von Hundertjährigen hatten diejenigen, die am aktivsten waren und am jüngsten aussahen, auch die aktivsten Proteasomen, denn Proteasomen beeinflussen die Lebensdauer jeder einzelnen Körperzelle. Werden sie entsprechend angeregt, so beseitigen sie Zellrückstände und sorgen dafür, dass die Zellen im gesamten Körper optimal funktionieren – und Sie können sich sicher denken, dass sich dies besonders deutlich an der Haut zeigt. In diesem Kapitel werden Sie erfahren, wie Sie die Proteasomen dazu veranlassen, alte Proteine abzubauen und Ihre Haut von innen zu reinigen.

Was ist ein Proteasom?

Proteasomen helfen dabei, verbrauchte oder fehlerhafte Proteine abzubauen. Ein »Abbau« zählt zu den deutlichsten Zeichen der Hautalterung und des Alterns im Allgemeinen – abgebaut werden Elastin und Kollagen, Muskulatur sowie die Kommunikation der Zellen untereinander. Dieser Prozess, auch Katabolismus genannt, hat nicht nur negative Seiten. Zwar wirkt die Haut alt und schlaff, wenn er überhandnimmt, doch wenn nicht genügend Proteine abgebaut werden, ist die Haut blass, stumpf, rau und grob. Mit anderen Worten: Wird zu viel Kollagen oder Elastin abgebaut und nicht wieder aufgefüllt, macht dies die Haut schwächer, dünner und empfindlicher. Doch wenn Kollagen, Elastin und andere Proteine nicht regelmäßig beseitigt werden, entsteht eine Ansammlung, welche die Haut gröber und letztendlich weniger widerstandsfähig werden lässt – es bilden sich tiefe Falten, Furchen und schlaffe Hautpartien, vor allem an Kinn und Hals. Im letzten Kapitel habe ich erläutert, dass jugendliche, elastische Haut darauf zurückzuführen ist, dass hochaktive Fibroblasten eine gesunde Menge Kollagen, Elastin und andere Strukturelemente produzieren. Proteasomen helfen dabei, unerwünschte verbrauchte Zellreste (beispielsweise alte beschädigte Proteine) zu beseitigen, die ansonsten die Zellmechanismen blockieren und bestimmte biochemische Prozesse verlangsamen würden.

Ein gesundes Gleichgewicht aus Synthese und Katabolismus wird von einer Vielzahl von Enzymen gesteuert und findet in jedem Augenblick des Lebens in jeder einzelnen Körperzelle statt. Schon beim Atmen entstehen in jeder Zelle Abfallstoffe, die regelmäßig und effizient entsorgt werden müssen. Wenn Sie Nahrung zu sich nehmen, bildet Ihr Körper aus Aminosäuren, Zucker und Fetten neues Gewebe, doch genauso wichtig ist die Entsorgung der Aminosäuren, Zucker und Fette, die noch von den vorherigen biochemischen Prozessen übrig waren. Ein chronologisch jüngerer Körper führt diese gegensätzlichen Aufgaben, nämlich Anabolismus (Gewebeaufbau) und Katabolismus (Abbau), wunderbar präzise, effizient und gleichmäßig aus. Ein chronologisch älterer Körper braucht dazu ein wenig Unterstützung durch die Proteasomen.

Die Aktivität der Proteasomen hängt stark mit der Alterung auf Zellebene zusammen. Dazu arbeiten die Mitochondrien, also die »Kraftwerke« in den Zellen, mit den Proteasomen zusammen, welche fehlerhafte oder alte Proteine beseitigen. Lässt die Aktivität der Proteasomen nach, was beispielsweise bei zunehmendem Alter der Fall ist, beeinträchtigt dies auch die Funktion der Mitochondrien. Im Gegenzug regt eine erhöhte Proteasom-Aktivität auch die Mitochondrien an. Eine Verjüngung auf Zellebene lässt sich also ganz mühelos erreichen – Sie müssen nur jeden Tag Lebensmittel und Pflanzen zu sich nehmen, welche die Stimulation der Proteasomen fördern!

Die Aktivität der Proteasomen zeigt sich besonders deutlich an der Haut, hat jedoch auch weitreichende Folgen für den gesamten Körper. Die Proteasomen sind zwar nicht direkt an der Energieproduktion der Zellen beteiligt, doch alles, was die optimale Zellfunktion beeinträchtigt, führt letzten Endes zu einem allgemeinen Rückgang der Leistungsfähigkeit und damit zu einer weniger effektiven Energieerzeugung. Die Zellen produzieren dann also weniger Energie – wir spüren das als Müdigkeit. Im Grunde kann man sich den Alterungsprozess als allgemeine Verlangsamung vorstellen – es fehlt an Zellenergie und an Energie in den hormonproduzierenden Drüsen wie den Eierstöcken. *Energie* ist das, was Kinder haben und was älteren Menschen fehlt – im Körper, in der Muskulatur, in den Augen, im Haar, im Kopf, einfach überall. Und wenn ich meine ältere Kundschaft frage, was sie aus ihrer Jugend wirklich vermissen, dann höre ich am häufigsten *Energie.* Ältere Menschen haben reichlich Erfahrung und auch noch Träume. Doch ohne Energie kann man nichts damit anfangen. Und wozu soll man sich bemühen, jung auszusehen, wenn man am liebsten immer nur schlafen möchte! Zum Glück verspüren Sie ganz automatisch wieder jugendliche Energie, sobald die Zell- und Hormonfunktion wiederhergestellt ist. Sie werden sich glücklich, stark, positiv und optimistisch fühlen – genau so, wie man sich einen jungen Menschen vorstellt! Dies geschieht wie von selbst, sobald die Zell- und Hormonfunktionen wieder jugendlich aktiv sind, weil die Zell- und Hormonprozesse auf »jung« gepolt wurden.

Zurück zu den Proteasomen: Eines der Proteine, denen es mit zunehmendem Alter an Energie fehlt, ist Poly(ADP-ribose)-Polymerase 1 oder PARP-1 – ein Protein, das sich im Zellkern befindet und eine wichtige Rolle bei der jugendlichen Zellerneuerung spielt. Je älter man wird, desto langsamer erfüllt dieses Protein seine Aufgaben. Ist PARP-1 aktiv, produziert Ihre Haut jeden Tag frische, neue Zellen, Ihre Fibroblasten erzeugen reichlich Kollagen und Elastin sowie weitere wichtige Strukturelemente, die Ihre Haut jung halten.

PARP-1 ist nur eines der Proteine, die Proteasomen aktivieren und dafür sorgen, dass diese wieder so arbeiten wie in Ihrer Jugend. Bei einer optimalen Proteasomenfunktion werden nicht nur alle fehlerhaften und verbrauchten Proteine effizient abgebaut und beseitigt, sondern die neu synthetisierten Proteine sind auch sehr robust gegenüber einer DNS-Mutation und den Angriffen der freien Radikale. All Ihre Zellen erreichen dann die längstmögliche Lebensdauer!

Das ultimative »Peeling«: Proteasomen-Aktivatoren

Proteasomen halten Haut und Körper jung, indem sie quasi ein chemisches Peeling durchführen, das von innen nach außen wirkt. Werden die Proteasomen stimuliert, fühlt sich insbesondere die Haut neu und »unreif« an. Nur mit gesunden, aktiven Proteasomen lassen sich Alterungserscheinungen einschließlich Herz- und Gehirnerkrankungen wirkungsvoll bekämpfen. In Bezug auf die Haut gilt: Natürliche Substanzen, welche die Proteasomen aktivieren, bewirken, dass Ihre Haut schlicht und einfach jugendlich wird – frisch und blühend. Sie müssen diese neue Haut nur freilegen und die Prozesse aktivieren, die dafür sorgen, dass sie auch in den nächsten Jahrzehnten strahlend und belebt bleibt.

Sicher kennen Sie chemische Peeling-Produkte; sie existieren in verschiedenen Varianten schon so lange, wie es Frauen gibt, die jünger aussehen wollen. Und das aus gutem Grund, denn indem man Zellrückstände beseitigt, die die Oberfläche der alternden Haut verstopfen, lässt sich besonders schnell ein frisches Aussehen erreichen. Chemische Peelings sind ziemlich aggressiv und können, obgleich sie oft nur wenige Minuten einwirken, schwere Hautschäden zur Folge haben, die erst nach Wochen wieder verheilen. Es bildet sich eine Kruste, und wenn sie abfällt, kommt die neue Haut zum Vorschein. Diese Haut ist und bleibt äußerst empfindlich gegenüber Sonneneinstrahlungen, sodass Sie sich lange Zeit gut bedecken und im Haus oder zumindest im Schatten bleiben müssen. Die neue Haut, die nach einem chemischen Hautpeeling entstanden ist, bleibt dünner und empfindlicher als normal.

Wirklich junge Haut dagegen, wie Kinder sie haben, ist keineswegs dünn. Sie mag zwar empfindlich sein, ist jedoch durchaus belastbar, gesund und widerstandsfähig. Diese wunderbare Leistung der Zellen lässt sich erreichen, indem man die Aktivität der alternden Proteasomen gezielt stimuliert und dadurch bewirkt, dass sie sich wieder so verhalten wie früher.

Möglich ist dies mit verschiedenen natürlichen Substanzen, zum Beispiel dem aus Kapitel 1 »Super-Sirtuine!« bekannten Resveratrol und Quercetin, einem Stoff, der erstmals aus der Eichenrinde gewonnen wurde (*Quercus* ist der lateinische Name für die Eiche). Eichenrinde kommt in der traditionellen Pflanzenheilkunde als Adstringens zum Einsatz, also als Mittel, das lockeres, weiches Gewebe wie entzündetes, aufgequollenes Zahnfleisch oder verdrehte Krampfadern festigt.

Proteasomen-Aktivierung über die Ernährung

Sie können Ihre Proteasomen ganz einfach aktivieren, indem Sie sich die entsprechenden Lebensmittel aus der folgenden Liste aussuchen und täglich mindestens eine Portion davon zu sich nehmen. Viele natürliche Substanzen stimulieren die Proteasomen sehr effektiv, zum Beispiel Sulforaphan, das im Brokkoli vorkommt. Die Ergebnisse werden Sie nicht nur spüren, sondern auch im Spiegel bewundern können!

Nahrungsmittel	Proteasomen-aktivierender Stoff
Brokkoli	Sulforaphan
Rosenkohl	Sulforaphan
Olivenöl	Oleuropein
Oliven	Oleuropein
Olivenblätter	Oleuropein
Kohl	Sulforaphan
Grünkohl	Sulforaphan

Besondere Beachtung verdienen Olivenblätter, Olivenöl und Oliven. Sie aktivieren die Proteasomen äußerst effektiv, und deshalb empfehle ich gerne Cremes auf Olivenölbasis für einen frischeren, jüngeren Teint. Immer, wenn Sie dieses Olivenölpräparat anwenden, wird die DNS in Ihren Zellen gezielt repariert und vor oxidativem Stress geschützt. Das leistet das Oleuropein, ein Proteasomen-aktivierender Stoff, der aus Oliven, Olivenöl und Olivenblättern gewonnen wird. Vielleicht haben Sie noch nie ein Olivenblatt gesehen, doch es wirkt sehr gut gegen Grippeerkrankungen und senkt zudem hohen Blutdruck. Olivenblattkapseln erhalten Sie in jedem Reformhaus. Wenn Sie es als Nahrungsergänzungsmittel einnehmen wollen, befolgen Sie die Anweisungen auf der Packung. Um die Proteasomen in Ihrer Haut zu aktivieren, sollten Sie natives Olivenöl äußerlich auftragen. Sie können es auch vor der Haarwäsche in die Haare geben; dunkelblondes Haar wird dadurch ein wenig aufgehellt, dunklere Haare aber nicht wesentlich verändert. Die Aktivierung der Proteasomen ist ein wichtiges Element der mediterranen Ernährung, der man eine lebensverlängernde Wirkung zuspricht. Forschungen haben gezeigt: Je mehr Olivenöl ein Mensch zu sich nimmt, desto gesünder ist er und desto länger lebt er.

Fertigprodukte auf Proteasomen-Basis

Hautpflegemittel zur Aktivierung der Proteasomen, die online, in Reformhäusern, Drogerien oder in der Kosmetikabteilung erhältlich sind, erfreuen sich wachsender Beliebtheit. Brokkoliextrakt ist genau wie Olivenöl immer häufiger in Gesichtsprodukten zu finden. Das Kosmetikunternehmen Korres setzte als erstes Quercetin zur Aktivierung der Proteasomen in der Haut ein und konnte nachweisen, dass seine Produkte den Kollagen- und Elastin-Spiegel ansteigen lassen. Wenn Sie keine Fertigprodukte kaufen möchten: Quercetin kommt in roten Zwiebeln, Tee, Blaubeeren, Cranberrys, Brokkoli, Dill und Kapern vor und erhöht bei äußerlicher Anwendung die Proteasomen-Aktivität in der Haut. Da sich diese Produkte allerdings nicht so leicht direkt auf die Haut auftragen lassen, sollten Sie der Einfachheit halber vielleicht doch auf eine Creme zurückgreifen, in der die entsprechenden aktiven Extrakte enthalten sind.

Die *Jugendgeheimnis*-Anwendungen

Suchen Sie sich je nach Verfügbarkeit, Kosten und persönlichen Vorlieben einige Vorschläge aus. Der beschriebene Anti-Aging-Mechanismus wird bereits durch ein Präparat aktiviert, zwei oder mehr können den Erfolg jedoch beschleunigen oder in besonders kritischen Fällen helfen. Jedes Präparat enthält eine der Zutaten, die in diesem Kapitel behandelt wurden. Viel Spaß!

Lebensmittel zur Stimulation der Proteasomen: Essen Sie jeden Tag 100 Gramm Brokkoli, Kohl oder Rosenkohl.

Olivenöl: Geben Sie 500 Milliliter Olivenöl in einen Topf, und fügen Sie 100 Gramm Eichenrinde hinzu (entweder in Pulverform oder klein geschnitten). Bringen Sie die Mischung langsam zum Kochen (bitte äußerste Vorsicht!), und lassen Sie sie dann 30 Minuten köcheln. Anschließend an einem sicheren Ort abkühlen lassen, durch ein Sieb gießen, in eine Flasche abfüllen und beschriften. Dieses Öl hat die wunderbare Eigenschaft, dass schon bei der ersten Anwendung Tränensäcke und Ringe unter den Augen verschwinden. Auch Ihr übriges Gesicht und der Hals danken Ihnen die Behandlung im Handumdrehen mit größerer Festigkeit, besserem Hauttonus und jugendlicher Frische. Alternativ können Sie jeden Tag vier Teelöffel Olivenöl oder eine Handvoll Oliven zu sich nehmen.

Essenzielles Dillsamenöl: In Kapitel 2 »Fibroblasten, Antioxidantien und freie Radikale« haben Sie erfahren, dass dieses

Öl die Fibroblasten dazu veranlasst, Elastin zu produzieren. Mit dem Palmöl-Präparat aus Kapitel 2 können Sie genau das erreichen, was Quercetin für die Stimulation der Proteasomen leistet. Rotes Palmöl stabilisiert die Proteasomen, daher können Sie das Präparat genau wie dort beschrieben anwenden. Wenn Sie zu geschwollenen Augen neigen, sollten Sie auf Kokosöl setzen. Dieses Öl kann ohne Bedenken im Augenbereich angewendet werden, sogar über Nacht, und wirkt gegen starke Tränensäcke und dunkle Ringe. Zudem hat Kokosöl den Vorteil, dass es in der Regel keine Hautreaktionen hervorruft, selbst wenn Sie zu Akne neigen. Wenn Sie essenzielles Dillöl hinzufügen (30 bis 100 Tropfen pro 100 Milliliter Kokosöl), können Sie die empfindliche Haut im Augenbereich, im Gesicht und am Hals innerhalb weniger Tage verbessern. Auch Ihre Brüste werden mit diesem Präparat deutlich fester! In den nächsten Kapiteln werde ich genauer erklären, wie Sie Ihre Brüste und den gesamten Körper straffen können.

Vitamin-C-Serum: Rühren Sie vier Teelöffel reines Ascorbinsäurepulver in ausreichend Wasser, sodass sich alle Kristalle auflösen (etwa ein Viertelglas), geben Sie diese Lösung in 100 Milliliter Glyzerin und schütteln Sie die Mischung gut. Fertig! Ihr Proteasomen-aktivierendes Vitamin-C-Serum ist schon einsatzbereit! Schütteln Sie es vor jeder Anwendung, es muss jedoch nicht im Kühlschrank aufbewahrt werden, sondern bleibt auch im Badezimmer mehrere Wochen lang wirksam, sofern es nicht direkt in der Sonne steht. Sie können die Vitamin-C-Konzentration nach Bedarf anpassen, also bei empfindlicher Haut reduzieren oder sie erhöhen, wenn eine stärkere Reinigungs- und Korrekturwirkung erwünscht ist.

4. Die Sonne geht auf – genießen Sie sie!

ANTI-AGING-MECHANISMUS: Behebung und Vermeidung von sonnenbedingter Hautalterung

NUTZEN: Beseitigung von Fältchen, ungleichmäßiger Hautpigmentierung und schlaffer Haut

IN DEN HAUPTROLLEN: Rotes Palmöl, Tomatenpaste, Reiskleieöl, Gelatine, Squalen, Aloe Vera, Honig

Ich möchte Sie nicht beunruhigen, aber keine Sonnencreme bietet umfassenden Schutz vor sonnenbedingten Hautschäden – das gilt für alle Varianten, jeden Lichtschutzfaktor und unabhängig davon, wie häufig sie aufgetragen wird. Wenn Sie sich wirklich gut vor der Sonne schützen und bereits entstandene Verletzungen rückgängig machen wollen, müssen Sie für einen Schutz auf Zellebene sorgen.

Sonnenbedingte Schäden, auch lichtbedingte Hautalterung oder Photoalterung genannt, werden durch UVA- und UVB-Strahlen verursacht, aktuelle Forschungen haben jedoch ergeben, dass auch sichtbares Licht eine Rolle spielt. Diese Schäden lassen den gesamten Körper altern, beeinträchtigen das Kollagen in der Haut und erhöhen das Risiko für Hautkrebs und Metastasen bildende Krebsformen. Je älter wir werden, desto schwächer werden die natürlichen Abwehrmechanismen der Zellen, die unsere Haut vor sonnenbedingten Schäden schützen. Deshalb sind ältere Menschen ohne zusätzlichen Schutz anfälliger für Hautkrebs. Dieses Kapitel zeigt Ihnen, wie Sie sich mit natürlichen, unbedenklichen Stoffen vor sonnenbedingten Schäden schützen, bereits vorhandene beheben und sogar die gefährlichen krebsartigen Veränderungen verhindern können, die bei ausgiebigen Sonnenbädern drohen.

Es ist höchste Zeit, dass wir die Sonne nicht mehr fürchten, sondern sie endlich wieder als lebenspendende Energiequelle wahrnehmen!

Fakten zur lichtbedingten Hautalterung

Eine durch die Sonne verursachte Schädigung oder Photoalterung entsteht durch ultraviolettes Licht, bei dem es sich im Grunde um elektromagnetische Strahlen handelt. Entgegen der landläufigen Meinung kommt die UVA- und UVB-Strahlung nicht nur direkt von der Sonne, sondern auch aus dem sichtbaren Licht – allem Licht, das wir mit bloßen Augen sehen können (also kein Infrarot- oder UV-Licht). Obgleich Licht für uns Menschen und das gesamte Universum überlebenswichtig ist, kann es auch Schäden anrichten, welche unseren Körper altern lassen, zum Beispiel das Kollagen abbauen und die Gefahr von Hautkrebs oder Metastasen bildenden Krebsformen erhöhen.

UVA- und UVB-Strahlen haben unterschiedlich lange Wellen, die unterschiedlich tief in die Haut eindringen. Sonnencremes können UVB-Strahlen nicht vollständig filtern und bieten auch keinen umfassenden Schutz vor UVA-Strahlen, obgleich aktuelle Forschungen zeigen, dass Letztere besonders tief in die Haut eindringen und viel schädlicher sind als UVB-Licht. Zudem deuten einige Daten auf einen Zusammenhang zwischen Sonnencremes und einem *erhöhten* Vorkommen der gefährlichen, durch UV-Schäden verursachten Hautkrebsart Melanom hin. Ob es sich dabei um einen kausalen Zusammenhang handelt oder ein bislang unbekannter Faktor eine Rolle spielt, ist noch nicht geklärt. In meinen Augen gibt es jedoch mindestens zwei plausible Theorien. Zum einen verhindert Sonnencreme, die UVB-Strahlen filtert, die Bildung von Vitamin D in der Haut – das könnte auch erklären, wieso neuerdings immer mehr Menschen an Vitamin-D-Mangel leiden, der verschiedene Krankheiten begünstigen kann. Zum anderen wäre es möglich, dass einige der Wirkstoffe, die das UV-Licht filtern, ihrerseits schädlich und möglicherweise krebserregend sind. Aus diesem Grund rate ich dazu, Sonnencreme mit den folgenden Inhaltsstoffen zu meiden: mikronisiertes Titandioxid, Zinkoxid-Nanopartikel, Octocrylen, Octylmethoxycinnamat und Benzophenon-3.

Je älter wir werden, desto schwächer werden die natürlichen Abwehrmechanismen der Zellen, die unsere Haut vor sonnenbedingten Schäden schützen. Alterung und Sonneneinstrahlung können Körper und Haut erheblich beeinträchtigen, doch zum Glück lassen sich sämtliche negativen Veränderungen durch natürliche Substanzen verhindern.

Vier Mechanismen bei sonnenbedingten Schäden

Damit Sie richtig verstehen, welche Folgen sonnenbedingte Schäden haben – von drastisch alternder Haut bis hin zu gefährlicheren Körperreaktionen –, sollten Sie die vier häufigsten Gefahren kennen:

- *Pyrimidindimere:* Sonnenlicht führt zur Bildung von Thymin- und Pyrimidindimeren; diese hochaktiven und gefährlichen freien Radikale greifen die DNS-Stränge an und rufen genetische Schäden und kanzeröse Veränderungen hervor.
- *Freie Radikale:* Sonnenlicht erzeugt ROS, reaktive Sauerstoffspezies, also besonders gefährliche freie Radikale. Diese schädigen die DNS, zerstören Kollagen und können Krebs verursachen.
- *Metalloproteasen:* Sonnenlicht aktiviert Matrix-Metalloproteasen, die Kollagen und Elastin aufspalten, was schlaffe, weiche Haut und Falten zur Folge hat. Zudem sind Metalloproteasen an der Entstehung von Krebsmetastasen beteiligt. Aktuelle Forschungen zeigen, dass Rosmarin die Vermehrung von Matrix-Metalloprotease-1 (MMP-1) in sonnenbelasteter Haut verhindert. Carnosol, das in Rosmarinöl in hoher Konzentration enthalten ist, besitzt zudem östrogene Eigenschaften und wirkt deshalb besonders gut gegen Hautalterung.
- *Glykation:* Sonnenlicht produziert AGE oder *Advanced*

Glycation Endproducts. AGE werden gebildet, wenn sich ein Zuckermolekül mit einem Protein verbindet. Diese Moleküle sind nicht elastisch und führen zu dickerer, dunklerer Haut, die an ein Grillhähnchen erinnert. Ist das Kollagen betroffen, bilden sich Falten, doch die Schäden können überall im Körper auftreten. Die Augenlinse ist ganz besonders anfällig für AGE, und eine Schädigung durch Glykation trübt die Proteine oder Kristalline in der Augenlinse – so entsteht der graue Star. Auch Zuckerkonsum kann die Glykation erhöhen und bewirken, dass Sie leichter einen Sonnenbrand bekommen.

Sonniges Vergnügen: die Vorzüge von Sonnenlicht und Vitamin D

Obgleich ein Sonnenbad bestimmte Gefahren mit sich bringt, sollten Sie Sonnenlicht keinesfalls meiden, da es ganz wichtig für die Gesundheit ist. Nach einer aktuellen Studie erzeugt Sonnenlicht Stickoxid, ein wichtiges Molekül, das die Blutgefäße weitet, den Blutfluss fördert und somit gut für den Blutdruck ist. Auch Ihre innere Uhr richtet sich nach dem Sonnenlicht. Der tägliche Wechsel zwischen hell und dunkel, idealerweise von hellem Sonnenschein und Nacht, sorgt dafür, dass Ihre Zirbeldrüse Melatonin erzeugt. Melatonin steuert nicht nur den Schlaf, sondern wirkt auch auf Eisprung und Fruchtbarkeit sowie viele andere Zell- und Hormonfunktionen; so beeinflusst es beispielsweise Ihre Stimmungen und Ihre Lebensenergie. Besonders wichtig ist die Tatsache, dass das Sonnenlicht mit Ihrer Haut reagiert und dadurch Vitamin D bildet, das viele positive Eigenschaften hat und unter anderem die Gefahr von Herzinfarkten, Diabetes und Multipler Sklerose senkt. Aktiviertes Vitamin D bekämpft äußerst wirkungsvoll das Wachstum von Krebszellen, regt Ihre Bauchspeicheldrüse zur Insulin-Produktion an, fördert Zahngesundheit und Muskeltonus, hilft bei Migräne und reguliert Ihr Immunsystem, um nur einige Vorteile zu nennen.

Vitamin D spielt in der Diskussion über die zellbedingte und hormonelle Alterung eine zentrale Rolle, da Vitamin D sowohl Zellen als auch Hormone sehr stark beeinflusst. Es ist an der Bildung von Sexualhormonen beteiligt und schützt vor Krebs, indem es die Teilung von Krebszellen verhindert. Damit ist dieses Vitamin ein mächtiger Verbündeter im Kampf gegen sämtliche Krebsarten, einschließlich Hautkrebs. Es ermöglicht, dass Kalzium in die Knochen gelangt, und sorgt dafür, dass die Eierstöcke auf Östrogen reagieren, damit dieses Hormon seine Aufgaben ausführen kann. Ohne ausreichende Mengen Vitamin D reagieren die weiblichen Eierstöcke auch bei normalem Östrogen-Gehalt nicht auf dieses Hormon, sodass es im weiblichen Körper keine Wirkung zeigt. Das natürlich im Körper gebildete Vitamin D ist einem käuflich erhältlichen Produkt deutlich überlegen, und ein eventueller Mangel lässt sich sehr rasch ausgleichen, wenn man jeden Tag eine halbe Stunde in der Sonne zubringt. Allerdings benötigt die Haut dazu etwas Öl. Sie können entweder ein hochwertiges Pflanzenöl wie rotes Palmöl äußerlich auftragen oder einnehmen – oder einfach darauf achten, dass die Haut ihren natürlichen Ölgehalt nicht verloren hat. Unraffinierte natürliche Öle weisen eine starke antioxidative Wirkung auf und schützen die Haut vor einem Sonnenbrand. Befindet sich kein Öl auf der Haut, dann wird kein Vitamin D gebildet. Wenn die Sonne in Herbst und Winter selten scheint und tief am Himmel steht, ist es ratsam, Vitamin D in Form von Nahrungsergänzungsmitteln zu sich zu nehmen.

Es fasziniert mich immer wieder, welche Rolle Vitamin D in Bezug auf den Sonnenschutz spielt und wie es sich auf Folgeschäden auswirkt. Zum einen verhindert es Schädigungen der DNS durch Pyrimidindimere, die gefährlichen freien Radikale, die ich bereits beschrieben habe. Es reduziert Sonnenbrände und verhindert zudem, dass Metalloproteasen das Kollagen aufspalten und so Falten und schlaffe Haut verursachen. Darüber hinaus schützt es vor sonnenbedingten Krebsformen wie Melanomen. Der einzige »Nachteil« besteht darin, dass die Synthetisierung von Vitamin D in Ihrer Haut etwas Zeit in Anspruch nimmt; Sie können den Vorgang jedoch beschleunigen, indem Sie Olivenöl zu sich nehmen oder vor einem Sonnenbad eines der Öle, die ich in diesem Buch empfehle, dünn auftragen.

Sonnenschäden verhindern, aber die Vorteile genießen

Der perfekte Sonnenschutz würde sämtliche sonnenbedingte Schäden verhindern – darunter alle Aspekte der Photoalterung, von ungleichmäßiger Pigmentierung über dunkle Flecken und schlaffe, faltige Haut bis hin zu Krebserkrankungen – und gleichzeitig ermöglichen, dass Sie den Sonnenschein mit all seinen Anti-Aging-Vorzügen genießen; von der entspannenden Wirkung über Herzgesundheit und Vitamin-D-Synthetisierung bis hin zu einem ausgeglichenen Hormonhaushalt.

Ich möchte nun auf die natürlichen Substanzen eingehen, die mit ihren starken biologischen Eigenschaften genau diese erwünschte Wirkung erzielen, wenn Sie sie verzehren, als Nahrungsergänzungsmittel einnehmen oder äußerlich anwenden. So können Sie alle schädlichen Folgen verhindern, aufhalten und rückgängig machen, die Sonnenschein für Haut und Körper haben kann – selbst dann, wenn Sie bereits unter sonnenbedingten Beeinträchtigungen wie Falten, ungleichmäßiger Hautfärbung und/oder dünnerer Haut leiden.

Blickpunkt Sonnenschutz: Squalen

Dem Squalen ist es zu verdanken, dass in der Urzeit, als die Oberfläche unseres Planeten noch kochend heiß war, bereits Leben gedeihen konnte. Denn Squalen schützte die Bakterien, die älteste Lebensform der Welt, aus der sich nach und nach Grünpflanzen und später mehrzellige Lebensformen wie Tiere entwickeln konnten. Ohne Squalen wäre jeder Pflanzenkeimling gnadenlos verbrannt, und noch heute kann es Sie vor sonnenbedingten Schäden schützen.

Squalen ist ein Isoprenoid und gehört damit zu einer großen Familie chemischer Stoffe, die in jedem Lebewesen vorkommen. Isoprenoide zählen zu den Lipiden oder Fetten und finden sich in

Zimt, Rosmarin, Gelbwurz und Ingwer. Die besten Squalen-Quellen sind jedoch Amarantöl, Olivenöl, Reiskleieöl, rotes Palmöl und Haileberöl. So erklärt sich auch die Bezeichnung, denn das Wort *Squalen* stammt vom lateinischen Namen des Weißen Hais, *Squalus carcharias*. In den letzten Jahren hat sich gezeigt, dass Isoprenoide Nährstoffmoleküle mit beeindruckenden bioaktiven Eigenschaften sind, die sich besonders auf Zellwachstum und -teilung auswirken. Sie beeinflussen die Signalwege und schützen damit vor Funktionsstörungen der Zellen, einschließlich der Entstehung von Krebserkrankungen im Frühstadium. Squalen ist ein äußerst effektives und besonders leicht anzuwendendes Isoprenoid, dessen Wirkung allen anderen Sonnenschutzmitteln der Welt überlegen ist. Squalen blockt ultraviolette und andere Strahlen nicht ab, sondern schützt auf Zellebene und sorgt so dafür, dass die Strahlen – ob UVA, UVB oder sichtbares Licht – keine Gefahr für den Körper darstellen.

Zudem bietet Squalen hervorragenden Schutz vor der Bildung von freien Radikalen und wirkt insbesondere gegen freie Lipid- oder Fettradikale, die sowohl sichtbare als auch innerliche Alterungserscheinungen hervorrufen. Besonders gute Erfolge zeigt es in Kombination mit natürlichem Vitamin E. Jeder Mensch hat natürliches Squalen in der Haut, es ist unser wichtigstes Hautschutzlipid.

Einen besonders wirkungsvollen Sonnenschutz erzielt man, wenn man Squalen mit Vitamin E kombiniert. Squalen aus Oliven enthält zusätzlich Tocopherol, alternativ können Sie sich einfach ein gutes naturbelassenes Vitamin-E-Öl besorgen und mit Oliven,

Squalen und Vitamin E zu einem höchst wirkungsvollen Sonnenschutz vermischen. Squalen und Vitamin E sind die beste Verteidigung gegen Lipidperoxide, die freien Radikale, die entstehen, wenn Fette durch Sonnenlicht oder Umweltgifte wie Tabakrauch oxidieren. Sonnenbedingte Hautschäden und Alterungsprozesse haben vieles gemeinsam, sie beeinträchtigen und hemmen die gleichen Zellmechanismen. Fällt einer dieser Faktoren weg, in diesem Fall die Schädigung durch die Sonne, so schwindet auch der andere, die chronologische Alterung. Auch das Krebsrisiko sinkt damit ganz erheblich.

Besonders Frauen sollten auf Squalen und Vitamin E setzen, da sie für eine Schädigung durch Lipidperoxidation anfälliger sind als Männer. Frauen müssen nicht nur mehr Fette und Fettsäuren zu sich nehmen, damit ihr Hormonhaushalt einwandfrei funktioniert, sondern der weibliche Körper bildet aus Fett auch schneller freie Radikale. Dies geht mit einem höheren Krebsrisiko einher; insbesondere steigt die Gefahr einer Brustkrebserkrankung, an der Östrogene (die in verschiedenen Formen auftreten) einen großen Anteil haben. Ohne einen geeigneten Schutz durch Antioxidantien können Östrogene Krebs verursachen, deshalb sollten sich Frauen über die Ernährung und durch Hautpflegemittel zur äußerlichen Anwendung unbedingt mit Antioxidantien schützen.

Squalen ist ein besonders nützliches Antioxidans. Trifft Licht auf die Haut, so entstehen innerhalb kürzester Zeit katastrophale Mengen an freien Radikalen – Mengen, die natürliche Antioxidantien im Körper nicht allein bewältigen können. Der Körper verfügt zwar über einen natürlichen Antioxidantien-Schutz, doch dieser reicht nicht aus, wenn intensives Sonnenlicht eine Flut von freien Radikalen hervorruft. Die Sonne schädigt nur dann, wenn das körpereigene Schutzsystem überfordert ist und die Antioxidantien die freien Radikale nicht außer Gefecht setzen können. Dann entstehen innerliche und äußere Schäden – einige sind deutlich sichtbar, andere äußern sich in Form von Krankheiten. Eine gezielte Versorgung mit Antioxidantien kann jedoch den Kollagen-Spiegel vor, während und nach dem Kontakt mit Sonnenlicht erhöhen.

Indem Squalen Ihre Zellen von innen und außen schützt, verhindert und behebt dieses natürliche Antioxidans solche Schäden. Es wirkt gegen Falten, schlaffe Haut und ungleichmäßige Pigmentierung. Der Hautton wird gleichmäßiger und heller, Rötungen werden gelindert. Squalen lindert raue Haut, netzförmige Fältchen und tiefe Furchen. Als natürliches Antioxidans kontrolliert es die freien Radikale und verhindert so einen Abbau des Kollagens, molekulare Verletzungen und eine Schädigung der DNS, die sonnenbedingte Krebsformen und Krankheiten verursachen könnten. Zudem beseitigt es Ringe unter den Augen. Ein weiterer Bonus des Squalens: Es baut verschiedene Giftstoffe im Körper ab, die Ihnen mit zunehmendem Alter nicht guttun, darunter Phenobarbital und Strychnin. Außerdem beseitigt dieses Öl Hexachlorbenzol, ein weitverbreitetes Fungizid, das zwar mittlerweile verboten wurde, aber noch immer in der Nahrungskette zu finden ist. Wird Squalen in einer Konzentration von acht Prozent über die Nahrung aufgenommen, steigert sich der Abbau von Hexachlorbenzol im Körper ganz erheblich.

Squalen schützt die Augen

Squalen kann auch sonnenlichtbedingte Schädigungen der Augen verhindern – den meisten Menschen ist diese Gefahr gar nicht bekannt, bis irgendwann ein Katarakt diagnostiziert wird. Katarakte, auch Grauer Star genannt, entstehen, wenn freie Radikale aus künstlichem oder natürlichem Licht die Proteine in der Augenlinse beeinträchtigen. Sonnenbrillen stellen keine einfache Antwort für dieses Problem dar, da sich kaum ermitteln lässt, wie viel Licht sie wirklich filtern. Zudem ist es durchaus wichtig, dass ein gewisses Maß an Licht ins Auge fällt, denn wenn diese Impulse die Zirbeldrüse im Gehirn erreichen, wird abends das erforderliche Melatonin gebildet. Und schließlich können bei sehr dunklen Brillengläsern, die nicht genug UV-Licht filtern, sogar *schlimmere* Schäden entstehen als ganz ohne Sonnenbrille, denn im Dunkeln – also auch bei dunklen Brillengläsern – öffnet sich die Pupille sehr weit. Werden Ihre Pupillen so zu einer besonders weiten Öffnung gezwungen, können sie Ihre Netzhaut nicht richtig schützen, sodass sogar noch mehr Sonnenlicht ins Auge fällt.

Wenn Sie Ihrem Körper über Reiskleieöl, rotes Palmöl oder Amarantöl Squalen zuführen, schützt dieses die Augenlinse vor einer Schädigung durch freie Radikale, die bei Sonnen- oder künstlichem Licht entstehen kann. Ich setze meist auf Squalen aus Reiskleieöl und rotem Palmöl. Kein Wunder, dass Squalen als Geheimwaffe gilt! Sie haben bestimmt schon bemerkt, dass viele Lebensmittel und Nährstoffe nicht nur gegen eine Alterserscheinung helfen, sondern gegen mehrere gleichzeitig. Die verschiedenen Symptome sind oft eng miteinander verknüpft, und natürliche Substanzen wirken auf mehrere Faktoren zugleich. Mit einem einzigen Produkt können Sie sich also in vielerlei Hinsicht verjüngen.

Sonnenschutz über die Ernährung

Mit oxidationshemmenden Lebensmitteln können Sie einen optimalen Sonnenschutz erreichen; sie vermeiden Sonnenbrände, die Entstehung von krebserzeugenden Stoffen, Kollagen-Abbau und Glykation. Ultraviolettes Licht verursacht Schäden von der obersten Hautschicht bis hin zu den inneren Organen und ruft kanzerogene Veränderungen hervor, die tödliche Folgen haben können. Ihr Körper muss also rundum geschützt werden. Und genau das ist der Fall, wenn Sie Lebensmittel und pflanzliche Stoffe mit einem hohen Gehalt an natürlichen Antioxidantien zu sich nehmen – sie sammeln sich in der Haut und tränken Augen und Organe auf Zell- und Hormonebene mit schützenden Verbindungen. Die folgende Tabelle enthält einige meiner Favoriten.

Nahrungsmittel	Enthaltenes Antioxidans
Kakaopulver	Resveratrol
Olivenöl	Oleuropein, Luteolin
Brokkoli	Luteolin, Sulforaphan
Schwarzer Tee	Quercetin
Grüner Tee	Epigallocatechin-3-Gallat

Nahrungsmittel	Enthaltenes Antioxidans
Äpfel	Quercetin
Zwiebeln	Quercetin
Möhren	Carotine, Quercetin
Rotes Palmöl	Carotine
Roter Traubensaft	Resveratrol
Blaubeeren	Resveratrol
Tomatenpaste	Lycopin

Alle der oben angeführten Nahrungsmittel verfügen über unglaubliche Eigenschaften, aber die Tomatenpaste ist wirklich etwas ganz Besonderes. Wenn Sie in den Sommermonaten mehr Tomatenpaste zu sich nehmen, schützen Sie Ihre Haut ganz entscheidend vor Sonnenbrand (Sie können die Paste auch als Maske auftragen, das ist jedoch eine schmierige Angelegenheit und kann Hautverfärbungen hervorrufen). Tomatenpaste verbessert zudem die Kollagen-Produktion, wenn Sie sie – zum Beispiel in einer Sauce oder Bruschetta – mit Olivenöl verzehren. Denn die verschiedenen Stoffe in der Tomatenpaste, darunter Lycopin, verhindern die Bildung der freien Radikale namens Pyrimidindimer und AGE und unterdrücken so die Metalloproteasen. Mit anderen Worten: Wenn Sie Tomatenpaste essen, vorzugsweise zusammen mit nativem Olivenöl, schützen Sie sich vor Krebs, Falten und dünner Haut.

Wie bereits erwähnt, enthält Tomatenpaste einen ganzen Komplex an Sonnenschutzfaktoren, die für Ihre Haut wahre Wunder wirken. Lycopin gehört zu den Carotinoiden (carotinartigen Stoffen) in Tomaten. Vor einiger Zeit hat man eine neue Carotinoid-Familie in Tomaten entdeckt, die sogenannten farblosen Carotinoide oder CLC. Zwei dieser Stoffe, Phytoen und Phytofluen, schützen äußerst wirkungsvoll vor UV-Strahlung und verhindern so die Entstehung von Falten bei der chronologischen Alterung sowie bei sonnengeschädigter Haut. Zudem hemmen sie die Metalloproteasen, vermeiden den Abbau von Kollagen durch diese Enzyme und verhindern damit auch die Entstehung von Krebsmetastasen.

Schutz durch Progerin

Wissenschaftler haben kürzlich festgestellt, dass ein Protein namens Progerin dafür verantwortlich ist, dass wir altern. Dieses Protein ist an der Progerie oder dem Hutchinson-Gilford-Syndrom beteiligt, einer äußerst seltenen genetischen Störung, die mit einer dramatisch beschleunigten Alterung einhergeht. Der Begriff *Progerie* stammt aus dem Griechischen und bedeutet »vorzeitige Alterung«. Wer daran leidet, stirbt bereits im Teenager- oder frühen Erwachsenenalter an typischen Alterserkrankungen. Diese tragische Krankheit lässt uns verstehen, welche Mechanismen bei der Alterung ablaufen, auch bei Hautalterung, lichtbedingter Alterung und bei Krebserkrankungen. Zum einen weiß man nun, dass Progerin nicht nur bei progeroiden (also durch Progerin verursachten) Krankheiten gebildet wird, sondern auch im normalen Körper. Die Bildung dieses Proteins erhöht sich mit zunehmendem Lebensalter und beschleunigt sich drastisch, wenn UVA-Strahlen auf die Haut treffen.

Diese hochaktuellen wissenschaftlichen Erkenntnisse helfen uns, diesen neuartigen Mechanismus zu verstehen, und leisten einen wichtigen Beitrag zur Erforschung der chronologischen und durch Sonnenschäden bedingten Alterung. Eine Substanz, welche die Bildung von Progerin unterdrückt, hat natürlich eine enorme Anti-Aging-Wirkung und kann Schädigungen auf der grundlegenden Zellebene vermeiden, den Körper vor verschiedensten lebensbedrohlichen Krankheiten schützen und Falten sowie Hautkrebs verhindern und rückgängig machen.

Wir wissen, dass Progerin zur Alterung führt und durch natürliche Substanzen gehemmt werden kann. Zu diesen Mitteln zählen Ferulasäure, Resveratrol, Rapamycin und Madecassoside. Auf Ferulasäure und Madecassoside möchte ich näher eingehen, da diese in vielen natürlichen Quellen vorkommen.

1. Fantastische Ferulasäure

Ferulasäure absorbiert UV-Strahlen, hemmt die Bildung von Pyrimidindimeren, unterbindet die Aktivierung von Matrix-Metalloproteasen durch das Sonnenlicht (sodass das Kollagen nicht zerstört wird), steuert die Bräunungsreaktion (Glykation) und verhindert die Bildung von AGE. Zudem wirkt sie entzündungshemmend. Die Ferulasäure schützt nicht nur vor sonnenbedingten Schädigungen, sondern behebt auch Alterungserscheinungen, indem sie die Gefahr von Krebs- und Herz-Kreislauf-Erkrankungen drastisch senkt, die Gehirnfunktion verbessert und alle schädlichen Auswirkungen der Sonnenstrahlen neutralisiert. Ferulasäure findet sich in Reis-, Weizen-, Hafer- und Gerstenkleie sowie in Kaffee, der Pflanze Dang Gui (Chinesischer Engelwurz) und in Erdbeeren.

Reiskleieöl enthält Ester der Ferulasäure, die die menschliche Haut sehr wirkungsvoll vor den Auswirkungen des Sonnenlichts schützen; da sie ein breites Spektrum an ultravioletten Strahlen und sogar sichtbares Licht absorbieren, weisen sie eine beträchtliche Anti-Aging-Wirkung auf. Reiskleieöl kann jeden Aspekt der UV-Schädigung verhindern und Alterungserscheinungen auf genetischer Ebene beheben. Zudem schützt es vor UVB- und UVA-Strahlen. Mit Reiskleieöl erreichen Sie genau das, was Sie brauchen, um der Hautalterung entgegenzuwirken – zum Beispiel die Synthese von Vitamin D, die für eine gute Gesundheit unerlässlich ist. Dieses wunderbare Öl enthält darüber hinaus viele Tocotrienole, welche die Arterien reinigen und eng mit Vitamin E verwandt sind. Vitamin E allein kann Sonnenbrand und kanzerogene Veränderungen nach einer UVB-Einstrahlung nicht so effektiv verhindern wie die Kombination aus Vitamin E und Tocotrienolen – besonders förderlich ist in diesem Zusammenhang ein Stoff namens Sesamin, der die Aufnahme von UV-Strahlen über die Haut um unfassbare 30 Prozent reduzieren kann.

Reiskleieöl und einer seiner wichtigsten Bestandteile, Oryzanol, weisen auch östrogene Eigenschaften auf und können damit Hitzewallungen während der Wechseljahre verhindern oder zumindest stark reduzieren. In Japan schätzt man Reiskleieöl, weil es einen schönen, strahlenden, gleichmäßigen Teint verleiht, der direkt auf die Wirkung der Ferulasäure zurückzuführen ist. Viele der sogenannten Hausmittel gegen Alterungserscheinungen setzen auf Ferulasäure; sie findet sich zum Beispiel im Gerstenwasser, mit dem unsere Großmütter Hautfältchen bekämpften. Kaffee enthält nicht nur Ferulasäure, sondern noch dazu auch Kaffeesäure, welche die Haut vor sonnenbedingten Schäden schützt. Dang Gui, auch als *Angelica sinensis* oder Chinesischer Engelwurz bekannt und manchmal Dong Quai geschrieben, ist als Tinktur oder Kapseln weitverbreitet und weist eine sehr gute Anti-Aging-Wirkung auf. Allerdings sollten Sie keine alkoholhaltigen Tinkturen auf die Haut auftragen, da diese austrocknend wirken. Am besten lassen Sie den Alkohol erst verdampfen, indem Sie die Tinktur 15 Minuten lang im Wasserbad kochen lassen, wie ich am Kapitelende beschreibe, oder Sie nehmen die Kapseln als Nahrungsergänzungsmittel ein.

Da die Ferulasäure so gut gegen alle negativen Folgen ultravioletter Strahlung schützt, ist dieser natürliche Stoff in letzter Zeit vermehrt ins Blickfeld der Wissenschaft gerückt und dient als Grundlage für eine völlig neuartige Sonnenschutzmethode. Die Ferulasäure wirkt nicht nur gegen Schädigungen der Hautoberfläche, sondern auch gegen die potenziell katastrophalen Veränderungen, die in tieferen Schichten entstehen können, und stoppt die Bildung von Pyrimidindimeren. Zu Beginn dieses Kapitels haben wir ja erfahren, dass Sonnenlicht die Matrix-Metalloproteasen aktiviert, also die Enzyme, die Kollagen aufspalten und Krebsmetastasen hervorrufen können. Die Ferulasäure blockiert die sonnenlichtbedingte Aktivierung der Matrix-Metalloproteasen auf sehr effektive Weise und vermeidet so, dass die Haut unter Sonnenbestrahlung dünner wird und schlimme Falten entstehen. Ihre Haut bleibt also dick, robust und widerstandsfähig.

Interessanterweise ergab eine Studie, dass Ferulasäure in einer Rezeptur mit Vitamin C und E jegliche sonnenbedingte Schäden komplett verhindern konnte. Mittlerweile gibt es Hautcremes, die genau diese Wirkstoffkombination enthalten. Ein ganz einfaches Hautpräparat mit Ferulasäure erhalten Sie, indem Sie Ihr Gesicht mit in Wasser aufgelösten Instantkaffee-Granulaten benetzen. Allerdings ist diese Lotion unübersehbar kräftig braun, sodass sie sich nicht als Sonnenschutz eignet, mit dem Sie vor die Tür gehen können. Am Ende dieses Kapitels finden Sie einen Rezeptvorschlag für ein Präparat mit Dang Gui.

2. Meisterliches Madecassoside

Madecassoside ist ein neuartiger Stoff, der aus Gotu Kola oder *Centella asiatica* isoliert wird. Gotu Kola kennen wir aus Kapitel 1 »Super-Sirtuine!« als äußerst wirkungsvollen SIRT1-Hemmer. In einer Studie, die pflanzliche Stoffe in Bezug auf ihre progerinhemmende Wirkung untersuchte, war Madecassoside allen anderen Substanzen überlegen. Besonders gute Wirkung zeigt es in Anti-Aging-Hautprodukten. Durch die Hemmung von Progerin lassen sich Alterungserscheinungen sehr effektiv bekämpfen.

Die Geheimnisse von Amla und Hyaluron

Amla oder *Phyllanthus emblica*, auch als *Emblica officinalis* bekannt, habe ich erstmals im Zusammenhang mit der Produktion von Kollagen und Prokollagen in Kapitel 2 »Fibroblasten, Antioxidantien und freie Radikale« erwähnt. Allerdings ist diese Frucht auch ein wertvoller Sonnenschutz, da sie eine breite Palette an wirkungsvollen Polyphenolen enthält. Werden die Fibroblasten in der menschlichen Haut mit UVB-Licht bestrahlt, so beeinträchtigt dies die Kollagen-Synthese, während die Matrix-Metalloproteasen zunehmen. Folglich wird Kollagen abgebaut. Es hat sich jedoch gezeigt, dass Amla dies verhindert und zudem einen weiteren schädlichen Prozess unterbindet, der durch UV-Einstrahlung ausgelöst wird: die Stimulation des Enzyms Hyaluronidase. Amla kann diese sonnenbedingte Zerstörung des Hyalurons in Ihrer Haut äußerst wirkungsvoll verhindern. In Großbritannien ist seit einigen Jahren eine Anti-Aging-Produktlinie sehr beliebt, die auf Amla-Extrakt setzt. Am Ende dieses Kapitels finden Sie ein Rezept, mit dem Sie Ihr eigenes Amla-Präparat herstellen können. Natürlich können Sie auch Amla-Pulver einnehmen, um Haut und Körper zu verjüngen und sich optimal vor Sonnenschäden und Krebs zu schützen.

Was genau ist Hyaluron also? Hyaluron oder Hyaluronsäure ist dafür verantwortlich, dass junge Haut so prall und frisch aussieht. Mit zunehmendem Alter sinkt der Hyaluron-Spiegel, und zwar besonders schnell, wenn die Haut der Sonne ausgesetzt ist. Wird das Enzym Hyaluronidase durch

Sonnenlicht stimuliert, baut es Hyaluron in der Haut ab, sodass die Haut trocken, schrumpelig, dünn und schlaff wird. Der drastische Rückgang des Hyaluron-Spiegels trägt also dazu bei, dass die Haut ihre jugendliche Straffheit und Widerstandsfähigkeit verliert. Die Folgen sind unübersehbar: Falten rund um den Mund und eingefallene Lippen, Wangen und Augenhöhlen.

Hyaluron liefert der extrazellulären Matrix der Haut eine Art elastischen Füllstoff, der Feuchtigkeit speichert und dafür sorgt, dass ältere Haut jugendlich prall und straff wirkt. Die extrazelluläre Matrix ist eine Ansammlung von Zellen, die Moleküle absondern, welche die Haut stützen und ihr Struktur verleihen. Herkömmliche Feuchtigkeitscremes können zwar trockene Stellen verhindern, doch die Haut bleibt trotzdem schlaff – es sei denn, Ihre Pflegeprodukte erhöhen auch den Hyaluron-Spiegel der Haut. Natürlich fördern alle Methoden, die wir bislang kennengelernt haben, die Straffheit und Kollagen-Produktion, doch eine direkte Erhöhung der Hyaluron-Menge in der Haut trägt entscheidend zu einem frischen, hübschen Gesicht bei. Zudem ist Hyaluron ganz wichtig für die Wundheilung, die mit zunehmendem Alter immer schwieriger wird. Trägt man Hyaluron auf Wunden auf, beschleunigt es nicht nur den Heilungsprozess, sondern kann auch eine Narbenbildung vermeiden oder zumindest erheblich reduzieren. Mit seinem hohen Gehalt an Vitamin C kann Amla das Hyaluron in der Haut sehr effektiv erhöhen.

Die Hyaluron-Produktion lässt sich auch anregen, indem Sie Fisch mit Haut, Hähnchenhaut, Gänsefett oder Amarant zu sich nehmen. Hühnchen und Fisch enthalten tierische Proteine, welche die Telomere nicht verkürzen, sondern verlängern, und das Fett kann die Hyaluronsäure fördern. Wenn Sie jedoch zu Tränensäcken neigen, sollten Sie möglichst wenig tierische Fette essen. Gesättigte tierische Fettsäuren, insbesondere aus Fleisch und vor allem Rindfleisch, können Tränensäcke hervorrufen, selbst wenn Sie damit bislang keine Probleme hatten, also seien Sie diesbezüglich bitte vorsichtig.

Mittlerweile gibt es Hyaluronsäure auch als Serum, mit dem sich sehr gute Ergebnisse erzielen lassen. Für den Augenbereich eignet es sich nur bedingt, da es dort schnell zu Schwellungen kommt. Soja ist eine gute Alternative; eine Maske aus Sojaproteinpulver und Wasser können Sie direkt auf Gesicht und Hals auftragen, um dunklen Ringen entgegenzuwirken, die Haut im Augenbereich zu straffen und das Gesicht fest und voll wirken zu lassen. Selbst wenn Sie Soja in der Nahrung nicht vertragen, können Sie es ohne Bedenken äußerlich anwenden, es sei denn, es liegt eine richtiggehende Allergie vor. Soja erhöht den Gehalt an Hyaluronsäure in der Haut und sorgt für einen gleichmäßigeren Teint. Die Ergebnisse sehen Sie bereits nach der ersten Anwendung, mit der Zeit werden sie immer intensiver. Flüssiges Natriumlactat oder Naturjoghurt ist ebenfalls eine gute Alternative zu Hyaluronsäure und ihren Derivaten. Natriumlactat ist Teil des natürlichen Feuchtigkeitsregulators oder NMF der Haut, bindet aber etwas weniger Wasser als Hyaluronsäure und die damit verwandten Stoffe, sodass sich der Feuchtigkeitsgehalt in der Haut rund um die Augen mit Natriumlactat oder Joghurt erhöhen lässt; wenn Sie die Lotion weiter verdünnen, verhindern Sie Schwellungen. Natriumlactat und Joghurt reinigen die Haut und hellen sie auf. Verteilen Sie die Lotion nach Belieben auf Gesicht, Hals, Arme und Dekolleté, spülen Sie sie nach fünf Minuten ab und tragen Sie anschließend eine dünne Schicht Emuöl, Hagebuttenöl oder Jojobaöl auf, um die Haut mit Feuchtigkeit zu versorgen.

Straffen Sie Ihr Gesicht

Gelatine ist ein unvollständiges Protein, das aus dem Kollagen verschiedener tierischer Nebenerzeugnisse gewonnen wird, und kommt als Geliermittel in Lebensmitteln, Arzneimitteln und Süßwaren zum Einsatz (zum Beispiel in Weingummi und Götterspeise). Zudem ist es ein beliebter Inhaltsstoff von Kosmetika, da es schönes Haar und kräftige Nägel verspricht und die Haut dick, jung und elastisch macht. Für uns sind hier neuere Erkenntnisse interessant, die darauf hinweisen, dass eine tägliche Einnahme von Gelatine das Kollagen in der Haut effektiv vor den schädlichen Folgen der Sonneneinstrahlung schützt: Gelatine verhindert nicht nur, dass die Haut dünner wird, sondern kann die Kollagen-Schicht tatsächlich wieder wachsen lassen. Bei Personen, die zwar UV-Strahlung ausgesetzt waren, dabei aber gelatinehaltige Nahrungsergänzungsmittel zu sich nahmen, erhöhte sich der Kollagen-Spiegel um ganze 16 Prozent. Dies führt, wie bereits erwähnt, zu dickerer, festerer, jüngerer Haut. Im Internet gibt es mit ClassiKool eine gute Schweinegelatine. Wer eine vegane Alternative bevorzugt, kann ein hochwertiges veganes Proteinpulver wählen, zum Beispiel aus Erbsen oder braunem Reis.

Entzündungshemmende Eigenschaften natürlicher Produkte

Bei einer Entzündung laufen zahlreiche Zellprozesse aus dem Ruder, zudem können toxische Stoffe im Körper entstehen, die Krebs und Alterungserscheinungen begünstigen. Entzündungen tragen dazu bei, dass die Haut bei einer längeren ungeschützten Sonneneinstrahlung vorzeitig altert. Zu viel Sonnenlicht ruft Rötungen hervor, bei denen es sich natürlich um eine Entzündung handelt; oft sind diese nur leicht, können sich aber auch zu einem schwereren Sonnenbrand mit oder ohne Blasenbildung entwickeln. Selbst eine leichte Rötung deutet jedoch auf eine Entzündung hin, bei der die Haut eindeutig geschädigt wurde. Zum Glück können Antioxidantien und Progerin-Hemmer wie Ferulasäure und Gotu-Kola-Stoffe vor Entzündungen und dem damit verbundenen biologischen Stress schützen. Ich möchte Ihnen nun erläutern, wie Sie Entzündungen mit Kamillen- und Strohblumenöl, Hagebutten- und Tamanuöl, Süßholz, Honig, Aloe Vera und Schwarzkümmelöl verhindern, beheben und rückgängig machen können.

1. Kamillen- und Strohblumenöl

Die Öle der Deutschen Kamille (Echte Kamille) und der Strohblume, die auch als Immortelle bekannt ist, wirken äußerst effektiv gegen Entzündungen und schützen die Haut sehr gut vor Alterungserscheinungen. Sie können Kamille und Strohblume einzeln oder in Kombination anwenden, und die

Ergebnisse werden Sie verblüffen! Beide Öle sind so sanft, dass sie unverdünnt aufgetragen werden können; ich empfehle jedoch, sie jeweils zunächst an der Innenseite des Handgelenks zu testen und sie in einem Träger- oder Basisöl wie Mandel- und Reiskleieöl zu verdünnen. Ideale Trägeröle für Kamille oder Strohblume sind Hagebutte und Tamanu, auf die ich gleich noch eingehen werde. Kamille glättet die Haut und hellt den Teint so deutlich auf, dass die Wirkung bereits nach der ersten Anwendung erkennbar ist. Ungleichmäßige, dunkle Hautflecken sind eine typische Folge der Sonneneinstrahlung und verschwinden mit Kamille fast über Nacht. Die Strohblume dagegen liefert ein wunderbar regenerierendes Öl, das Kampfadern lindert, Narben verblassen lässt und gegen Falten und Runzeln hilft.

Kamille enthält viele aktive Wirkstoffe, darunter Terpen-Bisabolol, das reizhemmend, entzündungshemmend und antibakteriell wirkt. Sie können Kamilleöl in einem geeigneten Basisöl auf dem Gesicht und sogar rund um die Augen anwenden. Kamille hilft innerhalb weniger Stunden gegen Bindehautentzündungen oder Gerstenkörner. Als Alternative zum Öl können Sie auch einen abgekühlten Beutel mit Kamillentee verwenden. Mit Kamillenöl in Hagebutten-, Reiskleie-, Kokos-, rotem Palm- oder Tamanuöl verjüngen Sie die Haut im Handumdrehen, sodass sie wieder jugendlich strahlend und frisch wird. Dieses wunderbare Öl lässt Sie außerdem schneller einschlafen und ausgeruht und voller Energie aufwachen.

2. Hagebutten- und Tamanuöl

Diese Öle können einzeln oder als Mischung verwendet werden, entweder pur oder als Basis für Kamillen- oder Strohblumenöle. Alle vier Öle, sowohl die essenziellen als auch die Trägeröle, lassen Narben verblassen. Das beweist ihre starke Regenerationskraft, die auch zur Vermeidung von sonnenbedingten Schäden genutzt werden kann. Eine Studie mit Frauen, die regelmäßig viele Monate am Strand verbrachten, kam zu dem Ergebnis, dass die Anzeichen für sonnenbedingte Hautschäden wie Falten und ungleichmäßige Pigmentierung bereits drei Wochen nach dem täglichen Auftragen von Hagebuttenöl verschwunden waren. Und nur vier Monate später war die Haut dieser Frauen sanft, weich und gleichmäßig pigmentiert. Die Sonnenschäden wurden also wirklich gründlich behoben!

Auch Tamanuöl wirkt in bemerkenswerter Weise gegen Narben. Sonnenbedingte Hautschäden werden in der Fachliteratur manchmal als Solarnarben bezeichnet. Bei jeder Hautschädigung durch Sonneneinstrahlung bleiben kleine Narben zurück, die im Lauf der Zeit dann deutlichere Anzeichen einer lichtbedingten Hautalterung wie Falten, gröbere Haut, Schlaffheit und ungleichmäßige Pigmentierung entstehen lassen. Eine Substanz, die diese Schäden vermeiden oder rückgängig machen kann, ist somit ein wertvoller Bestandteil eines jeden Anti-Aging-Programms und dreht die Uhr zurück zu der Zeit, als der Körper die Folgen einer Sonneneinstrahlung noch schnell und effizient selbst beheben konnte. Tamanuöl hat eine starke entzündungshemmende Wirkung und schützt daher sehr gut vor Sonnenschäden.

3. Süßholz

Süßholz ist ein äußerst wirkungsvolles Anti-Aging-Mittel, doch da es den Blutdruck erhöht, sollten Sie es nur äußerlich anwenden. Süßholz wirkt entzündungshemmend und verhindert die Bildung von freien Radikalen, wenn die Haut UV-Strahlung ausgesetzt ist. So erhöhen sich der Kollagen- und Elastin-Spiegel ganz erheblich. Kombinieren Sie Süßholz mit rotem Palmöl oder Avocadoöl zu einem hochwirksamen Sonnenschutzpräparat.

4. Honig

Kein Wunder, dass Winnie Puuh nach einem langen Tag in der Sonne immer tüchtig Appetit auf Honig hat! Dieses klebrige, köstliche Nahrungsmittel schützt Ihre Haut vor sonnenbedingten Schäden, denn es hemmt die Bildung von Pyrimidindimeren und zudem äußerst wirkungsvoll die von UV-Licht verursachte COX-2-Expression. COX-2 steht für Cyclooxygenase-2 und ruft, vereinfacht gesagt, Entzündungen hervor. Die Röte, die Schwellungen und der Juckreiz, die Sie bei einem Sonnenbrand wahrnehmen, werden in erster Linie durch COX-2 verursacht. Diese Reaktion ist nicht nur unangenehm, sondern auch für Zellschäden verantwortlich. Nichtsteroidale Entzündungshemmer (NSAID) hemmen zwar COX-2, haben jedoch auch unerwünschte Nebenwirkungen, da sie COX-2 im gesamten Körper unterdrücken, also auch im Magen-Darm-Trakt und in den Nieren. Das kann zum Teil ganz bedenkliche Folgeerscheinungen nach sich ziehen, zum Beispiel Verdauungsstörungen, Magengeschwüre, innere Blutungen, Kurzatmigkeit, Perforationen im Magen-Darm-Trakt, Herzversagen, Herzinfarkte und Schlaganfälle. Umso erstaunlicher also, dass Honig zwar die unerwünschte, für Entzündungen verantwortliche Wirkung von COX-2 hemmt, jedoch keine einzige der fatalen Nebenwirkungen mit sich bringt! Aufgrund der entzündungshemmenden Eigenschaften trägt man in Verbrennungszentren in Krankenhäusern manchmal selbst auf schwerste, großflächige Verbrennungen dicke Honigschichten auf, um die Heilung zu beschleunigen – mit beeindruckenden Ergebnissen! Bei Verbrennungen und Schnittwunden fördert Honig eine Heilung ohne Narbenbildung, während er als Sonnenschutz die Aktivierung der Metalloproteasen durch das Sonnenlicht hemmt und den Abbau von Kollagen verhindert. Überraschenderweise unterbindet Honig mit seiner intensiven Süße die Glykation, die AGE entstehen lässt. Obgleich eine äußerliche Anwendung aufgrund der klebrigen Konsistenz nur eingeschränkt möglich ist, werde ich Ihnen am Ende des Kapitels zeigen, wie Sie Honig in Ihr tägliches Sonnenschutzprogramm einbauen können.

5. Aloe Vera

Aloe Vera ist ein wahrer Schutzengel für Ihre Haut. Über die bemerkenswerten Eigenschaften dieser Pflanze wurden zahlreiche Forschungsberichte verfasst, sodass wir mittlerweile wissen, wieso Aloe Vera so außergewöhnlich gut gegen Sonnenbrand, Falten und schlaffe Haut hilft: Die Aloe schützt die

Haut, indem sie die Aktivierung der Metalloproteasen und freien Radikale verhindert. Ob als Saft zum Trinken oder Gel zum äußerlichen Auftragen, Aloe Vera erhöht den Kollagen- und Elastin-Spiegel in der Haut und behebt die Folgen lichtbedingter Hautalterung, und wenn Sie beide Methoden kombinieren, können Sie innerhalb weniger Tage unübersehbare Anti-Aging-Erfolge erzielen.

6. Schwarzkümmelöl

Schwarzkümmelöl ist ein außergewöhnliches Öl, das besonders effizient Elastase hemmt, also das Enzym, das bewirkt, dass die Haut nach der Sonneneinstrahlung und mit zunehmendem Alter an Elastizität verliert. Carvacrol, einer der aktiven Anti-Elastase-Stoffe aus dem Schwarzkümmel, eignet sich auch zur äußerlichen Anwendung. Derselbe Stoff findet sich zudem in Dillsamen und im essenziellen Dillsamenöl. Wenn diese Öle Ihre Haut etwas zu stark austrocknen, ist Schwarzkümmelöl die ideale Alternative. Es wird zwar häufig als essenzielles Öl angeboten, doch ich würde die mildere, zum Verzehr geeignete Variante auf die Haut auftragen, denn dann müssen Sie selbst in der Sonne keine Hautreizungen fürchten. Mit seiner östrogenen Wirkung eignet sich dieses Öl ganz wunderbar zur Pflege des gesamten Körpers. Behandeln Sie damit mindestens einmal täglich das Gesicht, damit Ihre Haut sichtlich elastischer, geschmeidiger und jünger wird. Sie werden feststellen, wie sich Beschaffenheit, Glätte, Fülle und Ausstrahlung erheblich bessern. Ich mische dieses Öl auch gerne mit rotem Palmöl.

Erhöhen Sie Ihr Cholesterin

Cholesterin ist in jeder einzelnen Körperzelle zu finden, auch in den Hautzellen. Ist Ihre Haut durch die Sonne geschädigt, können Ihnen cholesterinhaltige Fettzellen helfen. Cholesterin wirkt als Antioxidans, vermag jedoch auch die Schutzfunktion der alternden Haut wiederherzustellen und ist deshalb für ausgetrocknete, faltige Haut so besonders wichtig. Mit zunehmendem Alter verliert die Haut ihre Fähigkeit zur Selbstheilung. Sie wird trocken, faltig, gerötet und gereizt und ist beileibe nicht mehr die starke, robuste Schutzvorrichtung wie früher. Mit 30 mussten Sie Ihr Gesicht sicher längst nicht so häufig eincremen wie im reiferen Alter! Indem Sie cholesterinhaltige Fette direkt auf die Hautoberfläche auftragen, versorgen Sie diese mit wichtigen Lipiden, sodass Ihre Haut rasch wieder Feuchtigkeit speichert. Ich konnte bei meinen Kundinnen oft miterleben, wie Falten verschwanden und ein schuppig-rotes Gesicht wieder jugendlich erstrahlte. Andere Fette wie Emuöl, Gänsefett, Entenfett und Schmalz enthalten ebenfalls Cholesterin und darüber hinaus auch Hyaluron, essenzielle Fettsäuren und andere nützliche Inhaltsstoffe, doch für die Schutzfunktion der Haut sind sie wegen des Cholesterins so besonders wertvoll.

Vorsicht mit essenziellen Ölen in der Sonne

Natürliche Substanzen wie essenzielle Öle, Speiseöle, Kräuter, Lebensmittel und Nahrungsergänzungsmittel sind absolut unbedenklich und bieten unglaubliche Vorteile für den menschlichen Körper. Allerdings sollten Sie bestimmte essenzielle Öle lieber nicht in der Sonne verwenden, da Ihre Haut dann empfindlicher und anfälliger für Schädigungen sein kann. In hellem Licht sollten Sie auf Zitrusöle wie Zitrone, Limette, Orange und Bergamotte verzichten, damit keine Rötungen oder unerwünschten Reaktionen auftreten. Und wenn Sie gerne Myrrhe und Weihrauchöle in einer Trägerbasis verwenden, tragen Sie diese besser nicht vor oder während eines Sonnenbads auf, sondern erst eine halbe Stunde nach dem Sonnenkontakt.

Hinweise zum Kauf von Squalen und rotem Palmöl

Wenn Sie Squalen und rotes Palmöl verwenden möchten, sollten Sie auf zertifiziertes, nachhaltig produziertes Palmöl von Plantagen setzen, die weltweit anerkannte Umweltstandards erfüllen und von unabhängigen Stellen geprüft werden. Vegane Squalen-Alternativen wie Olivensqualen sind online problemlos erhältlich. Amarantöl ist noch nicht so leicht zu bekommen, aber eine besonders ergiebige Squalen-Quelle.

Die *Jugendgeheimnis*-Anwendungen

Suchen Sie sich je nach Verfügbarkeit, Kosten und persönlichen Vorlieben einige Vorschläge aus. Der beschriebene Anti-Aging-Mechanismus wird bereits durch ein Präparat aktiviert, zwei oder mehr können den Erfolg jedoch beschleunigen oder in besonders kritischen Fällen helfen. Jedes Präparat enthält eine der Zutaten, die in diesem Kapitel behandelt wurden. Viel Spaß!

Squalen: Ich verwende gerne Life-Flo Pure Olive Squalen. Tragen Sie es im Tagesverlauf immer wieder auf die Körperstellen auf, die der Sonne ausgesetzt sind.
Antioxidantien: Essen Sie zu jeder Mahlzeit eines der Lebensmittel mit hohem Gehalt an Antioxidantien von der Liste in diesem Kapitel.
Reiskleieöl: Mischen Sie 50 Milliliter Reiskleieöl, 50 Milliliter Sesamöl und zwei Teelöffel oder den Inhalt von acht Kapseln natürlichem Vitamin-E-Öl in einer kleinen Flasche. Tragen Sie diese Mischung auf frei liegende Hautstellen auf, bevor Sie sich in die Sonne legen, und nehmen Sie Reiskleieöl als Nahrungsergänzungsmittel (vier Teelöffel pro Tag) zu sich.
Dang Gui: Dieses Mittel versorgt Sie mit Ferulasäure. Nehmen Sie entweder einen Teelöffel Pulver, sechs bis neun Kapseln oder vier bis sechs Teelöffel einer Dang-Gui-Tinktur in zwei oder drei Dosen pro Tag zu sich. Sie können sich auch eine Dang-Gui-Gesichtslotion mischen, indem Sie acht Ess-

löffel Dang-Gui-Tinktur in 250 Milliliter kochendes Wasser geben. Lassen Sie die Mischung zehn Minuten lang in einem offenen Topf kochen, damit der Alkohol verdampft, und dann abkühlen. Anschließend füllen Sie die Lösung in eine Flasche und stellen diese kalt. Nach Bedarf verwenden. Diese Lotion hält sich im Kühlschrank etwa drei Tage lang.

Ferulasäure-Serum: Präparate mit Ferulasäure sind online problemlos erhältlich. Achten Sie darauf, dass Ihr Produkt mindestens 0,5 Prozent Ferulasäure mit Vitamin C (15 Prozent) und Vitamin E (ein Prozent) enthält.

Kakaopulver: Ich verwende dazu gerne dunkle Schokolade, vorzugsweise ungesüßt. Natürliches Kakaopulver ist ebenfalls geeignet. Mischen Sie acht Teelöffel in warme Milch, oder bereiten Sie sich einen Smoothie mit Himbeeren, rotem Traubensaft, Blaubeeren und Kakaopulver zu.

Gotu Kola: Nehmen Sie sechs bis neun 500-Milligramm-Kapseln oder einen Teelöffel Pulver pro Tag ein. Sie können diese Dosis ohne Bedenken verdoppeln, wenn Sie in einem sonnigen Land Urlaub machen. Ein Gotu-Kola-Gel können Sie herstellen, indem Sie sechs Teelöffel Gotu-Kola-Pulver in 500 Gramm Aloe-Vera-Gel köcheln lassen.

Amla: Amla-Pulver beziehe ich besonders gerne von Pukka Herbs. Zum täglichen Sonnenschutz empfiehlt es sich, zwei Teelöffel Pulver in Wasser oder Saft zu mischen. Ein Hautpräparat erhalten Sie, wenn Sie sechs Teelöffel Amla-Pulver 15 Minuten lang in 500 Gramm Kokosöl köcheln lassen, die Mischung dann vorsichtig durch ein Sieb gießen und in einen Behälter geben. Die Creme wird zwar fest, durch die Körperwärme erweicht sie aber wieder sehr schnell.

Hyaluronsäure und verwandte Stoffe, Natriumlactat, Joghurt: Hyaluronsäure ist in Serumform problemlos erhältlich, am liebsten verwende ich jedoch flüssiges Natriumlactat (60 Prozent). Tragen Sie die Lotion auf Gesicht, Hals, Arme und Dekolleté auf; sie kann auf der Haut belassen oder nach fünf Minuten abgespült werden. Eine günstige Alternative ist fettarmer Naturjoghurt, den Sie dünn auf die Haut auftragen.

Gelatine: Vier Teelöffel hochwertiges Gelatinepulver pro Tag in einem Joghurt sorgen dafür, dass Ihre Haut reichlich Kollagen enthält.

Kamille, Strohblume, Hagebutte und Tamanu: Mischen Sie je 50 Milliliter Hagebutten- und Tamanuöl mit je 20 Tropfen Kamillen- und Strohblumenöl und verrühren Sie alles gut. Tamanuöl kann in den Augen brennen, seien Sie also bitte vorsichtig und tupfen Sie überschüssige Mengen sanft mit einem weichen Tuch ab.

Sonnenschutzcreme mit rotem Palmöl und Süßholz: Mischen Sie 500 Gramm rotes Palmöl (oder Avocadoöl) mit acht Teelöffeln Süßholzpulver und lassen Sie die Mischung 15 Minuten lang köcheln; dabei regelmäßig umrühren, damit nichts anbrennt. Anschließend vom Herd nehmen, etwas abkühlen lassen, aber noch warm durch ein Baumwolltuch oder ein sauberes Geschirrtuch gießen, solange das Öl noch flüssig ist. Drücken Sie die Ölreste leicht aus und entsorgen Sie die Rückstände. Die Creme in einem Glas aufbewahren; sie hält sich im Kühlschrank bis zu drei Monate lang.

Honig: Lassen Sie 500 Gramm Kokosöl bei geringer Hitze schmelzen, geben Sie acht Teelöffel Honig hinzu und verrühren Sie alles gut. Rühren Sie weiter, während die Mischung abkühlt, und gießen oder löffeln Sie das Präparat in einen Behälter mit großer Öffnung.

Aloe Vera: Diese können Sie als Saft zu sich nehmen oder als Gel äußerlich zur täglichen Anti-Aging-Behandlung auftragen. Nach der Haarwäsche können Sie etwas Gel als Conditioner in das feuchte Haar geben; es muss nicht ausgewaschen werden. Nehmen Sie zehn Milliliter reinen Aloe-Vera-Saft pro Tag zu sich und tragen Sie ein reines Gel auf Ihr Gesicht auf, bevor Sie ein leichtes Öl wie Squalen anwenden.

Schwarzkümmelöl: Dieses wunderbare Öl gibt es auch in Ein-Liter-Flaschen. Tragen Sie eine dünne Schicht direkt aus der Flasche auf oder verwenden Sie es als Basis für Kräuter und essenzielle Öle Ihrer Wahl.

Cholesterin: Besonders gut eignen sich Emuöl, Entenfett, Gänsefett oder Schmalz. Geben Sie je 15 Tropfen Fenchel- und Dillöl pro 100 Milliliter Emuöl oder 100 Gramm festes Fett hinzu, um die östrogene und verjüngende Wirkung zu verstärken.

5. Stammzelltherapie zum Selbermachen

ANTI-AGING-MECHANISMUS: Aktivierung der Stammzellen
NUTZEN: Stimulation der hauteigenen Reparaturmechanismen
IN DEN HAUPTROLLEN: Rotes Palmöl, Molkenprotein, Avocadoöl, Beinwell, Gerstenextrakt

Je älter wir werden, desto langsamer regenerieren sich unsere erwachsenen Stammzellen – und das beeinträchtigt Haut, Haar, Gewebe und Organe. Diesem Prozess will die Stammzellentherapie entgegenwirken, indem man Stammzellen von Embryos oder erwachsene Stammzellen in den Körper injiziert oder Cremes mit pflanzlichen Stammzellen aufträgt. Viele dieser Methoden sind jedoch ethisch fragwürdig, gesundheitlich nicht unbedenklich und zudem nicht besonders wirksam.

Mein Plan zur Aktivierung der Stammzellen verfolgt einen anderen Ansatz: Ich helfe Ihnen, Ihre eigenen Stammzellen in der Haut mit pflanzlichen Mitteln, Ölen, Nahrungsergänzungs- und Lebensmitteln zu aktiveren und deren Lebensdauer zu verlängern, sodass mehr dieser Zellen über längere Zeit aktiv bleiben. Das Ergebnis? Biologisch jüngere Haut und ein gesünderer Körper. Erstaunliche neue Forschungsergebnisse haben gezeigt, dass sich in unserem Körper viel mehr erwachsene Stammzellen befinden, als lange Zeit angenommen – das sind tolle Neuigkeiten! Auch bei älteren Menschen ist noch eine beträchtliche Zahl von Stammzellen vorhanden, die nur aktiviert werden müssen – mit natürlichen Substanzen ist das ganz unbedenklich möglich.

Bevor ich näher auf diese Stammzellenbehandlung eingehe, möchte ich erläutern, was das für Anti-Aging-Maßnahmen und alles, was Sie bislang gelesen haben, bedeutet. In der Forschung betrachtet man jeden Mechanismus isoliert; das muss so sein, denn nur wenn ein Mechanismus so gut wie möglich von anderen getrennt wurde, kann man seine Rolle im Körper richtig beurteilen. Mittlerweile wissen Sie jedoch, dass kein Vorgang vollkommen isoliert abläuft. In jeder Millisekunde finden in Ihrem Körper Millionen von Wechselwirkungen statt. Wenn Sie mit unbedenklichen, natürlichen Substanzen einen Aspekt gezielt optimieren, hat das positive Folgen für eine Vielzahl anderer Mechanismen. Und genauso werden zahlreiche Prozesse in Mitleidenschaft gezogen, wenn ein körperlicher Mechanismus nicht richtig funktioniert. Da die Wissenschaft versucht, alle Vorgänge in ihre einzelnen Bestandteile zu zerlegen, entsteht oft der falsche Eindruck, dass diese nichts miteinander zu tun haben. In Wirklichkeit sind jedoch alle Abläufe eng miteinander verknüpft, und Ihr Körper funktioniert im Idealfall als harmonisches Ganzes. Ein Beispiel: Die verschiedenen Wirkstoffe im Rosmarinöl – Antioxidantien und sonstige Substanzen – beeinflussen sich gegenseitig und haben so eine positive Wirkung auf die Stammzellen der Haarfollikel, schützen die Telomere, ermöglichen, dass mehr

Wasser durch eine Zelle fließen kann, regen die Kollagen-Produktion durch die Fibroblasten an und vieles mehr. Dieses Zusammenspiel macht es möglich, die Stammzellen mit natürlichen Mitteln gezielt zu behandeln – und dieses Vorgehen entspricht dem aktuellsten Stand der Wissenschaft.

Wie funktioniert eine Stammzellenbehandlung?

Stammzellentherapien sind ein revolutionäres Anti-Aging-Konzept, das es uns ermöglicht, jünger auszusehen und länger zu leben. Allerdings werden dazu häufig ethisch fragwürdige Methoden eingesetzt, deren Wirkung nicht erwiesen ist. Die Stammzellenforschung verwendet in erster Linie embryonale Stammzellen; diese werden jedoch aus nicht lebensfähigen menschlichen Embryos gewonnen und kommen damit für kosmetische Anti-Aging-Behandlungen nicht infrage. Eine weitere Methode, die Injektion erwachsener Stammzellen direkt in Haut oder Muskulatur, hat in der Vergangenheit schon zu gefährlichen, sogar lebensbedrohlichen Abwehrreaktionen und darüber hinaus zu sehr enttäuschenden Ergebnissen geführt. Mehrere Bodybuilder beispielsweise erlitten einen anaphylaktischen Schock, nachdem sie sich Stammzellen in die Muskulatur gespritzt hatten, während Kunden einer osteuropäischen Schönheitsklinik nach einer Stammzelleninjektion im Gesicht heftige Abwehrreaktionen und Schwellungen erlebten. Als Alternative werden pflanzliche Stammzellen in Cremes und Seren angeboten. Diese Mittel wurden zwar anfangs als großer Durchbruch gefeiert, doch allmählich stellt sich heraus, dass diese topische Anwendung die menschlichen Stammzellen wohl nicht direkt aktivieren kann.

Die Hauptaufgabe der körpereigenen Stammzellen besteht in der Produktion junger, frischer Zellen für das gesamte Gewebe – für Haut, Muskeln, Gehirn, Knochen und den gesamten Organismus. Diese neuen, frischen Zellen ersetzen die alten oder beschädigten. Mit zunehmendem Alter sterben die Stammzellen jedoch ab, ihre Anzahl sinkt. Stammzellen in Anti-Aging-Produkten sollen daher die Bildung neuer Stammzellen im Körper und damit auch in der Haut bewirken.

Man unterscheidet zwei Hauptgruppen von Stammzellen: embryonale und erwachsene. Embryonale Stammzellen sind nicht differenziert, das heißt, sie sind noch nicht zu voll funktionsfähigen Zellen herangereift. Zudem sind sie pluripotent, können sich also zu jeder Art von Zelle entwickeln und sind damit äußerst gefährlich, da dies die Entstehung höchst aktiver Tumoren begünstigt. Durch die Injektion von embryonalen Stammzellen wollte man eigentlich bewirken, dass diese unreifen Zellen neue, frische Zellen der jeweils benötigten Art erzeugen – Epidermiszellen, Neuronen oder Muskelfasern. Leider erwies es sich als äußert schwierig, die embryonalen Stammzellen dazu zu bringen, genau die Art von Zelle zu bilden, die in einem geschädigten Bereich erforderlich war. Und da die Stammzellen noch nicht differenziert sind, haben sie ein ungeheures Potenzial, sich ungehemmt zu differenzieren und zu vervielfachen, sodass sie sehr leicht Tumoren bilden können. Das zweite Problem ist, wie bereits erwähnt, die Tatsache, dass embryonale Stammzellen aus nicht lebensfähigen menschlichen Embryos gewonnen werden. Da die Embryos dabei vernichtet werden, ist dieser Vorgang sehr umstritten.

Erwachsene Stammzellen dagegen, die man auch als somatische Stammzellen bezeichnet, finden sich überall im Körper. Genau wie die embryonalen Stammzellen sind sie nicht differenziert, also noch nicht zu den Zellen herangereift, die sie später einmal werden sollen. Erwachsene Stammzellen sind jedoch nur multipotent; das bedeutet, dass ihr Schicksal bereits besiegelt ist und sie nur die Zellen werden können, die sie werden sollen. Sie entwickeln sich kontrollierter als embryonale Stammzellen und können verschiedene Zell- und Gewebearten bilden. Ursprünglich dachte man, der erwachsene Körper enthalte nur sehr wenige erwachsene Stammzellen, sodass eine Regeneration nicht möglich sei. Mittlerweile wissen wir jedoch, dass das nicht stimmt. Im Körper finden sich so viele erwachsene Stammzellen, dass man durchaus eine deutliche Regeneration erreichen kann! Wenn Sie möglichst viele erwachsene Stammzellen in Ihrem Körper stimulieren und behalten, werden Sie auf lange Zeit um Jahrzehnte jünger aussehen und sich auch so fühlen.

Erwachsene Stammzellen unterscheidet man nach dem Körpergewebe, in dem sie vorkommen. Mamma-Stammzellen beispielsweise sorgen dafür, dass in der Pubertät die Brüste wachsen, neuronale Stammzellen ermöglichen dem Gehirn die Bildung neuer Neuronen. Eine für die Hautverjüngung besonders interessante Sondergruppe sind die mesenchymalen Stammzellen, die eine entscheidende Rolle bei der Wundheilung spielen und auf die ich später näher eingehen werde.

Wir wissen also nun, dass wir als Erwachsene mehr erwachsene Stammzellen haben als ursprünglich angenommen und diese unbedenklich und auf natürliche Weise aktiviert werden können. Die aktuelle Stammzellenforschung zeigt, dass eine wichtige Wechselwirkung abläuft zwischen Stammzellen, Östrogen und bestimmten Molekülen namens Telomeren, die Ihr genetisches Material schützen und die Lebensdauer Ihrer Zellen einschließlich der Stammzellen verlängern – ein wirkungsvoller Anti-Aging-Plan sollte diese Aspekte optimal berücksichtigen.

Auch die Fibroblasten spielen bei der Stammzellenaktivierung eine wichtige Rolle. Wenn Ihre Zellen ihre Replikationsfähigkeit voll ausgeschöpft haben, sterben sie ab, und mit zunehmendem Alter geschieht dies mit allen Zellen, auch den so wichtigen Fibroblasten, die für eine straffe, kräftige Haut sorgen. Wenn die alten Fibroblasten die Überhand gewinnen und nicht mehr richtig arbeiten, sinkt der Kollagen-Spiegel. Dieser Prozess wird im Lauf der Jahre immer schneller und gewinnt mit jedem Lebensjahrzehnt nach dem 30. Geburtstag an Geschwindigkeit. Werden die Fibroblasten stimuliert, das wissen wir mittlerweile, so bleiben sie aktiv und erzeugen wie in der Jugend reichlich Kollagen, Elastin und extrazelluläre Matrix – also die wichtigen Komponenten, die Ihre Haut fest, widerstandsfähig, geschmeidig und schön feucht halten.

Keine Angst vor Krebs

Einige der oben angeführten herkömmlichen Stammzellenbehandlungen begünstigen unter Umständen Krebserkrankungen, mit natürlichen Substanzen lässt sich dieses Risiko jedoch gezielt vermeiden. Ashwagandha (*Withania somnifera*) beispielsweise stimuliert nicht nur die Aktivität der Stammzellen, sondern hemmt auch das Tumorwachstum. Zudem stellt es das Melanin in ergrautem Haar wieder her, kann metastasenbildende Krebsformen (einschließlich Melanome) aufhalten und schützt das Gehirn. Deshalb wird diese wunderbare Pflanze in der Ayurveda-Medizin seit Jahrtausenden geschätzt, und ich war vor fast 30 Jahren eine der Ersten, die sie im Vereinigten Königreich anwendeten. Hautcremes mit Ashwagandha gibt es noch nicht auf dem Markt, Sie können sich mit meiner Anleitung am Ende dieses Kapitels jedoch eigene Präparate herstellen.

Ashwagandha ist als JAK-Hemmer bekannt. Die Januskinasen (JAK) sind eine Stofffamilie in Ihren Zellen, die an Entzündungen beteiligt ist und damit Ihrer Gesundheit, Ihrer Lebensdauer und Ihrem jugendlichen Aussehen schadet. JAK-Hemmer weisen starke krebsbekämpfende Eigenschaften auf, die Metastasen verhindern und sogar aufhalten können. Der in Ashwagandha enthaltene Stoff wirkt äußerst effektiv gegen verschiedenste Krebsformen, darunter Leber-, Brust- und Lungenmetastasen.

Eines sollten Sie jedoch beachten: Ashwagandha kann die Opiat-Toleranz senken. Wer opiathaltige Medikamente einnimmt, muss deshalb auf Ashwagandha verzichten, da die Gefahr einer Überdosis dann erheblich höher ist. Meiden Sie Ashwagandha in jeglicher Form, wenn Sie folgende Mittel einnehmen oder erst kürzlich abgesetzt haben: Kodein oder kodeinhaltige Medikamente wie Co-Codamol (diese werden zu Morphin umgewandelt), Morphin, Heroin, Oxycodon (zum Beispiel in OxyContin) oder eine andere Variante. Wenn Sie sich nicht sicher sind, ob Ihre Medikamente Opiate enthalten, verzichten Sie zur Sicherheit auf Ashwagandha und sprechen Sie mit Ihrem Arzt.

Wundheilung und die Aktivierung der Stammzellen

Die Wundheilung ist ein ideales Beispiel für die Aktivierung der Stammzellen. In Kapitel 4 »Die Sonne geht auf – genießen Sie sie!« haben Sie erfahren, wie sonnenbedingte Schäden die Hautalterung beschleunigen. Viele Substanzen, die vor einer lichtbedingten Hautalterung schützen, erreichen diese Wirkung durch eine Aktivierung der Stammzellen. Verbrennungen, Schnitte und Wunden sind für die Haut und das darunterliegende Gewebe Stressfaktoren, und Peelings und mechanische Exfoliation rufen sozusagen kontrollierten Stress für die Haut hervor, um auf diese Weise die Stammzellen und Wachstumsfaktoren zu mobilisieren, die für mehr Kollagen, Elastin und extrazelluläre Matrixbausteine sorgen. Bei der Wundheilung läuft ein ganz ähnlicher Prozess ab, denn die Stammzellen und die wichtigen Wachstumsfaktoren werden so stimuliert, dass die Haut heilt und wiederhergestellt wird.

Eine Hautverletzung aktiviert viele Wachstumsfaktoren, darunter auch die mesenchymalen Stammzellen. Dabei handelt es sich um undifferenzierte Zellen, die im Knochenmark, in den Fettzellen und im Blut zu finden sind. Mesenchymale Stammzellen (MSC) haben die Aufgabe, geschädigtes Gewebe zu reparieren und zu ersetzen. Bei einer Verletzung der Haut und des darunterliegenden Gewebes differenzieren sich die MSC zu Fibroblasten, Keratinozyten und anderen Hautzellen. Das erhöht die Anzahl der Hautzellen, die wir zur Anti-Aging-Behandlung der Haut benötigen, sodass mehr Kollagen und mehr Elastin produziert wird. Außerdem steigt die Produktion der Bestandteile der extrazellulären Matrix sowie der Struktur- und Hydrationsfaktoren wie Hyaluron. Eigentlich werden die mesenchymalen Stammzellen durch Entzündungsmoleküle wie Zytokine aktiviert, sie können aber auch durch Vitamin C, Sirtuin, Östrogen und Wundheilungsstoffe wie Aloe Vera angeregt werden. Aloe ist bekannt dafür, dass sie Verbrennungen sehr schnell heilen lässt, da sie die Stammzellenproduktion in der Haut anregt. Die Anzahl der mesenchymalen Stammzellen im Knochenmark sinkt mit zunehmendem Alter, und das ist vermutlich einer der Gründe, wieso Wunden bei älteren Menschen schlechter und langsamer heilen als bei jüngeren – und wieso ihre Haut dünner, weniger fest und stumpfer ist als die junger Leute, die eine große Anzahl von MSC zur Verfügung haben.

Zwei natürliche Wundheilungsmittel mit starker Anti-Aging-Wirkung liebe ich ganz besonders: Avocadoöl und

Mandelöl. In einer Studie, die verschiedene an der Wundheilung beteiligte Parameter untersuchte, konnte Avocadoöl die Heilungsmechanismen der Haut – die auch dazu beitragen, dass die Haut jung bleibt – in einzigartiger Weise aktivieren. Vaseline dagegen war deutlich weniger wirkungsvoll. Avocadoöl fördert die Teilung und Differenzierung von Hautzellen sowohl von innen als auch von außen. Bei der Wundheilung erhöht sich dadurch die Anzahl der Fibroblasten in den ersten 21 Tagen ganz beträchtlich.

Bei älterer Haut führt ein Anstieg der Fibroblasten-Aktivität zu glatter, faltenloser Haut. Diese Aktivität, die mit zunehmendem Alter erheblich nachlässt, soll mit einer Stammzellenbehandlung wieder erhöht werden. Avocadoöl kann die Fibroblasten äußerst wirkungsvoll direkt in der Haut aktivieren, sodass diese so zahlreich und aktiv bleiben wie in der Jugend. Obwohl Avocadoöl verschiedene Wachstumsfaktoren in der Haut anregt, kommt es nicht zu einem übermäßigen Kollagen-Zuwachs, der sich einstellt, wenn epidermale Wachstumsfaktoren (EGF) einzeln in einem Gesichtsserum angewandt werden. Mandel- oder Süßmandelöl, wie es auch genannt wird, beschleunigt die Wundheilung und verhindert eine UV-bedingte Hautschädigung. Zudem wirkt es sehr gut gegen dunkle Ringe unter den Augen.

Jeder natürliche Stoff, der eine schnelle Wundheilung fördert, stimuliert die Produktion der MSC, der epidermalen Wachstumsfaktoren und anderer für die Heilung wichtiger Faktoren und hat damit eine verjüngende Wirkung auf Ihre Haut. Den Prozess, mit dem Ihre Haut bei der Wundheilung neue Fibroblasten und Keratinozyten entstehen lässt, können Sie auch mit natürlichen Mitteln auslösen – diese bewirken, dass sich die mesenchymalen Stammzellen zu Zellen differenzieren, die frische, junge Haut produzieren. Nun möchte ich erläutern, wie Vitamin C, Sirtuine wie Resveratrol, Beinwell, Gerste und Gotu Kola die Stammzellen auf Zellebene aktivieren.

Blickpunkt Stammzellen: Vitamin C

Menschliche Hautzellen können sich während der Wundheilung, unter Stress oder durch direkte Einwirkung bestimmter natürlicher Substanzen in Stammzellen verwandeln. Vitamin C erhöht die Anzahl der Hautzellen, die zu Stammzellen werden, und verlängert ihre Lebensdauer. Vereinfacht gesagt verhindert Vitamin C, dass Zellen – insbesondere die Fibroblasten – absterben, und vernichtet gleichzeitig Krebszellen. Die Fibroblasten synthetisieren Kollagen, Elastin und andere Bestandteile der extrazellulären Matrix, die allesamt für eine feste, jugendliche Haut und eine schnelle, effektive Wundheilung wichtig sind. Albert Szent-Györgyi, der 1937 für seine Arbeit zum Vitamin C den Nobelpreis erhielt, stellte fest: Je gereinigter eine Vitamin-C-Zubereitung, desto geringer deren biologische Aktivität. Er erkannte, dass »verunreinigter« Zitronensaft deutlich wirkungsvoller war als reines Ascorbinsäurepulver, und entdeckte so das Zusammenwirken von Ascorbinsäure und Bioflavonoiden (einer wichtigen Antioxidantiengruppe), lange bevor diese Stoffe einen Namen bekamen.

Sie werden zweifellos gute Ergebnisse erzielen, wenn Sie ein Vitamin-C-Serum auf die Haut auftragen, doch die beste Wirkung stellt sich ein, wenn wir die Erkenntnisse von Szent-Györgyi berücksichtigen und ein Hautpräparat wählen, das auch Bioflavonoide liefert. Reiner Zitronensaft enthält sowohl Vitamin C als auch Bioflavonoide, kann jedoch hautreizend wirken. Deshalb verwende ich gerne mit Vitamin C angereicherte Präparate wie die Mischung aus Amla und Kokosöl, die ich am Ende dieses Kapitels vorstelle.

Blickpunkt Stammzellen: Resveratrol

Resveratrol aktiviert das lebenswichtige Langlebigkeitsgen SIRT1 – das kommt uns sehr entgegen, denn neue Forschungsergebnisse zeigen, dass Resveratrol ein progerinbedingtes Absterben von SIRT1-Stammzellen verhindert. Alte und abgenutzte Sirtuine müssen genau wie alle anderen Zellen regeneriert und repariert werden, damit sie überleben können. Das Alterungsprotein Progerin ist unter anderem deshalb so schädlich, weil es einen raschen Rückgang der Sirtuine bewirkt. Resveratrol verhindert das Absterben der erwachsenen Stammzellen, die für die Sirtuin-Produktion zuständig sind, die Sirtuine wiederum stimulieren die Stammzellen in Ihrer Haut – ein äußerst bemerkenswerter Anti-Aging-Kreislauf. So schützt Resveratrol vor einer der schlimmsten Zellstörungen bei progerinbedingten Erkrankungen sowie Alterungserscheinungen bei gesunden Erwachsenen. Traubenkernextrakt, roter Traubensaft, Polyphenole im Rotwein und Pinienrindenextrakt sind allesamt sehr gute Resveratrol-Quellen, weitere köstliche natürliche Resveratrol-Spender finden Sie in der Liste in Kapitel 1 »Super-Sirtuine!«.

Blickpunkt Stammzellen: Beinwell

Die Pflanze Beinwell oder *Symphytum* gilt den meisten Gärtnern als lästiges Unkraut, kann jedoch bei äußerlicher Anwendung nachweislich die Stammzellen der Epidermis stimulieren und regenerieren. Das bedeutet, dass die Zellen, die Kollagen, Elastin, Hyaluronsäure und viele andere Strukturelemente produzieren und damit für attraktive, kräftige und gut mit Feuchtigkeit versorgte Haut sorgen, wieder auf ein jugendliches Niveau gehoben werden. Mit zunehmendem Alter sterben diese so wichtigen Zellen nach und nach ab, doch wenn Sie Beinwell direkt auf die Haut auftragen, können Sie den Rückgang nicht nur aufhalten, sondern sogar die Anzahl dieser Stammzellen erhöhen. Eine Salbe aus Beinwellwurzeln oder -blättern kurbelt nachweislich die Produktion frischer neuer Haut an und kann ohne Bedenken auf den ganzen Körper aufgetragen werden.

Vor einigen Jahren geriet Beinwell in Verruf, da Kaninchen, die man mit einer großen Menge Beinwellblättern gefüttert hatte, Leberkrebs entwickelten. Beinwell enthält tatsächlich Pyrrolizidinalkaloide (PA), die bei der Entstehung von Leberkrebs unstrittig eine Rolle spielen. Zahlreiche Erfahrungsberichte über eine Einnahme von Beinwell in Blatt- oder Wurzelform vermelden jedoch keinerlei gesundheitliche Schäden, sondern vielmehr eine förderliche Wirkung auf die Gesundheit, und viele Bauern füttern damit ihr Vieh, ohne dass deren Gesundheit Schaden nimmt. Zur Sicherheit sollten Sie Beinwell lieber nicht verzehren, sondern nur äußerlich anwenden.

Die zwei Gesichter des Beinwells verdeutlichen einen wichtigen Aspekt der Stammzellenproblematik. Beinwell ist unbestritten ein wirkungsvolles Mittel zur Zellvermehrung, aktiviert also tatsächlich die Haut und selbst die Knochen, sodass frische, neue Zellen entstehen. Eine solche Stimulation kann, wenn sie unkontrolliert abläuft, jedoch zu einer ungehemmten Zellteilung führen – auch als Krebs bekannt. Diese Problematik will ich nicht unter den Tisch kehren, doch keine Sorge: Die natürlichen Stoffe, die ich in diesem Buch empfehle, sorgen für eine kontrollierte Stammzellenaktivität und regen zwar ältere Stammzellen an, lassen jedoch nicht zu, dass das Zellwachstum krebsartige Formen annimmt. Stammzellinjektionen und die Verwendung fertiger embryonaler oder erwachsener Stammzellen von Menschen bergen dagegen die Gefahr eines Tumorwachstums. Obgleich der Verzehr von Pyrrolizidinalkaloiden problematisch sein kann, besteht bei der äußerlichen Anwendung von Beinwell kein solches Risiko.

Beinwellextrakt fördert auch die Wundheilung. Wenn Sie eine Frucht oder eine Pflanze aufschneiden, tritt eine Flüssigkeit aus, die besonders viele Stammzellen enthält. Genau das ist auch der Fall, wenn Sie sich selbst schneiden! Eine Wunde bewirkt die Freisetzung von MSC und großen Mengen epidermaler Wachstumsfaktoren (EGF), die dann gemeinsam daran arbeiten, die Verletzung so schnell wie möglich zu beheben. Es ist kein Zufall, dass Beinwell, eines der besten Wundheilungsmittel, die Produktion von Stammzellen und den zugehörigen Wachstumsfaktoren in Ihrer Haut anregt.

Blickpunkt Stammzellen: Gerste

Gerste enthält Stoffe, die nachweislich eine sehr effektive Stimulation der Stammzellen in der menschlichen Haut bewirken. Sie liefert reichlich epidermale Wachstumsfaktoren und war früher ein sehr beliebtes Anti-Falten-Mittel. Im Gegensatz zu den oben beschriebenen Stammzellenaktivatoren wirkt Gerste östrogen; das könnte ihre verjüngende Wirkung auf die Haut erklären.

Blickpunkt Stammzellen: Gotu Kola

Gotu Kola ist ein wirkungsvolles Anti-Aging-Mittel, das die Stammzellenstimulation beeinflusst. In Kapitel 1 »Super-Sirtuine!« haben wir erfahren, dass diese Pflanze die Langlebigkeitsgene oder Sirtuine, insbesondere SIRT1, aktiviert. Gotu Kola hemmt zudem das Alterungsprotein Progerin und gehört zu den wirkungsvollsten Wundheilungsmitteln, die wir kennen; sie kann sowohl innerlich als auch äußerlich angewendet werden, um die Reparaturfunktion und verjüngende Wirkung auf die Haut zu aktivieren.

Am besten lang und stark: Stammzellen und Telomere

Der menschliche Körper besteht aus verschiedenen Systemen, die zusammenspielen – dazu gehören Organe wie Lunge, Leber, Nieren und auch die Haut, unser größtes Organ.

Sämtliche Organe einschließlich Knochen, Blut und Gehirn bestehen aus Gewebe, welches wiederum aus Zellen zusammengesetzt ist. Jede Zelle enthält einen Zellkern und jeder Zellkern 23 Chromosomenpaare. Und an beiden Enden eines Chromosoms sitzt ein Telomer. Telomere schützen den genetischen Code Ihrer Zellen vor Schäden während der Replikation – also bei der Entstehung neuer Zellen wie Haut-, Muskel- oder Knochenzellen. Chromosomen sind Codes, mit deren Hilfe Ihr Körper Proteine herstellt, aus denen alles, von Kollagen bis hin zu Hormonen, aufgebaut ist. Über die Replikation heilt Ihr Körper Verletzungen und ersetzt abgenutzte Zellen.

Die Telomere an beiden Chromosomenenden verhindern, dass bei der Replikation wichtiges genetisches Material verloren geht. Sie können sich den genetischen Code als Stoffteil eines Schnürsenkels vorstellen; die Telomere wären dann die Plastikhülsen an beiden Enden, die verhindern, dass der genetische Code »ausfranst«. Bei jeder Replikation nehmen jedoch die Telomere selbst Schaden. Kleine Stücke gehen verloren, sodass die Telomere immer kürzer werden. Erreichen diese Schäden einen kritischen Punkt, ist das Telomer am Ende eines bestimmten Codes also zu kurz geworden, stirbt die Zelle ab. Diesen Mechanismus nehmen wir als Alterung auf Zellebene wahr. Telomere schützen zwar die Chromosomen und verhindern so eine Alterung der Zellen, doch dabei werden die Telomere selbst beschädigt. Indem man solche Schäden vermeidet, erreicht man also, dass jede einzelne Zelle, vom Kollagen bis hin zu den Knochen, wesentlich jünger wird.

Erwachsene Stammzellen sterben ab, wenn ihre Telomere zu kurz werden, können sich jedoch äußerst effektiv wieder erneuern. Die Länge der Telomere bestimmt, wie oft sich eine Zelle replizieren kann. Um das Anti-Aging-Potenzial der Stammzellen zu aktivieren, müssen keineswegs neue Zellen in den Körper gespritzt werden. Die erwachsenen Stammzellen in der Haut beispielsweise bilden weiterhin neue Fibroblasten, wenn man sie durch natürliche Pflanzenextrakte aktiviert.

Wenn Sie dafür sorgen, dass Ihre Telomere lang bleiben, verlängert sich die Lebensdauer all Ihrer Zellen – auch der Stammzellen. Früher glaubte man, der Körper enthalte nur sehr wenige erwachsene Stammzellen und die Möglichkeit zur Regeneration sei somit stark beschränkt. Mittlerweile wissen wir jedoch, dass sich im gesamten Körper eine große Anzahl erwachsener Stammzellen findet. Ihre Haut ist reich an Stammzellen, mit denen sich auf dieser so wichtigen Zellebene eine beeindruckende Anti-Aging-Wirkung erzielen lässt. Wie jung man wirkt, wird entscheidend durch die Länge der Telomere bestimmt. Es ist ganz einfach: Je länger Ihre Telomere, desto länger Ihre Lebensdauer. Je länger Ihre Telomere, desto jünger sehen Sie aus.

Mithilfe der Stammzellen und Telomere lässt sich der Alterungsprozess also wirklich und wahrhaftig rückgängig machen – und zwar auf der grundlegenden Zellebene, denn wir bewegen uns hier im Bereich der genetischen Informationen. Jung zu sein bedeutet, dass die Zellen, die Anti-Aging-Stoffe produzieren, aktiviert und geschützt sind. In der Haut sind dies die Fibroblasten. Sie können, wie Sie aus den vorherigen Kapiteln wissen, durch essenzielle Öle, Sirtuin-Aktivatoren und Progerin-Hemmer aktiviert werden. Und die aktuelle Stammzellenforschung zeigt uns, dass es möglich ist, alternde Fibroblasten neu zu beleben und auch die Anzahl der Fibroblasten zu steigern. Mit natürlichen Substanzen, welche die Telomerase aktivieren und für lange Telomere sorgen, können Sie die Produktivität Ihrer eigenen erwachsenen Stammzellen ankurbeln und deren Lebensdauer verlängern. Wenn Sie gut für Ihre Telomere sorgen, arbeiten Ihre Stammzellen so effektiv wie in der Jugend – dann wird sich Ihre Haut so regenerieren und erneuern, wie sie es früher getan hat.

Natürliche Substanzen zur Verlängerung der Telomere

Einige natürliche Substanzen aktivieren, wenn sie direkt auf die Haut aufgetragen werden, die Stammzellen im behandelten Bereich. Darüber hinaus schützen viele dieser Substanzen Ihre Telomere auf tieferer Ebene, manche können sogar bereits verkürzte Telomere wieder verlängern und so den Alterungsprozess wirkungsvoll rückgängig machen. Da eine Behandlung jedoch oft verschiedene Systeme gleichzeitig beeinflusst, schützen Stoffe mit telomerverlängernder Wirkung auch Ihre Stammzellen in der Haut, im Haar, in Muskeln, Knochen und allen anderen Körperzellen. Alles, was Ihre Gesundheit fördert, auch ein Stressabbau, wirkt sich äußerst positiv auf Ihre Stammzellen aus und hat eine erstaunliche Anti-Aging-Wirkung.

Bislang ist noch nicht abschließend geklärt, ob Substanzen mit telomerverlängernder Wirkung das Krebsrisiko erhöhen, doch es gibt viele sichere natürliche Mittel, die Telomere schützen und verlängern und dabei sogar Krebs *verhindern*. Wie Sie in der nachstehenden Liste erkennen können, besteht eine enge Verknüpfung zwischen Stammzellen, Telomeren, Antioxidantien und Östrogen, die Ihren Körper gesund hält. Antioxidantien schützen die Telomere sehr wirkungsvoll, vermeiden, dass sie kürzer werden, und können sie sogar verlängern. Östrogen gehört, besonders für Frauen, zu den stärksten bekannten Telomer-Stimulatoren und -Verlängerern.

Natürliche Substanzen, die Telomere fördern:

- Rotes Palmöl, innerliche Anwendung
- Vitamin D, in D3-Form, mindestens 800 internationale Einheiten (IE) pro Tag
- Molkenprotein (Ricottakäse besteht aus Molkenprotein)
- Fischöl
- Rosmarin
- Kakao
- Heidelbeeren
- Folsäure
- Schwefelhaltige Proteine wie Eier, Hähnchen und Hüttenkäse
- Grüner Tee
- Beerenobst
- Rote Trauben
- Olivenöl
- Unraffiniertes Avocadoöl
- Östrogen wirkende Pflanzen und essenzielle Öle

Andere Lebensmittel können Ihre Telomere verkürzen und schädigen. Dazu gehören:

- Industriell verarbeitete Fleischprodukte wie Frühstücksspeck
- Zucker mit Ausnahme von Ribose und Honig
- Leicht oxidierbare gesättigte Fette wie Speck, Käse, Butter

Manche Pflanzen wirken wahre Wunder für Ihre Telomere. *Astragalus membranaceus*, im Chinesischen Huang Qi, ist besonders wirkungsvoll und steigert die Länge und Lebensdauer der Telomere nachweislich. Diese Pflanze wird in der chinesischen Medizin als Kaiserpflanze geschätzt, im Ayurveda entspricht dies der Kategorie *Rasayana*, im Westen den Adaptogenen. Das bedeutet, dass diese Pflanzen ein breites Spektrum an Hormon- und Zelleigenschaften aufweisen, mit denen sich eine deutliche Anti-Aging-Wirkung erzielen lässt. Astragalus wird in der chinesischen Medizin seit zwei Jahrtausenden eingesetzt, ich selbst verwende es seit über 30 Jahren, unter anderem äußerst erfolgreich zur Bekämpfung von Krebserkrankungen. Zudem konnte ich damit bei Patienten in Chemotherapie die Anzahl der weißen Blutkörperchen erhöhen – die zytotoxischen Krebsmedikamente, die alle schnell teilenden Zellen abtöten, schädigen nämlich auch die Thymusdrüse, welche die weißen Blutkörperchen bildet. Bemerkenswerterweise lässt sich die Funktion der Thymusdrüse durch Astragalus wiederherstellen. Zudem verhindert diese Pflanze, dass die Thymusdrüse mit zunehmendem Alter allmählich an Leistung verliert und ihre Funktion schließlich einstellt. Damit wirkt sie der Beeinträchtigung der Immunfunktion entgegen, an der viele ältere Menschen leiden, denn die Thymusdrüse ist die Hauptdrüse des Immunsystems. Bei innerlicher Anwendung kann Astragalus den gesamten Körper rasch und unübersehbar verjüngen – an der Haut sind die Ergebnisse, wunderbare Reinheit, Frische und Strahlkraft, sehr schnell deutlich zu erkennen.

Östrogen: Stammzellenstimulator, Wundheiler, Telomer-Verlängerer

Östrogen stimuliert das Zellwachstum, da die Stammzellen über Östrogen-Rezeptoren verfügen, und regt das Wachstum von Brustzellen, Gebärmutterschleimhaut, Uteruszellen und Gehirnzellen an. Doch bei unkontrolliertem Zellwachstum können Tumorerkrankungen entstehen, bei einer unkontrollierten, östrogenbedingten Aktivierung der Mamma-Stammzellen beispielsweise Brustkrebs. Antioxidantien halten das Zellwachstum und damit auch das östrogenbedingte Zellwachstum in Schach und schützen so vor Krebs. In diesem Buch will ich Ihnen zeigen, wie Sie eine verjüngende Stimulation ohne erhöhtes Tumorrisiko erreichen, also die Zellen stimulieren und gleichzeitig unter Kontrolle halten. Mit natürlichen Substanzen ist das leicht und unbedenklich möglich.

Auch bei der Wundheilung spielt Östrogen eine wichtige Rolle. Eine Studie kam zu dem Ergebnis, dass topisch angewandtes Östrogen die Wundheilung bei älteren Frauen und Männern erheblich verbesserte; dabei erhöhte sich nicht nur die Heilungsgeschwindigkeit, sondern auch der Zustand der Wunde war 80 Tage nach der Verletzung deutlich besser.

Östrogene Öle aktivieren beim Auftrag auf die Haut Stammzellen und Wachstumsfaktoren und steigern den Gehalt an Kollagen, Elastin, Hyaluron und anderen Strukturelementen der zellulären Matrix, die zusammen für feste, frische, junge Haut sorgen. Wenn Sie östrogene Öle direkt auf Gesicht und Hals auftragen, werden Wangen, Augenbereich, Stirn und Lippen voller und der Hals weniger hager, sodass unter dem Kinn keine Muskelstränge mehr zu sehen sind.

Zudem verlängert Östrogen die Telomere und schützt Ihre Haut somit vor Schäden durch ultraviolette Strahlung und Ihr Gehirn vor Alzheimer, während sich die Lebensdauer Ihrer Stammzellen erhöht. Allerdings sollten Sie den Hormonspiegel nur mit natürlichen Substanzen heben und auf künstliche oder bioidentische Hormone verzichten.

Süßholz und Bockshornklee sowie essenzielle Dillsamen- und Fenchelöle zeigen eine besonders gute, natürliche östrogene Wirkung auf die Haut. Auch Honig wirkt stark östrogen und verhindert Knochenabbau sowie Uterus- und Vaginalatrophie nach den Wechseljahren. Zudem schützt Honig vor Krebs, besonders vor hormonell bedingten Krebsformen, und erhöht effektiv die Wachstumsfaktoren in der Haut, während er gleichzeitig die mesenchymalen Stammzellen und die Fibroblasten stimuliert.

Die *Jugendgeheimnis*-Anwendungen

Suchen Sie sich je nach Verfügbarkeit, Kosten und persönlichen Vorlieben einige Vorschläge aus. Der beschriebene Anti-Aging-Mechanismus wird bereits durch ein Präparat aktiviert, zwei oder mehr können den Erfolg jedoch beschleunigen oder in besonders kritischen Fällen helfen. Jedes Präparat enthält eine der Zutaten, die in diesem Kapitel behandelt wurden. Viel Spaß!

Beinwell: Wenden Sie Beinwellwurzelpulver nur äußerlich an. Eine ganz einfache Lotion zur Stimulation der Stammzellen erhalten Sie, wenn Sie sechs Teelöffel Beinwellwurzelpulver in 500 Milliliter Wasser köcheln lassen. Gießen Sie die Flüssigkeit nach dem Abkühlen durch ein Sieb in eine Flasche und lagern Sie diese im Kühlschrank. Alternativ könnten Sie die gleiche Menge Beinwellwurzelpulver in 500 Gramm Aloe-Vera-Gel köcheln lassen, das Sie dann durch ein Sieb gießen und im Kühlschrank aufbewahren. Tragen Sie das Präparat mindestens einmal täglich auf Gesicht, Hals, Arme und Körper auf und behandeln Sie Problemstellen ruhig auch häufiger. Im Gesicht wende ich mein Lieblingspräparat mindestens zweimal täglich an, bei Bedarf auch öfter! Lassen Sie das Präparat fünf bis zehn Minuten einwirken und spülen Sie es dann ab. Wie alle Produkte ohne Ölbasis kann auch dieses Präparat die Gesichtshaut etwas austrocknen, deshalb sollten Sie zum Abschluss eines der Öle aus diesem Buch auftragen.
Gerste: Lassen Sie 150 bis 200 Gramm Perlgraupen weich

kochen und dann abkühlen. Anschließend gießen Sie die Flüssigkeit durch ein Sieb und bewahren sie in einer Flasche im Kühlschrank auf. Tragen Sie das Präparat auf Gesicht, Hals und Arme auf und spülen Sie es nach einer Einwirkzeit von fünf bis zehn Minuten wieder ab. Zum Abschluss sollten Sie wie oben beschrieben ein ölhaltiges Präparat anwenden.

Astragalus: Nehmen Sie täglich sechs Kapseln Astragalus ein.

Amla (enthält Vitamin C und Antioxidantien): Lassen Sie 500 Gramm natives Kokosöl bei geringer Hitze in einem Topf schmelzen und rühren Sie sechs Teelöffel Amla in Pulverform hinein. Lassen Sie die Mischung 15 Minuten köcheln, wobei sie nicht ansetzen darf, und nehmen Sie sie dann von der Flamme, damit sie abkühlen kann. Gießen Sie das Präparat durch ein Sieb, solange es fließfähig ist, und bewahren Sie es in einem Behälter mit breiter Öffnung auf. Es wird zwar fest, schmilzt jedoch bei Kontakt mit der warmen Haut. Stellen Sie es in den Kühlschrank. Dieses Produkt eignet sich zur Pflege der gereinigten, ungeschminkten Haut im Gesicht, am Hals und an den Armen. Sie können es auf der Haut lassen und überschüssige Mengen sanft abwischen, wenn Ihr Gesicht zu ölig geworden ist.

Resveratrol: Nehmen Sie jeden Tag ein resveratrolhaltiges Lebensmittel zu sich oder tragen Sie eine Lotion mit hohem Resveratrol-Gehalt direkt auf die Haut auf. Ich empfehle in warmem Wasser aufgelöstes ungesüßtes Kakaopulver, das Sie auf Ihr Gesicht auftragen und nach fünf bis zehn Minuten abwaschen. Anschließend können Sie die trockene Haut mit Squalen, Kokosöl oder Avocadoöl pflegen.

Rotes Palmöl: Nehmen Sie täglich vier Teelöffel zu sich und tragen Sie eine kleine Menge auf die Haut auf, insbesondere im Gesicht. Wegen der intensiven Farbe ist bei hellen Stoffen Vorsicht geboten; Sie sollten das Öl abwaschen oder abwischen, bevor Sie unter Leute gehen!

Östrogene Öle und Pflanzen: Süßholztee zur äußerlichen Anwendung lässt sich sehr leicht herstellen – brühen Sie einfach einen starken Tee mit drei Teebeuteln und zwei Tassen kochendem Wasser auf, lassen Sie ihn abkühlen und tragen Sie ihn als Lotion auf Gesicht, Hals und Arme auf. Den Süßholztee müssen Sie nicht abspülen. Essenzielle Fenchel- und Dillöle können in Avocadoöl gemischt werden; ideal sind 30 Tropfen essenzielles Öl (beziehungsweise jeweils 15 Tropfen Fenchel und Dill) auf 100 Milliliter Avocadoöl. Mindestens zweimal täglich auf Gesicht, Hals und Arme auftragen.

Lebensmittel mit telomerverlängernder Wirkung: Nehmen Sie täglich mindestens zwei Sorten dieser Lebensmittel zu sich. Eine Auswahl finden Sie in der Liste der telomerverlängernden Lebensmittel in diesem Kapitel.

Honig: Gönnen Sie sich in der Badewanne oder unter der Dusche eine Maske aus reinem Honig oder bereiten Sie sich eine Honiglotion zu, für die Sie zwei Teelöffel Honig in 500 Milliliter Wasser auflösen. Dieses Präparat ist etwas klebrig und wird innerhalb einer Woche vergären, wirkt jedoch äußerst effektiv und macht Ihre Haut bei täglicher Anwendung glatt und jung.

6. Jung bis in die Knochen

ANTI-AGING-MECHANISMUS: Behebung und Vermeidung von Knochenabbau

NUTZEN: Reduzierung von Knochenabbau, Wiederherstellung der Gesichtszüge, Stärkung von Wirbelsäule und Hüften

IN DEN HAUPTROLLEN: Dörrpflaumen, Zwiebeln, Bockshornklee, Fenchel, Maca, Bor, essenzielles Fenchelöl

Jugendliches Aussehen bedeutet längst nicht nur, dass kleine Fältchen oder Runzeln gestrafft und geglättet werden müssen. Selbst Schönheitschirurgen wissen, dass auch ein gründliches Facelifting die drastischen Folgen von Knochenabbau und Knochenverformung nicht verbergen kann, die sich mit zunehmendem Alter einstellen. Diese deutlichen Alterserscheinungen lassen sich weder mit Make-up noch mit Cremes, kosmetischen Eingriffen oder Füllmitteln beheben, und kein Chirurg der Welt kann ein eingefallenes Gesicht so modellieren, dass es den natürlichen Konturen ähnelt.

Knochenabbau lässt sich jedoch verhindern und aufhalten. Die Knochen können sogar nachwachsen! Knochen leben – Tag für Tag geht Knochensubstanz verloren oder wird wieder aufgebaut. Das kann man sehen und fühlen. Altersbedingter Knochenabbau äußert sich nicht nur in einem krummen

Rücken oder häufigen Knochenbrüchen, sondern bewirkt, dass das Gesicht seine Form im Lauf der Jahre ganz erheblich ändert. Dann entstehen zum Beispiel Tränensäcke, oder Ihr Profil verändert sich, weil sich die Knochensubstanz im Unterkiefer reduziert. Geht an Ihrem Skelett, also am Gerüst Ihres Körpers, Knochenmasse verloren, so beeinträchtigt dies die Stützfunktion für Muskeln, Fett und Haut in katastrophaler Weise, es entstehen schlaffe, faltige Stellen. Manche Chirurgen raten in diesem Fall zu Wangenimplantaten, während andere, neuartige Verfahren die Kieferknochen brechen und neu anordnen, um die fehlende Knochenmasse im Gesicht auszugleichen. Die grundlegende Knochenstruktur können diese chirurgischen Eingriffe jedoch nicht verbessern, der Gesichtsknochen an sich bleibt genauso dünn wie vor dem Eingriff. Wird der Knochenabbau nicht aufgehalten und die vorhandene Knochenmenge nicht aufgebaut, so schwindet die Gesichtsstruktur im Lauf der Zeit immer weiter, während der Knochen dünner und instabiler wird.

Knochenabbau hat auch unangenehme Begleiterscheinungen. Falten zeigen, dass Ihre Haut eine Anti-Aging-Behandlung benötigt, Hitzewallungen machen deutlich, dass Sie Ihre Östrogen-Aktivität steigern müssen, und schmerzende, lockere Zähne sowie Beschwerden im Lendenbereich weisen darauf hin, dass es Ihren Knochen nicht gut geht. Aber keine Sorge: Wenn Sie Ihren Hormonspiegel mit natürlichen Lebensmitteln, Pflanzen und Nahrungsergänzungsmitteln optimieren, werden Ihre Knochen wieder kräftiger. Ihrem Aussehen und Ihrer Lebensqualität zuliebe sollten Sie alles daransetzen, die Knochenmasse zu bewahren und wiederherzustellen.

Dieses Kapitel zeigt Ihnen, wie Sie Ihre empfindlichen Knochen jugendlich stark und flexibel machen können, damit Sie wieder so beweglich und attraktiv werden wie vor vielen Jahren.

Das große O: Osteoporose

Starker Knochenabbau kann zu Osteoporose führen. Wir wissen ja bereits, dass ein Knochen ein lebendiges, aktives Gewebe ist, das Tag für Tag abgebaut und wieder instandgesetzt wird. Solange Sie jung sind, überwiegt das Knochenwachstum, doch mit zunehmendem Alter werden mehr und mehr Knochen abgebaut, während das Knochenwachstum langsamer wird oder sogar ganz aufhört. So entstehen im Lauf der Zeit immer mehr Lücken oder Zwischenräume zwischen den festen Knochenteilen; der Knochen wird porös. Dieses Dünnerwerden, bei dem der Knochen schneller abgebaut wird, als er repariert und wiederaufgebaut werden kann, bezeichnet man in der Medizin als *Osteoporose.*

Osteoporose ist eine sehr weit verbreitete, allseits bekannte Alterserscheinung. In den fünf bis sieben Jahren nach der Menopause büßen Frauen bis zu 20 Prozent der Knochendichte ein, und in den USA leiden etwa neun Millionen Menschen in sämtlichen Bevölkerungsgruppen an Osteoporose. Bei Osteoporosekranken brechen die Knochen – besonders häufig die Handgelenke, Wirbelsäule, Hüften, Beine oder Arme. Dazu ist meist kaum Krafteinwirkung erforderlich; ein Osteoporosekranker kann eine Fraktur erleiden, nur weil er niest, jemanden umarmt oder selbst umarmt wird, sich an einem Möbelstück stößt oder vom Bordstein tritt. Zum Glück lässt sich Osteoporose nicht nur verhindern, sondern auch rückgängig machen.

Osteoporose wird durch Zell- und Hormonfaktoren bestimmt. Da die Erkrankung im Wesentlichen auf einen Rückgang des Hormonspiegels zurückzuführen ist, kann eine Wiederherstellung der Hormonfunktion den Knochenabbau verhindern und die Knochenmasse wieder aufbauen. Besonders wichtig ist in diesem Zusammenhang das Hormon Östrogen, doch auch andere Hormone wie Progesteron spielen eine Rolle. Zellfaktoren, darunter Mineralien und biochemische Mechanismen, die mit den Hormonen zusammenwirken, sind für den Schutz und die Wiederherstellung abgebauter Knochenmasse ebenfalls ganz wichtig. Elemi, ein kaum bekanntes essenzielles Öl, hat mir in meiner Praxis oft bei der Heilung von Knochenverletzungen geholfen, da ich es häufig mit Kampfsportlern und den typischen Folgen ihrer Wettkämpfe und Trainingsunfälle zu tun habe. Mischen Sie Elemi in ein Gesichtspräparat, um die Haut zu straffen und Ihre Gesichtsknochen zu fördern; Sie sollten es jedoch auch auf Hüftknochen, Schienbeine und Unterarme auftragen.

Droht Ihnen Knochenabbau?

Knochenbewahrung und -aufbau sind komplexe Prozesse, an denen verschiedene Hormone und zahlreiche Nährstoffe beteiligt sind – das kommt uns sehr gelegen, denn natürliche

Substanzen sind ebenfalls sehr komplex, wirken auf mehrere Hormone gleichzeitig und enthalten eine breite Palette an knochenfördernden Nährstoffen. Da bei medizinischen Tests nur die Knochendichte gemessen wird, gehen wir oft davon aus, dass eine hohe Knochendichte gleichbedeutend mit gesunden Knochen ist. Allerdings ist noch ein weiteres Merkmal entscheidend: die Flexibilität der Knochen. Wer ein Leben lang starke Knochen behalten will, sollte deshalb unbedingt natürliche Mittel verwenden, die alle Aspekte der Knochengesundheit fördern.

Östrogen bewirkt, dass die Knochenmasse bewahrt und wieder aufgebaut wird; kurz vor oder nach der Menopause oder bei Hitzewallungen während der Wechseljahre verlieren Sie also auch an Knochensubstanz. Dann sollten Sie vermehrt östrogen wirkende Pflanzen wie Fenchel, Hopfen, Bockshornklee und Nachtkerzenöl zu sich nehmen, um Ihre Knochen zu schützen und bereits verlorene Knochenmasse wiederherzustellen. Bockshornklee und Fenchel beispielsweise wirken östrogen und enthalten zudem einen Stoff namens Diosgenin, der neue Knochenmasse aufbaut. Diese Pflanzen erhöhen die positive Hormonaktivität und senken gleichzeitig das Krebsrisiko. Und obgleich künstliches Östrogen nachweislich im Knochen verbleibt, kann es keine neue Knochenmasse aufbauen oder wiederherstellen. Früher galt künstliches Östrogen in Form von Estradiol als einziges Mittel gegen Osteoporose, doch natürliche Substanzen wie Diosgenin erhöhen die Osteogenese ebenfalls und können tatsächlich neue Knochen bilden.

An dieser Stelle möchte ich etwas näher auf Diosgenin eingehen, denn dieses wird in späteren Kapiteln noch eine Rolle spielen. Der Stoff findet sich in hormonell aktiven Pflanzen und wirkt in zahlreichen Mechanismen hauptsächlich, aber nicht ausschließlich als Östrogen. Am besten nimmt man Diosgenin über Pflanzen mit hohem Diosgenin-Gehalt zu sich, zum Beispiel Bockshornklee, Fenchel, Stechwinde, Bor und Maca. Diosgenin und diosgeninhaltige Pflanzen können das bewirken, was künstliches Östrogen nicht vermag – sie stoppen den Knochenabbau und regen die Bildung neuer Knochen an, indem sie die für Reparatur und Wachstum erforderliche Blutversorgung der Knochen verbessern, die Proteinsynthese der Knochenmatrix steigern und die Entstehung von Kalziumablagerungen begünstigen, die zu einer verstärkten Knochenbildung führen. Diosgenin fördert also das Knochenwachstum, indem es die Blutzufuhr erhöht, und erreicht dies durch eine östrogene Stimulation. Aufgrund von Studien mit künstlichem Östrogen ging die Forschung lange Zeit davon aus, dass Östrogen nur die Knochendichte nach den Wechseljahren bewahrt, doch Experimente mit Diosgenin weisen darauf hin, dass dieser Stoff mit seiner östrogenen Wirkung zumindest teilweise zum Knochenwachstum beiträgt. Denn Diosgenin ist ein Präkursor des Östrogens, des Progesterons und des Testosterons.

Pflanzen wie Bockshornklee und Fenchel enthalten Diosgenin, welches die Metalloproteasen hemmt und das Kollagen in der Haut vermehrt. Wilder Yams, die bekannteste diosgeninhaltige Pflanze, ist leider nicht für alle Frauen geeignet, denn eine Einnahme kann Niedergeschlagenheit und trübsinnige Stimmung zur Folge haben und auch den Brustumfang reduzieren. Die Stechwinde dagegen enthält ebenfalls Diosgenin, verleiht jedoch Energie und fördert das Brustwachstum. Diese Pflanzen enthalten noch weitere nützliche Inhaltsstoffe, doch für den Knochenaufbau ist der Diosgenin-Gehalt entscheidend. Diosgenin fördert die Knochenbildung im gesamten Körper, auch im Unterkiefer, und ist wichtig für Knochenmasse und -struktur. Zudem hält Diosgenin Ihre Zähne stark, weiß und gesund. Dass ältere Menschen Zähne verlieren, liegt zwar häufig an Zahnfleischerkrankungen, doch oft ist die Ursache auch ein Rückgang der Kieferdichte. Für den Zahnfleischschwund ist übrigens der sinkende Hormonspiegel verantwortlich, insbesondere der Rückgang an Östrogen. Alle Vitamine und Mineralstoffe, die ich in diesem Kapitel zur Förderung der Knochenstärke empfehle, stärken auch die Zähne.

Knochenwachstum und -abbau werden in erster Linie durch Hormone beeinflusst, doch Lebenswandel und Ernährung können sich ebenfalls auf die Knochengesundheit auswirken. Wichtige Faktoren sind dabei Alkoholkonsum, Rauchen, eine sehr schlanke, hochgewachsene Statur, zu viel Sport, Magersucht, Bewegungsarmut und eine stark sukrosehaltige Ernährung. Medikamente wie krampflösende Arzneimittel, Benzodiazepine, Steroid-Inhalatoren bei Asthma und zu hoch dosierte Medikamente gegen Schilddrüsenstörungen können auch zum Knochenabbau beitragen.

Natürliche Lösungen für die Knochengesundheit

In den letzten zwei Jahrzehnten sind unsere Kenntnisse um die Knochengesundheit erheblich gewachsen. Wir wissen mittlerweile, dass Mineralien, Fettsäuren, Antioxidantien und Vitamine dabei helfen, Knochenabbau bei älteren Menschen zu vermeiden und die Knochenmasse zu erhalten. Die folgenden Stoffe – in willkürlicher Reihenfolge – sind für die Knochengesundheit wichtig: Kalzium, Magnesium, Bor, Vitamin D, Vitamin K, Vitamin C, Silizium, Omega-3-Fettsäuren, Omega-6-Fettsäuren, Mangan, Kupfer, Zink, Schwefel und Jod. Eine knochenfördernde Tablette, die alle wichtigen Nährstoffe gleichzeitig enthielte, wäre unmöglich zu schlucken! Zum Glück können Sie bestimmte Nahrungsmittel, Pflanzen und Nahrungsergänzungsmittel kombinieren, um Ihren Knochen gezielt etwas Gutes zu tun. Und je früher Sie so für Ihre Knochen sorgen, desto besser. Es ist nie zu früh oder zu spät, doch eine 45-Jährige, deren Knochenabbau noch in einer sehr frühen Phase steckt, kann ihre Knochen deutlich schneller verbessern als eine 80-Jährige, die bereits viel Knochenmasse verloren hat.

Auf Magnesium, Vitamin K und Hopfen möchte ich an dieser Stelle näher eingehen. Magnesium ist an über 300 biochemischen Reaktionen in Ihrem Körper beteiligt und spielt eine entscheidende Rolle bei Energieerzeugung und Knochenaufbau. Vitamin K aus grünem Gemüse ist für starke Knochen ebenfalls ganz wichtig. Auch Bier ist hier vorteilhaft, da es viel Silizium enthält, einen Mineralstoff, den gesunde Knochen dringend brauchen. Die meisten Biersorten enthalten zudem Hopfen, eine östrogen wirkende Pflanze. Diese östrogene Wirkung verhindert sehr effektiv den Rückgang des Sexualhormons Estradiol, der während der Wechseljahre auftritt, sodass Sie mehr Knochenstruktur behalten. Grüner Tee, schwarzer Tee, Gerste, Chicorée und Kakao besitzen ebenfalls wertvolle Eigenschaften für den Knochenaufbau und sollten am besten täglich verzehrt werden.

Im Scheinwerferlicht: Maca

Der menschliche Körper ist sehr komplex, und die Wechselwirkungen zwischen den Hormonen sind äußerst dynamisch. Im Idealfall sollten Knochenaufbau und Knocheninstandsetzung gegenüber dem Knochenabbau überwiegen – so ist es in der Kindheit und im frühen Erwachsenenalter bis etwa zum 30. Geburtstag. Danach nimmt der Knochenabbau allmählich überhand und schreitet mit zunehmendem Alter immer schneller voran. Wie wir gerade erfahren haben, ist dieser allgegenwärtige Prozess keinesfalls unvermeidlich, obgleich man ihn mittlerweile schon als normale Alterungserscheinung ansieht. Normal ist es allerdings keineswegs, sondern vielmehr die Folge einer ziemlich unvorteilhaften Ernährungs- und Lebensweise, aufgrund derer Knochen abgebaut werden, um eine Übersäuerung des Bluts auszugleichen.

Bei Frauen greift der niedrige Östrogen- und Progesteron-Spiegel nach den Wechseljahren die Knochenmasse an, unter anderem auch den Unterkiefer, sodass sich die Struktur des Gesichts ändert. Östrogene dagegen fördern den Knochenerhalt und können in Verbindung mit dem Antioxidans Polyphenol sogar bereits abgebaute Knochen wiederherstellen.

Maca oder *Lepidium meyenii* ist eine Knollenpflanze mit erstaunlichen Anti-Aging-Kräften. Neben einer komplexen, äußerst förderlichen Hormonaktivität bietet Maca viele weitere Stoffe mit oxidationshemmenden Eigenschaften. Damit ist sie quasi ein Dynamo für den Knochenaufbau! Maca steigert die Fruchtbarkeit bei beiden Geschlechtern, wirkt aber äußerst unterschiedlich auf die Sexualhormone. Denn in manchen Experimenten besitzt Maca eine eindeutige östrogene Wirkung und erhöht das Gewicht der Gebärmutter, während sie in anderen den Progesteron-Spiegel steigen lässt; das ist in unserem Fall von Vorteil, da Progesteron ein sehr starkes Knochenaufbaumittel ist und als wichtigstes Hormon für das Knochenwachstum gilt.

Möglicherweise ist die umfassende Wirkung von Maca auch auf einen neuartigen Mechanismus zurückzuführen, den man noch nicht ganz durchschaut hat. Vieles deutet darauf hin, dass Maca über das Gehirn ganz ähnlich wie Panax-Ginseng wirkt, also beispielsweise die Hypophyse stimuliert, die dann das Hormonsystem im Körper – insbesondere die Eierstöcke bei Frauen und die Hoden bei Männern – dazu veranlasst, die entsprechenden Sexualhormone zu produzieren. Das könnte erklären, wieso es oft gut vier Monate dauert, bis sich die volle Wirkung von Maca-Nahrungsergänzungsmitteln eingestellt hat.

Maca strafft Ihre Haut, indem sie die Synthese von Kollagen IV und Integrinen fördert, regt das Haarwachstum an und bildet eine Schutzschicht um den Haarschaft, sodass Ihr Haar sichtlich kräftiger wird. Maca schützt vor den schädlichen Auswirkungen von Stress, verleiht Ihnen mehr Energie und ein besseres Erinnerungsvermögen und wirkt depressions- und oxidationshemmend, selbst nach den Wechseljahren. Maca kann den Eisprung sehr effektiv stimulieren und die Anzahl der reifenden Eifollikel enorm erhöhen. Zudem bietet Maca einen guten Schutz vor sonnenbedingten Schäden, sowohl bei innerlicher Anwendung als auch bei äußerlichem Auftrag auf die Haut. Maca schützt die Leber und verhindert Brustkrebs. Und das ist noch nicht alles: Maca bekämpft nicht nur die oben angeführten Alterserscheinungen, sondern stärkt mit ihrer östrogenen Wirkung auch die Knochen – selbst nach den Wechseljahren.

Blickpunkt Knochengesundheit: Bor

Das Mineral Bor ist für normales Wachstum zuständig und spielt eine Schlüsselrolle bei der Vermeidung und Behebung von Osteoporose. Da Bor den Spiegel an 17-ß-Estradiol bei Frauen nach den Wechseljahren erhöht, sollte dieses Nahrungsergänzungsmittel in keinem Anti-Aging-Programm fehlen. Zudem kann Bor Frauen nach der Menopause so effektiv mit Estradiol versorgen, dass es eine äußerst wirkungsvolle Alternative zur künstlichen Hormonersatztherapie darstellt. Doch Bor erhöht nicht nur den Estradiol-Spiegel, sondern stimuliert auch das Parat-Hormon, das in der Nebenschilddrüse gebildet wird. Offenbar wirkt Bor auf dieses Hormon genauso wie Jod auf die Schilddrüse. Die vier Nebenschilddrüsen befinden sich im Halsbereich nahe der Schilddrüse und sondern das Parat-Hormon ab, welches dafür sorgt, dass der Kalzium-Spiegel im optimalen Bereich liegt. Bei einem Bor-Mangel kommt es zu einer Überreaktion der Nebenschilddrüsen, die den Ausstoß an Parat-Hormon erhöhen, was wiederum die Osteoklasten dazu veranlasst, Knochen abzubauen, damit Kalzium freigesetzt wird. Damit verlieren Knochen und Zähne an Kalzium.

Eine unzureichende Bor-Aufnahme beeinträchtigt Knocheninstandsetzung und -bildung, das Knochenvolumen sinkt. Nimmt man jedoch ausreichend Bor zu sich, so fördert dies das Knochenwachstum, auch Osteogenese genannt. Bor erhöht die Aktivität der Osteoblasten, also der Zellen, die neue Knochen entstehen lassen. Somit wird nicht nur der Knochenabbau verhindert, sondern Bor kann die Knochen tatsächlich wieder kräftigen – selbst Knochen, die durch Osteoporose geschädigt und dünner geworden sind!

Bor hat die wunderbare Fähigkeit, alte Knochen zu verjüngen. Zudem schützt es Ihre Zähne vor Zahnfäule und sorgt für einen starken Kiefer, sodass Ihre Zähne fest verankert und gesund bleiben. Mangelernährte ältere Menschen dagegen haben oft poröse, faule und lockere Zähne. Und ein starker Kiefer, jugendliche Wangenknochen und eine feste Stirn bedeuten, dass Gesichtsstruktur und Profil perfekt erhalten bleiben. Werden die Gesichtsknochen hingegen dünner, so wird das Profil meist flacher, manchmal bis zur Unkenntlichkeit.

Blickpunkt Knochengesundheit: Dörrpflaumen

Dörrpflaumen sind eine gute Bor- und Polyphenol-Quelle. In einer Studie wurden zwei Frauengruppen verglichen, von denen die eine täglich zehn Dörrpflaumen zu sich nahm, die andere getrocknete Äpfel. Und das Ergebnis? Die Pflaumenesserinnen wiesen eine deutlich höhere Knochendichte auf! Phlorizin, ein Stoff, der in Äpfeln vorkommt, hat zwar große Vorteile für die Knochengesundheit, ist in getrockneten Äpfeln aber möglicherweise nicht in ausreichend hoher Konzentration enthalten. Echte Anti-Aging-Erfolge erzielt man, wenn man weiß, welche Obst- und Gemüsesorten, Pflanzen oder sonstigen natürlichen Substanzen einen bestimmten Alterungsmechanismus am besten bekämpfen. In diesem Fall haben die Dörrpflaumen zwar besser abgeschnitten als getrocknete Äpfel, doch auch Apfelsaft, Apfelessig und Apfelpolyphenole versprechen gute Erfolge. Als Trockenobst sind Dörrpflaumen den Äpfeln überlegen, doch für die Knochengesundheit insgesamt wirken andere Apfelprodukte wahre Wunder, sodass Sie diese unbedingt zu sich nehmen sollten. Apfelpolyphenole können auch die Aquaporine effektiv stimulieren, die Kanäle in Zellmembranen bilden und den Wasser- und Fettgehalt in Ihren Zellen regulieren. Anzahl und Aktivität der Aquaporine sinken mit zunehmendem Alter, sodass die Haut trocken wird und Sie an Gewicht zulegen, und Apfelpolyphenole regen die Aquaporine nicht nur an, sondern beleben sie neu.

Die wunderbare knochenfördernde Wirkung von Dörrpflaumen lässt sich noch steigern, wenn Sie diese mit Fructooligosacchariden, auch Oligofructose genannt, kombinieren. Diese

Zuckerarten kommen in Bananen, Agave, Chicorée und Zwiebeln vor. Fructooligosaccharide (FOS) eignen sich als Süßungsmittel und stimulieren die Vermehrung förderlicher Bakterien im Darm, was das Wohlbefinden, die Gesundheit und den Schutz vor Infektionskrankheiten erhöht. Gesunde Darmbakterien tragen auch zu einer positiven Lebenseinstellung bei und helfen gegen Depressionen und Müdigkeit. Eine Kombination aus FOS und Dörrpflaumen zählt zu den besten Knochenaufbaumitteln der Welt! Fructooligosaccharide in konzentrierter Pulver- oder flüssiger Form können allerdings Magenschmerzen verursachen, deshalb sollten Sie diesen Stoff vorzugsweise über Bananen oder Zichorienkaffee zu sich nehmen – dieses Getränk enthält übrigens auch Melanoidin, eine weitere äußerst wirkungsvolle Substanz.

Blickpunkt Knochengesundheit: Zwiebeln

Zwiebeln enthalten Polyphenole und Fructooligosaccharide sowie reichlich Schwefel – all diese Stoffe fördern die Knochengesundheit. Zwiebeln sind gut für Herz und Gehirn, helfen bei direkter Anwendung gegen blaue Flecken und können in den richtigen Präparaten Falten und steife Gelenke lindern und sogar das Haarwachstum wieder anregen. Diese unscheinbaren kleinen Knollen lassen auch Knochen nachwachsen, sodass Sie wieder so toll aussehen wie früher! Sie können Zwiebeln frisch verzehren oder täglich Zwiebelpulver zu sich nehmen, um Ihre Knochen aufzubauen. Zwiebelpulver kann die Aktivität der Osteoblasten erstaunlich wirkungsvoll stimulieren, selbst bei einem niedrigen Östrogen-Spiegel nach den Wechseljahren und auch dann, wenn die Knochen Zigarettenqualm ausgesetzt sind.

Zu guter Letzt sind Zwiebeln, insbesondere rote Zwiebeln, eine sehr gute Quercetin-Quelle und verhindern damit die Bildung von Pyrimidindimeren nach Sonneneinstrahlung sowie die Entstehung von metastasierenden Krebsformen.

Blickpunkt Knochengesundheit: Quercetin

Quercetin verbindet sich mit Östrogen-Rezeptoren und verhindert, insbesondere nach den Wechseljahren, den Abbau von Knochenmasse. Osteoklasten, die Knochenzellen, die den Knochen zersetzen, um daraus Kalzium zu gewinnen, werden normalerweise durch die Osteoblasten ausgeglichen, welche neue Knochen aufbauen. Nach den Wechseljahren sind die Osteoklasten jedoch sehr aktiv, während die Anzahl der Osteoblasten sinkt und die noch verbleibenden immer langsamer arbeiten. Die Folge: dünne, brüchige Knochen, die sehr leicht brechen. Dieser Zustand verschlimmert sich nach der Menopause ganz rapide. Wie bereits zu Beginn dieses Kapitels erwähnt, kann eine Frau in den fünf Jahren nach der Menopause bis zu 20 Prozent ihrer Knochenmasse einbüßen. Die folgenden Nahrungsmittel enthalten Quercetin:

- Zwiebeln, insbesondere rote Zwiebeln
- Zwiebelpulver (ohne Salz)

- Schwarzer Tee
- Äpfel, Apfelsaft und Apfelessig
- Rotwein
- Beerenobst wie Blau- und Erdbeeren
- Kakaopulver und Schokolade mit hohem Kakaogehalt
- Chilischoten
- Kapern

Blickpunkt Knochengesundheit: Kudzu

Kudzu hat eine starke östrogene Wirkung und entspricht in bemerkenswerter Weise dem weiblichen Geschlechtshormon Estradiol. Es weist 80 bis 90 Prozent der Wirkung dieses Östrogens auf und schützt auch vor Krebs. Kudzu fördert das Wachstum von Brust und Gebärmutter. Brüste, Vagina und Gebärmutter leiden nach den Wechseljahren wie Haut, Muskeln, Haar und Knochen an Gewebeschwund, und diese hormonbedingten Alterungserscheinungen kann Kudzu besonders effektiv verhindern und beheben. Genau wie die mit ihm verwandte Pflanze *Pueraria mirifica* enthält Kudzu Puerarin, den Stoff, der für die östrogene Wirkung zuständig ist. Forschungen zeigen, dass Puerarin eine erstaunliche Wirkung auf Anzahl und Reifung der Osteoblasten hat und so das Wachstum neuer Knochen fördert. Neben dieser starken östrogenen Aktivität schützt Kudzu vor östrogensensiblen Krebsformen und kann gegen Endometriose helfen, eine Erkrankung, für die eine Störung der Östrogen-Funktion verantwortlich ist.

Kudzu liefert außerdem Genistein und Daidzein, zwei pflanzliche Hormone mit östrogener Wirkung, die auch in Soja vorkommen und den Knochenaufbau sehr effektiv fördern. Damit ist Kudzu eine gute Alternative für Menschen, die bei der Ernährung auf Soja verzichten. Mit seinem Genistein- und Daidzein-Gehalt kann Soja die Knochen aufbauen, die Haut verjüngen und das Haar wachsen lassen, und all das erreichen Sie auch mit Kudzu.

Schadet Zucker den Knochen?

Bestimmte Zuckerarten sind aus verschiedenen Gründen gut oder schlecht für die Knochengesundheit. Zunächst die schlechten Nachrichten, denn eine stark zucker- oder saccharosehaltige Ernährung ist in den Industrienationen ein sehr großes Problem. Die korrekte Bezeichnung für das, was wir gemeinhin Zucker nennen, lautet *Saccharose*. Saccharose ist ein Disaccharid, was bedeutet, dass jedes Saccharosemolekül aus zwei Zuckern besteht, Glukose und Fruktose (diese sind Monosaccharide). Die Farbe der Saccharose sagt nichts über ihre chemische Zusammensetzung aus, sie kann also weiß oder braun sein oder die Farbe von Muscovado- oder Melassezucker haben. Insbesondere raffinierte Zuckerarten lassen Haut und Knochen beunruhigend schnell altern, und Zuckerersatzstoffe wie Aspartam stimulieren Neuronen, was häufig zu einer Überstimulation und anschließenden Abtötung führt. Zucker lässt Knochen unter anderem deshalb dünner werden, weil er keinerlei Mineralstoffe enthält. Mineralstoffe wirken basisch auf das Blut, während Proteine und Zucker das Blut übersäuern. Um dieser Übersäuerung entgegenzuwirken und das Blut wieder zu neutralisieren, werden basische Stoffe benötigt – zum Beispiel Mineralien. Ein wichtiger Mineralstoff ist Kalzium, und wenn Sie über die Nahrung kein Kalzium zu sich nehmen, sondern beispielsweise einen zuckerhaltigen Kuchen essen, wird Ihren Knochen Kalzium entzogen, um die Säure zu neutralisieren. Auch Magnesium ist ein wichtiges basisches Mineral und schützt Sie deshalb vor Knochenabbau. Bor, das im Körper nur in Spuren enthalten ist, kann einen Knochenabbau rückgängig machen und neue Knochen entstehen lassen. Zudem verfügen die Osteoblasten, also die Knochenzellen, die für die Bildung neuer Knochen zuständig sind, über Insulinrezeptoren, und Glukose regt die Osteoblasten zur Bildung neuer Knochen an – allerdings nur dann, wenn der Glukose-Spiegel nicht zu stark ansteigt. Ein hoher Blutzuckerspiegel, zum Beispiel bei Diabetikern oder bei hohem Zuckerkonsum, kann dazu führen, dass Knochen abgebaut werden. Zimt, Bockshornklee und Hafer halten den Blutzuckerspiegel sehr effektiv im unbedenklichen Bereich.

Allerdings schaden nicht alle Zuckerformen den Knochen. Glucosaminsulfat, ein Nahrungsergänzungsmittel, das beschädigte Knorpel in Kniegelenken reparieren kann, wird im Körper aus Glukose, aus der Aminosäure Glutamin und aus Schwefel synthetisiert. Hyaluronsäure zählt zu den wichtigsten Glykosaminoglykanen, also glukosehaltigen Stoffen. Wie wir bereits gelernt haben, kann Hyaluronsäure sehr effektiv Feuchtigkeit spenden. Auch der Zucker Trehalose hat eine außerordentlich gesundheitsfördernde Wirkung und baut unter anderem Knochen wieder auf. Trehalose kommt in Pilzen und Honig vor, und beide Nahrungsmittel sorgen für einen festen, kräftigen Teint. Melasse ist ein mineralstoffreiches Süßungsmittel, das die Knochengesundheit fördert. Sowohl Honig als auch Melasse wirken östrogen und enthalten Mineralstoffe, darunter Bor, und verschiedene B-Vitamine, die allesamt hormonell wirken und das Wachstum neuer Knochen fördern.

Bewegung und Klopfbehandlungen

Körperliche Betätigung ist für den Aufbau neuer Knochen sehr wichtig. Bei Bewegungsmangel geht Knochenmasse verloren, und zwar erschreckend schnell. Astronauten müssen bereits nach wenigen Wochen im All einen messbaren Knochenabbau feststellen. Schon allein die Schwerkraft, die auf Ihre Knochen einwirkt, hat einen Trainingseffekt und hält die Knochen stark. Fehlt diese Belastung, werden die Knochen sehr schnell dünner. Gehen, Laufen und Gewichtstraining beanspruchen und stärken die Knochen in Ihrem Körper. Eine solche Betätigung fördert in geringerem Ausmaß zwar auch Ihre Gesichtsknochen, doch um die Wangen- und Kieferknochen wieder aufzubauen, empfiehlt es sich, diese jeden Tag sanft mit den Knöcheln zu beklopfen. Das dauert nur wenige Minuten, trägt aber viel dazu bei, dass Ihr Gesicht jung aussieht. Machen Sie einfach lockere Fäuste und klopfen Sie mit den Knöcheln Ihrer Finger leicht über Wangen, Kieferknochen und Stirn. Ein sanftes wiederholtes Klopfen reicht völlig aus. Sie können auch vorsichtig über Ihren Augenbrauenbogen und den weichen Teil Ihrer Wangen klopfen.

Die *Jugendgeheimnis*-Anwendungen

Suchen Sie sich je nach Verfügbarkeit, Kosten und persönlichen Vorlieben einige Vorschläge aus. Der beschriebene Anti-Aging-Mechanismus wird bereits durch ein Präparat aktiviert, zwei oder mehr können den Erfolg jedoch beschleunigen oder in besonders kritischen Fällen helfen. Jedes Präparat enthält eine der Zutaten, die in diesem Kapitel behandelt wurden. Viel Spaß!

Bockshornklee und Fenchel: Nehmen Sie täglich je vier Teelöffel Bockshornklee- und Fenchelpulver zu sich; nach Belieben in zwei oder drei Dosen. Rühren Sie das Pulver in Apfelsaft oder Wasser ein und trinken Sie die Mischung.
Bor: Nehmen Sie täglich drei bis neun Milligramm Bor zu sich. Die Firma Solgar stellt ein geeignetes Nahrungsergänzungsmittel her.
Maca: Nehmen Sie täglich vier Teelöffel Maca in Pulverform ein, die gelatinierte Form ist nicht nötig. Sie können das Pulver auch in Joghurt oder Saft geben, gut verrühren und trinken oder essen, bevor es andickt.
Dörrpflaumen, Bananen und Zwiebeln: Zehn Dörrpflaumen, eine Banane und eine Zwiebel pro Tag wirken Wunder für Ihre Knochen. Die Zwiebel können Sie in Oliven- oder Distelöl anbraten. Alternativ können Sie in Wasser gelöstes

reines Zwiebelpulver verwenden. Falls die Zwiebel bei Ihnen Verdauungsstörungen verursacht, können Sie danach etwas Joghurt essen. Sanft in Olivenöl angebratenes Zwiebelpulver ist eine ideale Grundlage für Chili- oder Currygerichte und Tomatensaucen.

Kudzu und Kudzu-Stärke der Marke Clearspring: Geben Sie zwei Teelöffel Pulver in einen Becher Apfelsaft, verrühren Sie die Mischung gut und trinken Sie sie, bevor sie andickt. Sie können auch mit Kudzu kochen. Tempurateig wird traditionell mit Kudzu zubereitet, achten Sie jedoch darauf, dass Sie eine Menge Kudzu zu sich nehmen, die zwei Teelöffeln entspricht – das kann etwas schwierig sein, wenn Sie nicht wissen, wie viel Kudzu der Teig enthält.

Apfelsaft: Etwa 250 Milliliter Apfelsaft liefern Ihnen die richtige Dosis Phlorizin pro Tag.

Bier: Ich möchte Sie auf keinen Fall zum hemmungslosen Alkoholkonsum verleiten, aber eine Flasche gutes Bier am Tag kann die Knochen stärken. Dunklere Biersorten enthalten in der Regel mehr Silizium, Gerste und Malz, sodass Sie nicht nur in den Genuss der östrogenen Eigenschaften von Gerste und Hopfen kommen, sondern auch mit Melanoidin versorgt werden.

Vitamin D, Kalzium und Magnesium: Nehmen Sie täglich 400 bis 1000 internationale Einheiten Vitamin D3 zu sich. Ziegenmilch oder fettarmer oder Vollmilchjoghurt sind eine gute Kalziumquelle. Magnesium-Nahrungsergänzungsmittel sollten etwa 200 bis 400 Milligramm elementares Magnesium enthalten, entweder als Citrat, als Chelat oder in einer anderen Form.

Klopfübungen: Klopfen Sie einmal täglich sanft über die Knochen in Ihrem Gesicht.

Elemi: Geben Sie 30 Tropfen dieses essenziellen Öls in eine Ölbasis. Wenn Sie dieses wunderbare, aber seltene essenzielle Öl nicht bekommen, können Sie alternativ essenzielles Myrrhe- oder Weihrauchöl verwenden und damit vergleichbare Ergebnisse erzielen.

7. Verwandeln Sie Fett in Muskeln

ANTI-AGING-MECHANISMUS: Wiederherstellung eines jugendlichen Fett-Muskel-Verhältnisses

NUTZEN: Reduzierung und Beseitigung von Fett und Cellulite

IN DEN HAUPTROLLEN: Ginkgo, Apfelessig, Molkenprotein, Rosmarin, Blaubeeren, Kaffee, essenzielles Dillöl

Zu den sichtbaren Alterserscheinungen gehört, dass sich das Verhältnis von Fett zu Muskeln im Körper erhöht. Viele Menschen klagen darüber, dass sie mit zunehmendem Alter an Gewicht zulegen, obgleich sie nicht mehr essen als früher. Ein älterer Körper enthält deutlich mehr Fett als Muskeln, sodass wir allgemein ein höheres Gewicht auf die Waage bringen, aber auch bei unverändertem Gewicht eine schlaffere Statur bekommen. Ihre Muskelmenge schrumpft, während sich Ihre Fettzellen ausbreiten. Fett dient zwar als Energiespeicher und sorgt für Polsterung und Schutz – zum Beispiel für die lebenswichtigen Organe im Bauchraum –, doch zu viel Fett ist unansehnlich und schadet der Gesundheit. Das Fett-Muskel-Verhältnis älterer Menschen ist nicht nur ein ästhetisches Problem, sondern mindert die Leistungsfähigkeit und erhöht die Anfälligkeit für Herzerkrankungen und Diabetes. Zum Glück hat sich gezeigt, dass natürliche Lebensmittel, Pflanzen und Nahrungsergänzungsmittel diese negativen Veränderungen äußerst erfolgreich beheben können. Mit ihrer Hilfe schaffen Sie das, was Ihnen früher stets unmöglich erschien: Sie können so viel (gesunde) Nahrung zu sich nehmen, wie Sie möchten, und werden trotzdem nicht zunehmen. Auch wenn Ihnen das bislang nie gelungen ist, werden Sie mit den natürlichen Stoffen in diesem Kapitel dieses Ziel erreichen, ganz gleich, wie alt Sie sind!

Sowohl Fett als auch Muskeln sind für eine gesunde, attraktive Erscheinung unerlässlich – der Fettschicht verdanken Frauen ihre Kurven und ein hübsches weibliches Gesicht. Zu viel Fett jedoch lässt alle Schönheit schwinden. Fünf Pfund Fett haben viel mehr Masse als fünf Pfund Muskeln. Muskeln wiederum sorgen dafür, dass der Körper straff, stark und so definiert ist, wie man es eigentlich nur bei einem jungen Menschen erwartet. Sie werden gleich erfahren, wie Sie in jedem Alter eine jugendliche Gestalt und Muskeldefinition erreichen können.

Leiden Sie an Sarkopenie?

Vor Kurzem ging ich hinter zwei Frauen her. Selbst von hinten konnte ich erkennen, dass die beiden hübsch waren und es sich um Mutter und Tochter handelte. Haar und Statur sowie die Art, sich zu bewegen, ähnelten sich sehr. Dennoch war unschwer zu erkennen, dass die linke Frau deutlich älter war als der Teenager zu ihrer Rechten. Beide waren schlank, durchtrainiert und jugendlich-lässig gekleidet. Die ältere Frau allerdings war dünn, ihren Gliedern fehlte es unübersehbar an Tonus, obwohl ganz offensichtlich war, dass sie regelmäßig Sport trieb. Ihre Körperstruktur hatte sich verändert. Die Gestalt des Teenagers war schlank und weicher, die der älteren Frau dagegen eckiger und dünn.

Dieses Phänomen bezeichnet man als Sarkopenie – ein altersbedingter Zustand, bei dem Skelettmuskulatur verloren geht und ein verändertes Fett-Muskel-Verhältnis entsteht. Muskelfasern werden abgebaut, und dort, wo sich in jungen Jahren von Natur aus Muskeln befanden, gewinnt Fett die Oberhand. So gehen nach und nach Beweglichkeit und Kraft verloren, während die Verletzungsgefahr bei Stürzen zunimmt. Früher hielt man die Sarkopenie für eine unabwendbare Folge des Älterwerdens, doch mit den richtigen natürlichen Substanzen kann Ihr Muskel-Fett-Verhältnis wieder jugendlich werden.

Der Begriff Sarkopenie wurde 1988 von I.H. Rosenberg geprägt und geht auf die griechischen Begriffe *sarx* für »Fleisch« und *penia* für »Rückgang« zurück, beschreibt also treffend den Abbau von Muskelmenge und -qualität. Glücklicherweise lassen sich Anzahl und Größe der Muskelfasern wieder steigern, sodass Muskeltonus und Körperstruktur bald wieder denen einer 30-Jährigen entsprechen. Sie können Energie und Gleichgewicht, Lebenskraft und Ausdauer auf natürlichem, unbedenklichem Wege wiederherstellen. Damit machen Sie die Beeinträchtigung der Zell- und Hormonmechanismen rückgängig – echtes Anti-Aging eben!

Sarkopenie entsteht, wenn die Zell- und Hormonaktivitäten nachlassen. Wenn die Mitochondrien, die Kraftwerke in

Ihren Zellen, langsamer arbeiten und nicht mehr so effizient neue Muskelzellen produzieren, schwinden die Muskelfasern, während gleichzeitig die Fettmasse zunimmt. Infolgedessen fehlt es Ihnen an Kraft und Gleichgewicht, Sie werden schneller müde. Doch das ist noch nicht alles: Man geht davon aus, dass diese altersbedingte Reduktion der Muskelmasse dazu beiträgt, dass Krankheiten bei älteren Menschen häufiger tödliche Folgen haben.

Die ersten Symptome der Sarkopenie zeigen sich nach dem 30. Geburtstag und werden dann schnell immer deutlicher. Im vierten Lebensjahrzehnt verlieren wir mindestens fünf Prozent unserer gesamten Muskelmasse. Ab dem 40. Geburtstag geht der Muskelabbau immer schneller vonstatten, bis wir mit 70 Jahren unsere Kraft, unser Gleichgewicht und einen großen Teil unserer Muskeln verloren haben. Bei jungen Erwachsenen macht die reine Muskelmasse etwa 50 Prozent des gesamten Körpergewichts aus. In der Altersgruppe von 75 bis 80 Jahre fällt diese Quote auf nur 25 Prozent, der Rückgang setzt, wie bereits erwähnt, jedoch schon deutlich früher ein. Dieser Muskelabbau betrifft sowohl bewegungsarme als auch aktive Senioren, während bei gesunden jungen Erwachsenen kein solcher Muskelschwund (Rückgang von Muskelfasern und Muskelumfang) auftritt. Bis zu 65 Prozent der älteren Männer und Frauen können nach eigenen Angaben keine fünf Kilo Gewicht hochheben.

Ein solcher Muskelabbau hat schwerwiegende Folgen für die Gesundheit, denn die Muskeln dienen nicht nur einem schlanken, fitten, starken und attraktiven Äußeren. Das veränderte Fett-Muskel-Verhältnis und die Atrophie der Muskelfasern bewirken, dass ältere Menschen insgesamt eingefallen wirken, und die geringere Muskelmenge kann den Körper weniger effektiv bewegen. Für viele Senioren bedeutet dies einen erheblichen Verlust an Lebensqualität. Zudem spielt Muskelabbau auch bei Nieren-, Herz- und Gefäßerkrankungen, Erblinden und Leberschäden eine Rolle. Die Muskulatur ist ein wichtiges Stoffwechselorgan und sorgt für die richtige Steuerung des Blutglukose-Spiegels. Werden Muskeln abgebaut, so steigt das Risiko für Typ-2-Diabetes. Zudem geht ein solcher Rückgang mit einer erhöhten Sterblichkeit und einem erhöhten Lungenkrebsrisiko einher. Cyclisches AMP (cAMP), ein Energiemolekül, ist für den Erhalt der Muskelmasse sehr wichtig, wird jedoch mit zunehmendem Alter immer weniger. Sie sollten sich also bemühen, die cAMP-Aktivität in Ihren Zellen deutlich zu steigern.

Einem älteren Menschen, der an Sarkopenie leidet, dürfen Sie niemals raten, sich körperlich zu betätigen, zu laufen oder Gewichte zu stemmen. Ältere Sarkopeniekranke sind zu sportlichen Aktivitäten nicht in der Lage. Ihre Muskeln leiden an Atrophie, sie fühlen sich nicht nur schwach, sondern sind es auch. Geben Sie einer solchen Person lieber dieses Buch, und nach den Anwendungen am Ende dieses Kapitels können Sie sich auf dem Tennisplatz verabreden. Aber Vorsicht – gut möglich, dass Sie keine Chance haben! Ich habe schon erlebt, dass sich ältere Männer durch die hier empfohlene natürliche Behandlung innerhalb weniger Tage erholten.

Die Rolle des Wachstumshormons

Das Wachstumshormon kann eine Sarkopenie zwar beeinflussen, künstliche Wachstumshormone haben jedoch schwere Nebenwirkungen. Eine natürliche Stimulation dieses Hormons dagegen ist sehr förderlich und kann altersbedingten Muskelabbau effektiv rückgängig machen. Es sorgt in der Kindheit und Jugend dafür, dass Sie wachsen, und wird häufig ärztlich verordnet, wenn ein junger Mensch besonders langsam wächst. Auch wenn wir ausgewachsen sind, bleibt dieses Hormon wichtig; während es in der Jugend Wachstumsschübe auslöst, bei denen ein Jugendlicher fast über Nacht etliche Zentimeter zulegen kann, sorgt es bei Erwachsenen dafür, dass Muskulatur, Knochenmasse und Hautdicke auch bei zunehmendem Alter erhalten bleiben.

Das Wachstumshormon Somatotropin oder Somatropin stimuliert die Zellregeneration. Für die Anti-Aging-Therapie bietet es viele Vorzüge, darunter mehr Muskelmasse und eine festere Haut. Dieses Hormon lässt Muskeln wachsen, weil es die sarkomere Hypertrophie stimuliert. Sarkomere sind die kleinsten Muskeleinheiten, und Hypertrophie bedeutet Zunahme. Eine Zunahme der Sarkomere hat also zahlreichere und größere Muskelfasern zur Folge, und das ist natürlich sehr von Vorteil, wenn man im Alter gut aussehen und sich gut fühlen möchte. Dieses Anti-Aging auf Zellebene liefert äußerst attraktive Ergebnisse!

Das Wachstumshormon stimuliert auch die Lipolyse, sodass überschüssiges Fett abgebaut und das jugendliche Fett-

Muskel-Verhältnis wiederhergestellt wird, dessen Störung so unübersehbar ist. Zudem ist das Wachstumshormon an vielen wichtigen Körperfunktionen beteiligt und verhindert zum Beispiel einen zu niedrigen Blutzuckerspiegel, der unter bestimmten Umständen problematisch sein kann. Viele Sportler setzen das Wachstumshormon ohne medizinische Indikation ein, um ihre Leistungen zu verbessern.

Es ist zwar als Arzneimittel zugelassen, kann jedoch zahlreiche Nebenwirkungen hervorrufen, darunter das Karpaltunnelsyndrom, die Bildung gefährlicher Blutgerinnsel sowie das Hodgkin-Lymphom. Aufgrund der Risiken, die mit den pharmazeutischen Formen des Wachstumshormons einhergehen, sucht man nach Alternativen, mit denen sich der Hormonspiegel auf unbedenkliche Weise erhöhen lässt. Umso erfreulicher, dass natürliche Substanzen die Anzahl an Wachstumshormonen selbst in höherem Alter noch äußerst wirkungsvoll steigern können und ganz ohne unerwünschte Komplikationen eine großartige Anti-Aging-Wirkung zeigen – eine stärkere Muskulatur, weniger Fett und festere Haut.

Bestimmte Aminosäuren erhöhen den Wachstumshormon-Spiegel, wenn sie als Nahrungsergänzungsmittel eingenommen werden. Das äußert sich in bestimmten Merkmalen, die wir normalerweise mit strahlender Jugend assoziieren, während viele alterstypische Erscheinungen rückgängig gemacht werden. Der Körper funktioniert wieder so einwandfrei wie mit 30 Jahren! Glutamin beispielsweise wurde intensiv erforscht und kann die Wachstumshormone bei menschlichen Testpersonen nachweislich äußerst wirkungsvoll vermehren. Allerdings ist Glutamin auch der ideale Treibstoff für Krebszellen, sodass der Einsatz kritisch gesehen wird. Arginin, das die Anzahl an Wachstumshormonen erheblich steigert und selbst Herzerkrankungen verhindern kann, da es den Gehalt an Stickoxid erhöht und die Blutgefäße weitet, ist ebenfalls nicht uneingeschränkt zu empfehlen, da es außerdem das Herpesvirus fördert.

Glücklicherweise gibt es noch andere, unbedenkliche und äußerst wirkungsvolle Methoden, mit denen sich das Wachstumshormon ohne Nebenwirkungen freisetzen lässt. Ginkgo und Molkenprotein zum Beispiel erhöhen den Wachstumshormon-Spiegel im Körper sehr effektiv. Bei äußerlicher Anwendung stimulieren Wilder Yams und Apfelpolyphenole (die innerlich oder äußerlich in Form von Apfelessig angewendet werden können) einen kürzlich entdeckten, ungemein interessanten Mechanismus, der Fett aus den Zellen beseitigt. Aus Tamarinden gewonnene Hydroxycitronensäure und Tamarinde selbst verhindern, dass Ihr Körper Fett produziert, und schützen vor Diabetes. Rosskastanie baut das Fett ab, das unansehnliche Cellulite verursacht.

Im Scheinwerferlicht: Ginkgo

Ginkgo biloba oder Mädchenhaarbaum ist ein lebendes Fossil. Die Ginkgo-Bäume, die man heutzutage in japanischen Gärten findet, sind in botanischer Hinsicht fast identisch mit den Exemplaren, die es schon vor 100 Millionen Jahren gab. Heute wachsen in China Bäume, die mehr als 3000 Jahre alt sind! Genauso langlebig wie diese Pflanze wird der Mensch durch

Ginkgo zwar nicht, doch dieses Mittel besitzt dennoch beeindruckende Eigenschaften, welche die Jugend wiederherstellen, das Leben verlängern und die Lebensqualität deutlich steigern.

Die im Ginkgo vorhandenen Stoffe könne die cAMP-Phosphodiesterase sehr wirkungsvoll hemmen. Wieso das ein Grund zur Freude ist? Nun, die Bildung von cAMP (cyclischen Adenosinmonophosphaten) setzt in Ihren Zellen Energie frei, sodass Fett abgebaut wird und Ihre Fettzellen schrumpfen. Das Enzym cAMP-Phosphodiesterase reduziert jedoch die Anzahl der cAMP, die diese Aufgabe in den Zellen wahrnehmen. Ginkgo wiederum verhindert die cAMP-Phosphodiesterase, die Ihren cAMP-Spiegel senken würde, und sorgt so dafür, dass Ihre Zellen die optimale Anzahl dieser wunderbaren energiespendenden Anti-Aging-Moleküle enthalten. Das ist kein Widerspruch zu den Grundsätzen aus Kapitel 4 »Die Sonne geht auf – genießen Sie sie!«, denn in beiden Fällen geht es darum, eine gesunde, feste, jugendliche Basis zu schaffen.

Dass für eine Verjüngung und gutes Aussehen sowohl gesundes Fett als auch gesunde Muskeln nötig sind, wird durch weitere Studien bestätigt, die zeigen, dass Ginkgo die Fettzellen oder Adipozyten gesund hält – also weder verkümmert noch vergrößert. Verkümmerte Fettzellen lassen Wangen und Gliedmaßen hager wirken, während vergrößerte Fettzellen bei Übergewichtigen und älteren Menschen gesundheitliche Beschwerden und einen Verlust an Straffheit zur Folge haben. Wünschenswert ist somit ein ausgewogenes Verhältnis der Fett- und Muskelzellen in Ihrem Körper – wie es bei gesunden jungen Menschen der Fall ist. Ginkgo kann maßgeblich dazu beitragen, dass Sie dieses Verhältnis erreichen.

Auf alle bislang untersuchten Mechanismen hat Ginkgo eine förderliche Wirkung: Er hilft bei Asthma und gegen Allergien, indem er die Freisetzung von Histamin durch ein überaktives Immunsystem steuert, lindert Erkrankungen der Ohren wie die Menière-Krankheit und Tinnitus und verbessert Erinnerungsvermögen und kognitive Leistung.

Ginkgo sorgt für eine gesunde, attraktive Statur, beschränkt Fett auf ein gesundes, jugendliches Maß und fördert in vielerlei Hinsicht das Muskelwachstum. Ginkgo stimuliert die Freisetzung des Wachstumshormons und erhöht die Sensibilität für Gonadotropin. Da das Wachstumshormon der Schlüssel zu verschiedensten Reparatur- und Wachstumsmechanismen ist, erkennt man den Rückgang dieses Hormons bei älteren Menschen sofort am fehlenden Muskeltonus. Schlaffe, atrophische Muskeln an den Gliedmaßen, dazu ein vorgewölbter Bauch, sind deutliche Anzeichen für diesen Rückgang. Ohne eine geeignete Menge an Wachstumshormon (und anderer Hormone wie Testosteron) kann die Muskelmasse im Alter trotz guter Ernährung und sportlicher Betätigung nicht aufrechterhalten werden. In einer Studie, welche die Wirkung von Ginkgo auf die Muskelzusammensetzung und die Aktivität der an der Muskelsynthese beteiligten Gene untersuchte, konnte er den Abbau älterer Muskeln in bemerkenswerter Weise aufhalten und rückgängig machen. Ginkgo sorgte für einen beträchtlichen Muskelzuwachs in atrophischer Muskulatur und regte einen lethargischen Stoffwechsel zur Produktion weiterer Muskeln an – genau so, wie es bei jungen Menschen normal ist.

Blickpunkt Fett-Muskel-Verhältnis: Molkenprotein

Als Nahrungsergänzungsmittel erhöht Molkenprotein das Muskelvolumen bei jungen Menschen und kann auch bei älteren das Muskelwachstum fördern. Molke regt die Freisetzung von Wachstumshormonen effektiv an und vermehrt diese selbst dann, wenn sie in höherem Alter bereits stark zurückgegangen sind. Vielleicht erinnern Sie sich noch, dass Molke auch die Telomere verlängert und so die DNA schützt.

Blickpunkt Fett-Muskel-Verhältnis: Ursolsäure

Ursolsäure findet sich in Apfelschale, Blaubeeren, Dörrpflaumen, Lavendel, Oregano, Salbei, Thymian und Rosmarin. Als Wissenschaftler untersuchten, welche Gene bei einer Sarkopenie aktiviert oder deaktiviert werden, stellten sie fest, dass Ursolsäure aus Apfelschalen ein Muster entstehen lässt, das sich grundlegend von dem einer Muskelatrophie unterscheidet. Von über 1300 untersuchten Stoffen konnte Ursolsäure die Muskelatrophie am effektivsten hemmen. Sie vermeidet nicht nur einen Abbau der Muskelmasse oder Sarkopenie, sondern fördert auch das Muskelwachstum. Ursolsäure erzielt diese erstaunlichen Ergebnisse selbst dann, wenn gezielt eine fetthaltige Ernährung zur Gewichtszunahme verabreicht wird.

Die intensive Anti-Aging-Wirkung von Rosmarin, Blaubeeren und Heidelbeeren ist zum Teil auf deren hohen Gehalt an Ursolsäure zurückzuführen. Andere Stoffe wie Chlorogensäure, die in grünen Kaffeebohnen, Dörrpflaumen und Himbeerketonen vorkommt, können das Körperfett sehr effektiv abbauen. Isolierte Chlorogensäure erhöht offenbar den Homocystein-Spiegel, was bei Dörrpflaumen nicht der Fall ist. Allgemein schränkt Obst die Fettsynthese ein und fördert die Muskelsynthese, sodass Fett in Muskeln verwandelt wird. Tamarinde (*Garcinia cambogia*), die als Paste oder getrocknet in der indischen Küche sehr beliebt ist, enthält Hydroxycitronensäure oder HCA, einen Stoff, der den Fettverbrennungsmechanismus im Körper anregt und Fettglobule auflöst. Hydroxycitronensäure hemmt die Fettbildung selbst bei einer Ernährungsweise, die unter normalen Umständen die Fettablagerung im Körper begünstigen würde.

Blickpunkt Fett-Muskel-Verhältnis: DMAE und ALCAR

Die Wirkung von DMAE (Dimethylaminoethanol) erforschte ich erstmals im Jahr 1982, die Wirkung von ALCAR (Acetyl-L-Carnitin) etwa zehn Jahre später, doch diese beiden Supernährstoffe passen sehr gut zusammen und können als Nahrungsergänzungsmittel eingenommen werden. Sowohl DMAE als auch ALCAR erhöhen die cholinergische Aktivität – die Aktivität des Neurotransmitters Acetylcholin – im Gehirn sowie im Körper. ALCAR verbessert bei Alzheimerkranken und älteren Menschen die kognitive Leistung und die Aktivität des Hippocampus. Der Hippocampus ist der Bereich des Gehirns, der für das

Erinnerungsvermögen besonders wichtig ist, und wird bei der Alzheimerkrankheit schwer geschädigt. Als wichtigster Neurotransmitter im Hippocampus ist Acetylcholin für die kognitiven Fähigkeiten unerlässlich und zudem maßgeblich an der Muskelfunktion beteiligt. Bei senilen Menschen zeigt sich deutlich, dass ein Rückgang der Gehirnfunktion mit Muskelschwäche und Schmerzen einhergeht. DMAE und ALCAR können das chronische Erschöpfungssyndrom, einen Abbau der geistigen Fähigkeiten und Muskelatrophie sehr effektiv bekämpfen. Versorgt man den Körper mit diesen beiden Nährstoffen, so wirkt das wie ein Krafttraining von innen. Die Muskeln werden fest und schlank, die Kraft nimmt entscheidend zu, Schmerzen verschwinden, und die bleierne Müdigkeit hat ein Ende.

Weg mit der Cellulite

Cellulite entsteht, wenn vergrößerte Fettzellen mit übermäßig vollen Fettglobulen am umliegenden Gewebe zerren und so Dellen verursachen. Zudem wird dabei Kollagen abgebaut, während sich zähes, faseriges Gewebe bildet und örtlich Flüssigkeit einlagert. Lässt man die Fettzellen schrumpfen, so werden die betroffenen Zonen wieder fest.

Cellulite, auch »Orangenhaut« genannt, kann alle Frauen, selbst schlanke, ab dem Alter von 16 Jahren treffen und wird mit zunehmendem Alter immer schlimmer. Alle Maßnahmen, die den Muskeltonus verbessern und für eine gesunde Fettschicht sorgen, die als Polster dient, aber nicht schlaff ist, eliminieren auch die Cellulite. Darüber hinaus gibt es bestimmte Techniken und äußerliche Anwendungsmöglichkeiten, mit denen Sie den Prozess beschleunigen und besonders problematische Stellen gezielt angehen können. Östrogen gilt als Hauptursache für Cellulite, da daran in erster Linie Frauen leiden, deshalb können östrogene Pflanzen wie Bockshornklee, Fenchel, Dill und Süßholz sehr effektiv dagegen helfen.

Am einfachsten lässt sich Cellulite bekämpfen, wenn Sie Ihre Haut vor jedem Bad oder jeder Dusche mit einem Peeling-Massagehandschuh bearbeiten. Sie sollten dazu einen möglichst rauen Handschuh wählen – so wird Ihre Cellulite positiv stimuliert. Reiben Sie mit dem trockenen Handschuh über den gesamten Körper, vor allem Oberschenkel, Hüften, Gesäß, Bauch, Brüste und Arme. Sie können damit auch sanft über das Gesicht fahren, um es zu straffen. Dabei sollten Sie die Haut zwar stimulieren, aber nicht verletzen. Sie werden sehen, wie sie zusehends frischer und strahlend wird und das Fleisch sich strafft. So wird die Kollagen-Synthese stimuliert, während Narben und Fältchen verschwinden. Eine noch bessere Wirkung erzielen Sie, wenn Sie dazu eines der Präparate am Ende dieses Kapitels verwenden. Außerdem können Sie ein Öl auf Gesicht und Körper auftragen, bevor Sie den Handschuh verwenden. Zur Bekämpfung von Cellulite und Fettpolstern sind Kokos- und Dillöl besonders zu empfehlen (beide können auch kombiniert werden).

Vor vielen Jahren erstellte ich eine Anti-Cellulite-Lösung aus einer Rosskastanientinktur, die ich zur Hälfte mit destillierter Hamamelis mischte. Die Mischung war zwar unansehnlich braun, kam bei Frauen aber außerordentlich gut an. Obgleich ich genau wusste, wie gut das Präparat wirkte, freute ich mich sehr, als ich später wissenschaftliche Belege für den molekularen Mechanismus fand, der die hervorragende Anti-Cellulite-Wirkung dieser Pflanzen erklären konnte! Diese spannenden Erkenntnisse zeigen, dass die Rosskastanie Fettansammlungen erheblich reduziert; zudem stärkt sie die Zellwände, auch in Kapillar- und größeren Blutgefäßen, und verhindert so die Ansammlung von Flüssigkeit. Sie fördert die Kollagen-Bildung und erhöht den Elastin- und Hyaluronsäure-Spiegel, sodass das zähe, faserige Gewebe einer hartnäckigen Cellulite wieder geschmeidig und elastisch wird. Eine topische Anwendung von Rosskastanienlotion oder -creme direkt auf den betroffenen Bereichen lässt das Gewebe schrumpfen und fester werden. Schon nach wenigen Behandlungstagen werden Sie eine sichtbare Änderung feststellen, und eine Kombination verschiedener Therapien verspricht noch schnellere Ergebnisse. Zusätzliche Massagen fördern den Abbau des zähen, faserigen Gewebes. In Cellulite-Mitteln verwende ich auch gerne Wacholder, Koffein, Apfelessig, Dill und Gotu Kola.

Blickpunkt Cellulite: Wacholder und Seetang

Essenzielles Wacholderöl wirkt wahre Wunder gegen hartnäckige Fettpolster und Cellulite, sei es in Kombination mit Dill oder pur in Kokosöl gemischt. Es beseitigt überschüssige Wasseransammlungen aus dem Gewebe und strafft Bauch und Schenkel sehr effektiv und überraschend schnell. Seetang kann topisch angewendet werden, um Fettablagerungen abzubauen. Eine Seetang-Lotion aus Blasentang, Wakame, Arame oder Knorpeltang unterstützt zudem die Umwandlung von Fett in Muskelmasse.

Blickpunkt Cellulite: Koffein

Sie können abgekühlten Instantkaffee direkt auf alle Bereiche auftragen, die Sie straffen und schlanker gestalten wollen. Koffein wirkt durch die Stimulation der cAMP (cyclische Adenosinmonophosphate), die auch als Second Messenger bekannt sind. Die cAMP fördern die Freisetzung des Wachstumshormons im Körper. Epinephrin (Adrenalin) kann ohne cAMP nicht funktionieren. Koffein wirkt katabolisch, baut also Fett ab. Doch dank seiner positiven Wirkung auf das Wachstumshormon greift Koffein die Muskeln nicht an, sondern fördert deren Wachstum. Kurz gesagt: Durch die Stimulation der cAMP erhöht Koffein die Zellenergie.

Koffein gehört zu einer Stoffgruppe namens Methylxanthine, die allesamt diese cAMP-stimulierenden Eigenschaften aufweisen. Methylxanthine finden sich auch im grünen und schwarzen Tee (das in Tee enthaltene Methylxanthin heißt Theophyllin). Sie können all diese Produkte äußerlich anwenden, doch grüner Tee ist besonders unkompliziert, da er keine Flecken hinterlässt. Wenn Sie sich für Kaffee entscheiden, sollten Sie beachten, dass die Wirkung sehr stark ist. Bei regelmäßigem Kaffeekonsum nehmen Sie am besten 150 Milligramm Magnesiumcitrat pro Tag ein, denn damit verhindern Sie Herzrhythmusstörungen, die das Koffein verursachen kann. Koffein kann bekanntermaßen zu Schlafstörungen führen – wenn das bei Ihnen der Fall ist, sollten Sie auf grünen Tee umsteigen, der die Muskelsynthese sehr effektiv verbessert, das Fett in Ihrem Körper abbaut und neben Theophyllin (Theophyllin wirkt genauso wie Koffein) auch Theanin enthält. Theanin ist eine nicht-proteinogene Aminosäure, welche die negativen Auswirkungen von Koffein und Theophyllin hemmt. Deshalb ist grüner Tee optimal, wenn Körperfett ohne Schlafstörungen abgebaut werden soll. Bei einer äußerlichen Anwendung von Kaffee werden Schlafverhalten oder Herzrhythmus übrigens nicht beeinträchtigt.

Blickpunkt Cellulite: Essenzielles Dillsamenöl und Gotu Kola

Essenzielles Dillsamenöl und Gotu Kola gehören zu meinen liebsten Anti-Cellulite-Mitteln. Östrogen wird zwar häufig als Ursache für Cellulite geschmäht, doch Dillsamen wirkt mit seiner östrogenen Eigenschaft sehr effektiv gegen diese Erscheinung. Eine tägliche Massage mit essenziellem, in Kokosöl verdünntem Dillsamenöl sorgt für jugendliche Gliedmaßen mit gutem Tonus, eine schlankere Taille und einen athletisch-straffen Körper. Dill kann die Elastin-Produktion sehr wirkungsvoll aktivieren, sodass Krampfadern zurückgehen und auch Tränensäcke verschwinden. Elastin sorgt dafür, dass die von Cellulite betroffenen Fettzellen wieder fest werden und alle unerwünschten Fettablagerungen verschwinden. Gotu Kola stimuliert SIRT1, erhöht die Synthese von Typ-1-Kollagen, schützt die Haut vor sonnenbedingten Schäden und beschleunigt die Wundheilung. Typ-1-Kollagen ist der Kollagen-Typ, der mit zunehmendem Alter erheblich zurückgeht. Sie wissen bereits, dass Madecassoside, ein aus Gotu Kola gewonnener Stoff, die Bildung von Progerin außerordentlich wirkungsvoll hemmen kann – also die Bildung des mutierten Proteins, das für die Alterung verantwortlich ist. Zudem wirkt Gotu Kola äußerst effektiv gegen Cellulite, indem es überschüssige Wassereinlagerungen abbaut und die Fettzellen schrumpfen lässt. Für die Cellulite sind mehrere Fehlfunktionen verantwortlich, nämlich Bindegewebsstörungen, Verengungen der Blutgefäße und eine Ausdehnung der Fettzellen; daher brauchen Sie ein Mittel, das all diese Faktoren gleichzeitig normalisiert. Bei topischer Anwendung oder Einnahme als Nahrungsergänzungsmittel kann die wunderbare Gotu Kola alle Aspekte der Cellulite bekämpfen.

Erstaunliche Aquaporine

Im Jahr 2003 ging der Nobelpreis für Chemie an Peter Agre, den Entdecker der Aquaporine – der Proteinmoleküle, die als Poren oder Kanäle in den Zellmembranen dienen. Wie so oft in der Wissenschaft ist die Entdeckung einem Zufall zu verdanken. Zunächst ging man davon aus, dass die Aquaporine nur für den intrazellulären Wassergehalt, also das Wasser in der Zelle selbst, zuständig seien, doch mittlerweile hat man eine Aquaporin-Familie entdeckt, welche auch überschüssiges Fett aus den Zellen beseitigt. Wir wissen nun, dass die Aquaporine Kanäle in den Zellmembranen sind, die sowohl Zellwasser als auch Lipide (Fette) kontrollieren. Mit zunehmendem Alter lässt ihre Aktivität deutlich nach. Aquaporin 1, 2, 4, 5 und 8 sind für den Wassertransport zuständig, während Aquaporin 3, 7 und 9, auch als Aquaglyceroporine bezeichnet, zudem den Gehalt an Fettsäuren in den Fettzellen regulieren. Ihre Zellen haben quasi kleine »Zapfhähne« (die Aquaporine), über die Wasser und Fett abgelassen werden, die sich als Fetttröpfchen im Gewebe eingelagert haben. Eine Stimulation der Aquaglyceroporine führt dazu, dass die Fettsäuren die Fettzellen verlassen – tolle Neuigkeiten für alle, die Cellulite und hartnäckige Fettpolster loswerden wollen! Die jüngsten Forschungsergebnisse deuten darauf hin, dass Aquaporine auch Urea und Glycerin transportieren; das ist sowohl bei trockener Haut als auch bei unerwünschtem Haarwuchs interessant, wie Sie später in diesem Buch noch erfahren werden.

Aquaporine lassen nicht nur die durch übermäßiges Fett gedehnten Fettzellen schrumpfen, sondern haben in medizinischer Hinsicht noch weitaus wichtigere Aufgaben. Durch eine Aktivierung dieser Poren kann die Flüssigkeitsspeicherung/Hydration ausgezeichnet behandelt werden, und da auch das Gehirn Aquaporine enthält, könnten Aquaporin-Aktivatoren bei Hirnödemen sogar Leben retten.

Es hat sich gezeigt, dass bei einer Insulinempfindlichkeit (Typ-II-Diabetes) und bei Fettleibigkeit die Aquaglyceroporine (AQPap) nicht aktiv genug sind. Beide Probleme treten häufig in höherem Alter und bei ungesunder Lebensweise auf und sollten behoben werden, um das Aussehen und die Gesundheit zu fördern.

Wilder Yams und Apfelessig sind sehr gute Aquaporin-Stimulatoren, die den Zapfhahn an Ihren Fettzellen öffnen und alles überschüssige Fett abfließen lassen, sodass der Körper glatt, fest und jugendlich wird. Wilder Yams gehörte zu den ersten Aquaporin-Modulatoren, die entdeckt wurden. Es hat sich gezeigt, dass auch Apfelpolyphenole die Aquaporine aktivieren und so dazu beitragen, dass Fett abgebaut und die Haut gut mit Feuchtigkeit versorgt wird. Mit zunehmendem Alter gerät die Fettablagerung außer Kontrolle – der Bauch wölbt sich vor, der Trizeps wird weicher, das Kinn schlaff, Hüftpolster, Tränensäcke und noch vieles mehr entstehen. Dies ist in erster Linie auf die nachlassende Aktivität der Aquaporine und insbesondere der Aquaglyceroporine zurückzuführen, die Wasser und Fett aus den Zellen befördern. Apfelpolyphenole können die Aquaglyceroporine äußerst wirkungsvoll aktivieren, und Apfelessig ist seit jeher als Hausmittel zur Förderung des Fettabbaus bekannt. Diese Wirkung wird durch aktuelle Daten gestützt, und neue Forschungsergebnisse bestätigen, dass Apfelpolyphenole eine Gewichtszunahme selbst bei zuckerhaltiger Ernährung verhindern.

Apfelpolyphenole können die Fettzellen erstaunlich effektiv zum Schrumpfen bringen und dabei die Muskelsynthese erhöhen. Zudem bauen sie gezielt Fett ab, fördern Muskeltonus und Muskelwachstum und erhöhen die Kraft. Um sich ausreichend mit Apfelpolyphenolen zu versorgen, reicht es, täglich etwas Apfelessig zu sich nehmen. Joan Crawford kontrollierte ihr Gewicht angeblich damit, dass sie vor jeder Mahlzeit ein Glas Apfelessig trank. Apfelessig kann Fett und Cellulite sowohl von innen als auch bei äußerlicher Anwendung sehr gut reduzieren. Sie können den Apfelessig auf der Haut belassen und müssen ihn nicht abspülen, sollten ihn vor einer Anwendung auf der Haut jedoch verdünnen. Im Augenbereich ist besondere Vorsicht geboten, weil der Essig oft reizend wirkt. Das Ergebnis ist weiche, glatte, geschmeidige, faltenlose und gut mit Feuchtigkeit versorgte Haut.

»Formen« Sie Ihren Körper mit natürlichen Behandlungsmethoden

Man sagt, ab einem bestimmten Alter müsse man sich für »Gesicht oder Hintern« entscheiden. Das soll bedeuten, dass man entweder ein rundliches, hübsches, jugendliches Gesicht und einen ebenso runden Po behält, oder an einem schlanken Körper arbeiten kann, der jedoch ein eingefallenes, älter wirkendes Gesicht zur Folge hat. Das stimmt jedoch nicht – beides ist möglich! Mit den Methoden aus diesem Kapitel können Sie die Fettablagerung reduzieren und die Fettspeicher *genau dort, wo Sie es möchten*, auffüllen. Eine Ernährung mit reichlich guten Fetten wie Olivenöl und Avocado und die Anwendung der Pflanzen aus Kapitel 9 »Gesichtskonturierung auf natürliche Art« bauen eine atrophische Fettschicht wieder auf und machen Ihr Gewebe jugendlich elastisch. Olivenöl enthält Hydroxytyrosol, welches die Mitochondrien in Ihren

Fettzellen ankurbelt, sodass diese viel aktiver und energiegeladener werden und Kalorien nicht speichern, sondern verbrauchen. Zudem können Sie Stechwindenöl auf Wangen und Gesicht auftragen, um an diesen Stellen eine erwünschte Fettablagerung zu fördern. Wenn Sie wie beschrieben Apfelpolyphenole in Form von Apfelessig zu sich nehmen und die Körperstellen, die gestrafft werden sollen, mit einer Lotion oder Creme massieren, die mindestens eine der im Absatz zu Cellulite beschriebenen Pflanzen enthält, bleiben die Fettpolster in einem gesunden, schönen, jugendlichen Rahmen.

Die *Jugendgeheimnis*-Anwendungen

Wählen Sie die Präparate je nach Verfügbarkeit, Kosten und persönlichen Vorlieben. Bereits eine behandelt diesen Anti-Aging-Mechanismus, zwei oder mehr können die Verbesserung jedoch beschleunigen oder eine besonders vernachlässigte Situation verbessern. Jedes Präparat enthält eine Zutat, die in diesem Kapitel behandelt wurde. Viel Spaß!

Ginkgo: Ginkgo gibt es als Tinktur, Kapseln oder Pulver. Nehmen Sie dreimal täglich zwei Teelöffel der Tinktur oder zweimal täglich sechs Kapseln zu sich. Von einem Pulverprodukt genügt ein Teelöffel pro Tag, damit diese wunderbare Pflanze ihre fettabbauende, muskelfördernde Wirkung zeigt.
Molke: Kaufen Sie ein hochwertiges, reines Molkenproteinpulver, das Sie nach Anweisung einnehmen.
Apfelpolyphenole: Sie können Apfelpolyphenole als Nah-

rungsergänzungsmittel kaufen, doch auch Apfelessig ist sehr wirkungsvoll, viel preisgünstiger und enthält verschiedene gute Inhaltsstoffe wie Ursolsäure. Trinken Sie einfach zwei- oder dreimal täglich zwei Teelöffel mit Wasser verdünnten Apfelessig, idealerweise direkt vor einer Mahlzeit oder zum Essen.

Ursolsäure: Sowohl Apfelessig als auch Apfelsaft sind gute Ursolsäure-Quellen. Nehmen Sie bei jeder Mahlzeit zwei Teelöffel Essig zu sich, denn so verhindern Sie, dass nach dem Essen Ihr Blutzuckerspiegel steigt, und schützen sich damit vor Diabetes, während Fettabbau und Muskelzuwachs gefördert werden. Darüber hinaus können Sie Apfelessig äußerlich auf hartnäckige Bereiche wie Oberschenkel oder Bauch auftragen. Verdünnen Sie den Essig für innerliche und äußerliche Anwendungen mit Wasser. Auch Dörrpflaumen sind eine leicht erhältliche Ursolsäure-Quelle und sollten, da sie auch das Krebsrisiko senken und die Nerven schützen, täglich verzehrt werden, vielleicht im morgendlichen Müsli oder Joghurt. Rosmarin und essenzielles Rosmarinöl können ebenfalls problemlos in die tägliche Ernährung eingebaut werden.

DMAE und ALCAR: Diese Supernährstoffe müssen Sie getrennt kaufen, eine gemeinsame Einnahme ist jedoch möglich. Die optimale Tagesdosis DMAE beträgt 100 bis 300 Milligramm. Die beste ALCAR-Tagesdosis beträgt 500 Milligramm.

Massagehandschuh: Ein Peeling-Handschuh ist ideal, weil die raue Oberfläche bei einer sanften Massage die Haut stimuliert und so Fettablagerungen aufbricht und Ihren Körper strafft.

Rosskastanie: Die Tinktur ist online erhältlich und wird zu gleichen Teilen mit Wasser vermischt. Sie können die Mischung aufbewahren und nach Bedarf auf von Cellulite betroffene Zonen und alle anderen Körperstellen auftragen, die Sie straffen möchten.

Wacholder: Geben Sie 30 Tropfen essenzielles Öl in 100 Milliliter Kokosölbasis – damit erzielen Sie eine schnelle Wirkung, können Fettpolster abbauen und die Cellulite an Hüften, Oberschenkeln und Bauch bekämpfen.

Koffein: Brühen Sie sich einen starken Instantkaffee auf und tragen Sie ihn nach dem Abkühlen täglich als Anti-Cellulite-Behandlung auf. Das gleiche Mittel lässt auch Haare auf Ihrer Kopfhaut wieder wachsen. Wenn die Kaffee-Lotion zu starke Flecken hinterlässt, wenden Sie sie am besten direkt vor dem Duschen oder Baden an. Alternativ können Sie eine Tasse starken grünen oder schwarzen Tee aufbrühen (keinen Kräutertee) und abgekühlt als Körperlotion mit verschlankender Wirkung verwenden. Die körperstraffende Wirkung verstärkt sich, wenn Sie täglich grünen Tee, schwarzen Tee oder Kaffee trinken. Verzichten Sie auf Zucker!

Wilder Yams: Kaufen Sie sich eine Tinktur aus Wildem Yams, die Sie zu gleichen Teilen mit Wasser mischen und nach Bedarf verwenden. Alternativ können Sie diese auch mit Rosskastanientinktur in einer Apfelessigbasis mischen, wobei Sie die Tinkturen und den Essig zu gleichen Teilen verwenden.

Essenzielles Dillsamenöl: Besorgen Sie sich ein hochwertiges essenzielles Dillöl und geben Sie davon 30 Tropfen in 100 Milliliter Kokosöl. Es lässt sich besser verrühren, wenn Sie das Kokosöl leicht erwärmen, bevor Sie den Dill hinzugeben. Abkühlen lassen, in einem Behälter mit breiter Öffnung aufbewahren und mindestens einmal täglich anwenden.

Algenlotion: Kaufen Sie sich die gewünschten Algen online – zum Beispiel Blasentang, Knorpeltang, Wakame, Nori oder eine andere Algenart. Die meisten Algensorten sind in Pulverform oder als getrocknete Stücke erhältlich. Lassen Sie eine große Tasse Algen 15 Minuten lang in einem Liter Wasser oder einem Liter Apfelessig köcheln und gießen Sie die Mischung nach dem Abkühlen durch ein Sieb in Flaschen. Sie können das gesamte Präparat in Ihr Badewasser geben oder nach dem Baden als Körperlotion verwenden.

Gotu Kola: Nehmen Sie täglich vier Teelöffel Gotu-Kola-Tinktur oder Gotu-Kola-Pulver oder 20 Gotu-Kola-Kapseln zu sich. Das ist nicht zu viel, wenn jede Kapsel wie üblich 500 Milligramm der Pflanze enthält. Selbst von Ein-Gramm-Kapseln können Sie pro Tag getrost 20 Stück einnehmen. Wenn Sie nicht so viele Kapseln schlucken möchten, können Sie den Inhalt auch in eine Tasse entleeren, etwas Wasser dazugeben und die Mischung trinken oder die große Tagesdosis in drei kleinere Dosen aufteilen. Wenn Sie mit den Kapseln Probleme haben, eignet sich alternativ auch loses Pulver oder eine Tinktur. Zudem können Sie Gotu Kola direkt auf Problemzonen auftragen. Geben Sie 20 Teelöffel Gotu-Kola-Pulver in 500 Milliliter Apfelessig, lassen Sie die Mischung 15 Minuten köcheln und dann abkühlen, bevor Sie sie durch ein Sieb gießen, in Flaschen abfüllen und beschriften. Dieses Präparat können Sie äußerlich auf Gesicht und Hals auftragen und ruhig antrocknen lassen. Allerdings sollten Sie die Lösung erst mit Wasser verdünnen und den Augenbereich aussparen.

8. Herrliche Haarpracht

ANTI-AGING-MECHANISMUS: Wiederherstellung einer jugendlichen Haarpracht

NUTZEN: Behebung von Haarausfall und dünner werdendem Haar, Beschleunigung des Haarwachstums, Wirkung gegen graues Haar

IN DEN HAUPTROLLEN: Essenzielle Öle aus Rosmarin und blauem Eukalyptus, Schmalz, Zwiebeln, Kalziumpantothenat

Jeder weiß, dass Männern mit zunehmendem Alter die Haare ausgehen. Auch Frauen haben darunter zu leiden, allerdings folgt ihr Haarausfall einem anderen Muster: Es entstehen keine einzelnen kahlen Stellen, sondern das Haar wird insgesamt dünner. Generell ist das Haar bis zum 30. Geburtstag besonders schön, auch wenn viele Frauen bereits mit Mitte 20 einen Rückgang der Fülle feststellen. Wenn es Ihnen auch so geht, wissen Sie, was ich meine – der Scheitel wird breiter, der Pferdeschwanz dünner, das Haar wächst nicht mehr über Schulterlänge. Manche Frauen entdecken genau wie Männer kleine kahle Stellen. Zudem geht die natürliche Haarfarbe verloren, da die Anzahl der Melanozyten sinkt, also der Zellen, die für die Haarfarbe verantwortlich sind.

Mit nachlassenden Zell- und Hormonfunktionen arbeiten die Haarfollikel langsamer oder stellen ihre Tätigkeit ganz ein. Die richtigen natürlichen Substanzen helfen Ihnen jedoch bei der Wiederbelebung der Zellen und der Hormonfunktion. Es ist tatsächlich möglich, dass das Haar wieder wächst und seine natürliche Farbe zurückgewinnt. Wenn Sie die Melanozyten in Ihrer Kopfhaut wiederbeleben, ist graues Haar Vergangenheit! In diesem Kapitel werden wir uns damit befassen, wie Sie erreichen können, dass Ihr Haar schneller wächst, insgesamt gesünder wird und die natürliche Farbe, Fülle und Schönheit wiedererlangt.

Wieso wird das Haar dünn und fällt aus?

Dass die Kopfbehaarung dünner wird oder gar ausfällt, während an anderen Körperstellen unerwünschte Haare sprießen, ist auf den Rückgang der Hormon- und Zellfunktionen zurückzuführen. Zum Glück gibt es viele natürliche Zell- und Hormonstimulatoren, die dem Haarausfall am Kopf entgegenwirken und unerwünschtes Haarwachstum stoppen.

Haarausfall und dünnes Haar bei älteren Frauen sind in erster Linie einem niedrigen Östrogen-Spiegel zuzuschreiben. Wenn der Östrogen-Spiegel sinkt, gewinnt das männliche Hormon Dihydrotestosteron (DHT) die Oberhand, also jenes, das auch bei Männern die Haare ausgehen lässt. Deshalb verlieren Frauen an Kopfbehaarung, während im Gesicht und am Körper unerwünschte Haare sprießen. Leider steigt bei Frauen mit zunehmendem Alter der DHT-Spiegel, während die Haarfollikel empfindlicher auf dieses Hormon reagieren. Das hat zur Folge, dass die Haarfollikel am Kopf verkümmern und ihre Arbeit einstellen, während die Follikel der Gesichts- und Körperbehaarung auf dieses zusätzliche DHT reagieren, indem sie gröberes, dickeres Haar produzieren. Glücklicherweise kann ein Ausgleich des Östrogen-Haushalts im weiblichen Körper nicht nur das Kopfhaar neu beleben, sondern auch das Wachstum unerwünschter Haare in Gesicht und am Körper bekämpfen.

Allerdings können alle Substanzen, welche die Haarfollikel in der Kopfhaut stimulieren, auch im Gesicht eine stimulierende Wirkung haben. Hier zeigt sich wieder einmal, dass man sorgfältig zwischen Zell- oder Hormonfunktion unterscheiden muss. Eine Zellstimulation stimuliert die Haarfollikel im gesamten Körper, während ein Ausgleich des Hormonhaushalts, der bei Frauen vor allem den Östrogen-Spiegel betrifft, nur auf bestimmte Körperbereiche wirkt. Eine Stimulation, die sich auf die Zellen beschränkt, zum Beispiel durch Koffein (oder Kaffee), steigert nicht nur das Wachstum der Kopfbehaarung – wird das Mittel auf das Kinn aufgetragen, sprießen auch dort vermehrt Haare. Fenchel, Anis oder ein anderes östrogen wirkendes Öl oder Kraut stimuliert dagegen die Follikel der Kopfbehaarung, während das Wachstum unerwünschter Gesichtshaare bei Frauen unterdrückt wird.

Doch das ist noch nicht alles! Kürzlich wurde ein Mechanismus entdeckt, der noch besser erklärt, wieso Frauen mit zunehmendem Alter unerwünschte Haare wachsen, während die Kopfbehaarung ausgeht und die Haut trockener wird. Dabei spielen die Aquaporine eine Rolle, die Sie vielleicht noch aus Kapitel 7 »Verwandeln Sie Fett in Muskeln« kennen, also die Poren in den Zellmembranen, welche den Wasser- und Fetttransport regulieren. Anzahl und Wirksamkeit dieser Poren nehmen mit zunehmendem Alter ab, sodass die Haut trocken wird und Sie an Gewicht zulegen. Auch weiß man mittlerweile, dass diese Poren den Transport von Urea und Glycerin kontrollieren, und wenn die Aquaporine mit zunehmendem Alter weniger wirkungsvoll arbeiten, sinkt die Urea- und Glycerin-Konzentration in der Haut, sodass die Haut sehr trocken und faltenanfällig wird. Dies begünstigt das Wachstum unerwünschter Gesichtshaare, denn sowohl Glycerin als auch Urea sind an der Steuerung des Haarwurzelstoffwechsels beteiligt. Mit glyzerin- oder ureahaltigen Cremes können Sie also unerwünschten Haarwuchs am Körper beseitigen (zudem ist Urea ein guter Feuchtigkeitsspender). Mit Glyzerin und Urea lässt sich auch das Haarwachstum auf der Kopfhaut anregen, da diese Stoffe den im Alter gestörten Zellstoffwechsel normalisieren – sie beeinflussen also die Zellfunktion und haben keine hormonelle Wirkung. Vor einer großflächigen Anwendung sollten Sie immer erst an einer unauffälligen Hautstelle testen, ob Sie eine Creme gut vertragen.

Koffein (oder Kaffee) stimuliert zwar in erster Linie die Zellen, wirkt jedoch auch ein wenig gegen DHT. Dass Koffein als Zellstimulator das Haarwachstum wieder ankurbeln kann und den DHT-Spiegel senkt, ist mittlerweile allseits bekannt.

Koffein erhöht den cAMP-Spiegel und regt so den Zellstoffwechsel an. Genau diese Steigerung der Zellenergie bekämpft – allerdings nur in schwachem Maße – auch die Wirkung des DHT. Koffein lässt die ruhenden Haarfollikel in der Kopfhaut wieder jugendlich aktiv werden. In einer Studie zur Wirkung von Koffein auf die Haarfollikel wurde festgestellt, dass Testosteron das Haarwachstum sehr effektiv hemmt, diese Wirkung aber durch Koffein ganz leicht aufgehoben werden kann. Zudem stimulierte Koffein das Haarwachstum selbst bei normalen Haarfollikeln, die nicht durch Testosteron gehemmt waren. Und was bedeutet das für uns? Koffein hilft wirklich, ob Sie nun 20 oder 70 sind. Ist Ihr Haarausfall durch DHT bedingt, dann unterdrückt Koffein die negative Wirkung dieses Hormons. Und wenn das DHT Ihr Haar nicht beeinträchtigt und Sie lediglich das Haarwachstum fördern möchten, kann Koffein ebenfalls helfen. Damit es seine Wirkung richtig entfaltet, müssen Sie es direkt auf die Kopfhaut auftragen (dazu ist Instantkaffee gut geeignet), mindestens zwei Minuten einwirken lassen und dann ausspülen. Allerdings können sich unerwünschte Reaktionen mit Haarfärbemitteln einstellen, testen Sie deshalb die Kaffeeanwendung erst an einer einzelnen Strähne, bevor Sie den gesamten Kopf behandeln. Kaffeetrinken bietet leider keinen Schutz vor Haarausfall.

Essenzielle Öle für das Haarwachstum

Verschiedene essenzielle Öle können das Wachstum der Kopfbehaarung sehr effektiv stimulieren. Besonders gut eignet sich Ylang-Ylang, das zudem die Haarfarbe aufhellt und früher die Basis für Makassaröl bildete, im viktorianischen England ein beliebtes Mittel gegen Kahlköpfigkeit. Makassaröl wurde mit Palm- oder Kokosöl hergestellt, deshalb legte man auf die Rückenlehnen der Sessel kleine weiße Deckchen, den sogenannten Makassarschutz, um Fettspuren zu verhindern, die männliche Besucher unvermeidlich hinterließen. Auch Lavendelöl dient seit Langem zur Stimulation des Haarwachstums und hat sich als äußerst wirkungsvoll erwiesen. Thymian- und Zedernöl kann mit Lavendel kombiniert werden. Kopfmassagen mit oder ohne Öl stimulieren die Haarfollikel manuell und beschleunigen so die Geschwindigkeit des Haarwachstums. Haarausfall kann eine große psychische Belastung darstellen, ist jedoch kein unabänderliches Schicksal. An schönem, glänzendem und vollem Haar können Sie sich in jedem Alter erfreuen.

Rosmarin und Eukalyptus sind sowohl einzeln als auch im Team äußerst effektiv. Wenn Sie eine Körperstelle, auf der Haar wachsen soll, mit essenziellem Rosmarinöl einreiben, wird sich der Erfolg bereits nach drei Wochen einstellen. Am besten tragen Sie das Öl in den ersten sechs Monaten täglich auf; danach können Sie ein oder zwei Tage aussetzen, mehr als drei Tage sollte der Abstand zwischen den Behandlungen jedoch nicht betragen. Noch bessere Ergebnisse erzielen Sie, wenn Sie Rosmarinöl mit Eukalyptusöl kombinieren. *Eucalyptus globulus* vermehrt die Ceramiden in Ihrem Haar, sodass es voller und glänzender wird (bei äußerlicher Anwendung wirkt es auch auf der Haut). Selbst strähniges, dünnes Haar wird wieder üppig und strahlend, wenn Sie Kopfhaut und die gesamte Haarlänge drei Monate lang täglich mit Eukalyptusöl behandeln. Sowohl essenzielles Rosmarin- als auch Eukalyptusöl fördern zudem die Haarfarbe; ist diese im Lauf der Jahre verblichen, wird sie wieder kräftiger und intensiver. Denn Eukalyptus vermehrt nicht nur die für den Glanz verantwortlichen Ceramide, sondern stimuliert auch die Melanozyten im Haar, also die Zellen, die für die Produktion der Haarpigmente verantwortlich sind.

Rosmarin wirkt möglicherweise über einen neuartigen Mechanismus zur Haarbelebung, denn Forschungen haben kürzlich gezeigt, dass eine Stimulation von Kaliumkanälen in den Haarfollikeln das Haarwachstum erhöht. Rosmarin blockiert sehr effizient Kalziumkanäle, welche den Kaliumkanälen entgegenwirken. Wenn ein Stoff also die Kalziumkanäle hemmt, öffnet er damit die Kaliumkanäle. Mit Rosmarin, Eukalyptus und Schmalz habe ich erreicht, dass mein eigenes Haar mittlerweile deutlich über schulterlang wächst und meine Haarfarbe wieder jugendlich blond ist.

Nahrungs- und Nahrungsergänzungsmittel mit haarbelebender Wirkung

Die innerliche und äußerliche Anwendung von Zwiebeln, Polyphenolen, Cystein, Vitamin E und Vitamin C sowie die äußerliche Anwendung von Schmalz können die jugendliche Beschaffenheit Ihres Haars und auch die Haarfarbe wiederherstellen. Zwiebeln und Polyphenole sind dabei besonders interessant. Zwiebeln und Zwiebelpulver stimulieren die Haarfollikel so, dass Haar nachwächst. Sie sind eine gute Schwefelquelle, und dieser Stoff wird für die Bildung des Haarproteins Keratin benötigt. Schwefel ist ein wahrer Zauberkasten für das Haar – er verbessert Struktur, Glanz und Spannkraft bereits bei der ersten Anwendung, ob als reines Schwefelpulver, das Sie in Ihr Shampoo mischen, oder als Zwiebelpräparat, das Sie ins Haar geben. Ihr Haar wird sichtlich stärker und widerstandsfähiger. Quercetin, einer der Inhaltsstoffe der Zwiebel, hat nachweislich eine starke östrogene Wirkung, was erklärt, wieso Zwiebeln so positiv auf Knochen, Haut und Haar wirken. Und bezüglich der Polyphenole möchte ich noch einmal zu Apfelessig raten, einer sehr guten Polyphenol-Quelle, mit der sich das Haarwachstum am Kopf bestens anregen lässt. Wenn Sie Apfelessig auf Ihre Kopfhaut geben, können Sie Ihr Haar sehr rasch stärken und dicker werden lassen.

Zwiebeln und Apfelessig wirken sich auch auf die Haarfarbe aus. Das Quercetin in Zwiebeln regt die Melanin-Produktion an, welche Haut und Haarfarbe direkt im Haarfollikel beeinflusst. Wenn Sie also Zwiebelsaft in Ihre Kopfhaut reiben oder Zwiebelpulver darauf anwenden, können Sie die Alterungserscheinungen in den pigmentproduzierenden Melanozyten rückgängig machen und Ihre natürliche Haarfarbe wiederherstellen. Zudem kann die Zwiebel Ihrem Haar auch bei innerlicher Anwendung Farbe verleihen, da sie die Melanin-Produktion im Haarfollikel »enorm« erhöht – so die Wissenschaftler, die diese Wirkung untersucht haben. Außerdem lässt die Zwiebel bei äußerlicher Anwendung Haar (und Haut) heller werden, denn diese beißende Knolle enthält verschiedenste förderliche Inhaltsstoffe, darunter Schwefel, Quercetin, Vitamin C, Kalium und Folsäure. Ich habe sogar schon gehört, dass nach einer solchen Anwendung die ursprüngliche Haarfarbe zurückgekehrt ist. Apfelessig dagegen macht das Haar unabhängig von der Farbe heller und strahlender, bei gefärbtem Haar sollten Sie die Anwendung jedoch erst an einer unauffälligen Strähne testen.

Kalziumpantothenat-Tabletten erfüllen ebenfalls zwei Zwecke: Sie stimulieren die Pigmentproduktion und Wachstumsrate und fördern damit sowohl die natürliche Farbe als auch das Haarwachstum. Wenn Sie dieses Mittel in Ihr Lieblingsshampoo mischen, erzielen Sie eine optimale haarverschönernde Wirkung. Der Erfolg ist bereits nach der ersten Wäsche unübersehbar und wird immer besser. Ich selbst gebe zehn Tabletten Kalziumpantothenat à 500 Milligramm direkt in 250 Milliliter Shampoo, Sie können die Tabletten aber auch erst in einer halben Tasse Wasser auflösen und dann in Ihr Shampoo mischen. Nach dem Trocknen wird Ihr Haar strahlender, weicher und Ihrer natürlichen Haarfarbe ähnlicher sein.

Deshalb ändert sich im Alter die Haarfarbe

Dass Ihr Haar seine Pigmentierung verliert, liegt am Rückgang der Tyrosinase-Aktivität. Das Enzym Tyrosinase ist an der Melanin-Synthese beteiligt, und Melanin bildet die Grundlage für alle Haarfarben – ob Blond, Rot oder Pechschwarz. Je nach Haarton sind verschiedene Melanin-Typen beteiligt, Melanin ist aber stets enthalten. Zudem bestimmt Melanin die Hautfarbe, und wenn Sie sich längere Zeit in der Sonne aufhalten, steigt zum Schutz der Melanin-Spiegel in der Haut – Sie werden braun. Die Tyrosinase-Aktivität in den Haarfollikeln nimmt mit zunehmendem Alter ab, und damit wird die Haarpigmentierung schwächer, bis letztendlich überhaupt keine Pigmente mehr synthetisiert werden und das Haar weiß bleibt. Auch die Tyrosinasen in der Haut werden weniger, sodass ältere Haut oft blass wirkt.

Säugetiere produzieren zwei Melanin-Typen: braun-schwarzes Eumelanin und gelblich-rotes Phäomelanin. Ihre natürliche Haarfarbe besteht aus einer komplexen Mischung von Eumelanin und Phäomelanin, und dieser Komplexität verdanken wir die vielen wunderbaren Schattierungen unserer natürlichen Haartöne. In blondem Haar sind allgemein sehr wenige Pigmente vorhanden, besonders wenig Eumelanin. In grauen Haaren steckt sehr wenig Melanin beider Arten, und weißes Haar enthält überhaupt keins.

Quercetin und Cystein erhöhen den Melanin-Gehalt in Haut und Haar und verlagern das Gleichgewicht von Eumelanin auf Phäomelanin, sodass Haut- und Haarfarbe etwas heller werden. Cystein oder N-Acetylcystein kann Haut und Haar noch effektiver aufhellen, wenn es mit Vitamin C und E kombiniert wird. Dieser Mechanismus wirkt sowohl beim Verzehr dieser Stoffe als auch bei direktem Auftrag auf den Körperbereich, den Sie behandeln möchten. Mittlerweile haben wir einen wichtigen Mechanismus durchschaut, der diesen spannenden Prozess steuert: Es handelt sich dabei um das sogenannte Glutathion, das auch erklärt, wieso natürlich blondes Haar mit zunehmendem Alter dunkler wird. Glutathion bleicht das Haar auf natürliche Weise, denn ein hoher

Glutathion-Spiegel erhöht den Phäomelanin-Gehalt in Ihren Haarfollikeln. Geht das Glutathion im Lauf der Zeit zur Neige, so erhöht sich der Anteil an Eumelanin, also dem Pigment, das dunkleres Haar entstehen lässt.

Hormonelle Veränderungen können sich ebenfalls auf die Haarpigmente auswirken. So stellen beispielsweise viele Frauen fest, dass Haut und Haar während und nach einer Schwangerschaft dunkler werden. Mit den Ratschlägen in diesem Abschnitt können Sie diesem Prozess entgegenwirken. Auch wenn der Hormongehalt während der Wechseljahre sinkt, nimmt der Melanin-Spiegel ab, sodass das Haar erst grau, dann weiß wird; dies betrifft auch die Haut, und selbst die Augen wirken blasser. Die Lippen verlieren ihren rosigen Schimmer, die Iris ihre intensive Farbgebung, und der Teint wird blass und teigig. Eine Gesichtsbehandlung mit Ginkgo oder Ginkgo und Hopfen stellt diese Pigmentierung wieder her, indem der Melanin-Gehalt in der Haut erhöht wird. Blasse Lippen gewinnen ihre Farbe zurück, die Haut blüht auf, die Augen strahlen wieder, und Augenbrauen und Wimpern werden tiefschwarz.

Gesättigte Fettsäuren tragen dazu bei, dass das Haar wieder seine natürliche Farbe annimmt, und Studien zeigen, dass diese die Tyrosinase stärker aktivieren als ungesättigte Fettsäuren aus pflanzlichen Ölen. In Indien setzt man seit Jahrhunderten auf Sesam- und Kokosöl, die graues Haar bekämpfen sollen, und nach wissenschaftlichen Erkenntnissen wirken diese Öle deshalb, weil die gesättigten Fette die Tyrosinase besonders wirkungsvoll anregen. Deshalb kann auch Schmalz Ihre natürliche Haarfarbe so gut wiederherstellen.

Außerdem fördert Schmalz das Haarwachstum und ist damit eine der billigsten und erstaunlichsten Haarkuren, die es gibt. Wenn Sie eine vegetarische Alternative bevorzugen, können Sie rotes Palmöl verwenden, da es ebenfalls gesättigt ist und Carotinoide enthält, die auch die natürliche Haarfarbe fördern. Auch Sesam-, Kokos-, Avocado- und Rizinusöl können Haarwachstum und -farbe sehr gut stimulieren, wenn auch nicht so effektiv wie Schmalz oder rotes Palmöl. Ist Ihr Haar sehr brüchig, sollten Sie auf pflanzliche Öle verzichten, da es ansonsten verfilzen könnte; schließlich wollen Sie sich beim Kämmen keine Haarbüschel ausreißen! Schmalz lässt das Haar nicht verfilzen, sondern macht es superglatt, weich und glänzend. Allerdings sollten sie im Anschluss eine Spülung verwenden. Sie können damit auch Augen-Make-up entfernen und werden feststellen, wie lang, dicht und wunderschön Ihre Wimpern werden!

Wollen Sie blonder werden? Oder dunkler? Die *Jugendgeheimnis*-Haartönung!

Ich finde es faszinierend, dass Zwiebeln, Quercetin und Cystein ursprünglich blondes Haar heller werden lassen, während eigentlich dunkles Haar, zum Beispiel in den Augenbrauen, dunkler wird. Denn Cystein ist Teil des Phäomelanins, und ein Cystein-Mangel erhöht genau wie ein Mangel an Glutathion das Eumelanin, während der Phäomelanin-Gehalt sinkt. Ob Cystein und NAC als Nahrungsergänzungsmittel negative Auswirkungen auf die Gesundheit haben, ist noch nicht eindeutig geklärt, es steht jedoch zweifellos fest, dass Zwiebeln und Knoblauch, die ihren durchdringenden Geruch dem Cystein-Gehalt verdanken, sehr gut für das Haar sind. Vor vielen Jahren berichtete mir eine ältere Kundin, sie selbst sei mit Mitte 20 auf handelsübliche Shampoos umgestiegen, ihre Schwester habe jedoch zeit ihres Lebens Eiershampoo verwendet und sei mit Ende 40 immer noch blond. Eigelb enthält sehr viel Cystein und erhöht auch das Glutathion, sodass sich dieses Phänomen damit durchaus erklären ließe.

Und das ist noch nicht alles! Wenn Sie Tomatenpaste auftragen, bevor Sie Ihr Haar einschäumen, wird das Blond heller. Grüne Säfte wie Spinat oder Kohl (die Rückstände müssen Sie natürlich abgießen!) und grüne Öle wie Oliven- oder Avocadoöl können blondes Haar sehr effektiv aufhellen, unabhängig davon, ob das Blond natürlich oder vom Friseur gezaubert ist. Naturblondes Haar, das mit der Zeit verblasst und dunkler geworden ist, können Sie mit der Pflanze Senna behandeln, die ein schnelles Wachstum fördert, das Haar superweich macht und ihm eine sonnig-gelbe Farbe verleiht. Zudem deckt Senna graues Haar gut ab und wirkt östrogen, sorgt also insgesamt für schönes, volles Haar.

Zitrone, Kamille, Ylang-Ylang, Süßholz, Honig und Lanolin können allesamt – einzeln oder in beliebiger Kombination – die Haarfarbe aufhellen. Lanolin ist Wollfett und recht schwer, sodass es vor der Haarwäsche angewendet werden sollte. Sie können auch etwas Lansinoh-Lanolincreme auf Ihre Handflächen geben und nach der Wäsche im noch feuchten Haar verteilen, denn das wirkt wahre Wunder und kann blonde Strähnchen zum Vorschein bringen, von denen

Sie vorher gar nichts ahnten. Auch Kamille, die Sie am besten als essenzielles Öl in winzigen Mengen im feuchten oder trockenen Haar verteilen, verleiht einen himmlischen blonden Glanz. Essenzielles Ylang-Ylang-Öl lässt das Haar ebenfalls heller wirken. Honig enthält ein sehr sanftes Bleichmittel, das stumpfes, dunkles Haar verschönt, und Zitrone ist dafür bekannt, dass sie natürliche Strähnchen zaubern kann. Süßholz kurbelt effektiv die Produktion von hellem Melanin an, sodass Haut und Haar heller werden.

Doch nicht nur Blondinen können sich natürliche Wirkstoffe zunutze machen: Bei dunklem Haar sorgen Hopfen und Ginkgo für eine jugendlich intensive Farbe. Bier ist ein altbewährtes Hausmittel für die Haarpflege, und das aus gutem Grund. Hopfen enthält 8-Prenylnaringenin, das ganz ähnlich wirkt wie 17-ß-Estradiol und genau den gleichen positiven Effekt zeigt wie dieses weibliche Hormon. Zudem erhöht Hopfen den Melanin-Spiegel in Ihrem Körper, sodass die natürliche Haarfarbe zurückkehrt, Ihr Teint frischer wird und Ihre Augenfarbe erstrahlt – intensiv und äußerst attraktiv. Wenn Sie das Haar mit Henna gefärbt haben, wird der Farbton durch Kaffee dunkler, während dieser bei natürlichem, nicht blondiertem blondem Haar eine aufhellende Wirkung hat, wenn man ihn auf die Kopfhaut und über die gesamte Haarlänge aufträgt. Brünette können ihrem Haar mit Walnussschalen, die es in Pulverform gibt, wieder einen kastanienbraunen Glanz verleihen. Natürlich rotes Haar intensiviert seine wunderschöne Nuance, wenn man viel Zwiebeln und Cystein zu sich nimmt. Rote Strähnchen in dunklem Haar werden mit Henna intensiver, während Henna allein auch natürlich rotes

Haar erstrahlen lässt. Natürliche Farben sind unbedenklich, gut für das Haar und sehen einfach toll aus.

Ein Geheimrezept für alle Haartöne? Weizenkeimöl, das reich an natürlichem Vitamin E ist. Nehmen Sie es als Nahrungsergänzungsmittel ein und tragen Sie es regelmäßig vor der Haarwäsche auf, dann wird Ihre jugendliche Haarfarbe allmählich zurückkehren, besonders, wenn Sie zusätzlich auch Zwiebeln verwenden. Hopfen und Ginkgo intensivieren bei innerlicher und äußerlicher Anwendung jede Haarfarbe und sollten deshalb regelmäßig eingesetzt werden, wenn Haut-, Haar- und Augenfarbe verblassen. Bitte testen Sie vor dem Einsatz von Pigmentfördermitteln immer erst eine unauffällige Strähne und seien Sie besonders vorsichtig, wenn Ihr Haar gebleicht, chemisch gefärbt oder in anderer Weise chemisch behandelt wurde.

Die *Jugendgeheimnis*-Anwendungen

Suchen Sie sich je nach Verfügbarkeit, Kosten und persönlichen Vorlieben einige Vorschläge aus. Der beschriebene Anti-Aging-Mechanismus wird bereits durch ein Präparat aktiviert, zwei oder mehr können den Erfolg jedoch beschleunigen oder in besonders kritischen Fällen helfen. Jedes Präparat enthält eine der Zutaten, die in diesem Kapitel behandelt wurden. Viel Spaß!

Koffein: Brühen Sie sich einen starken Instantkaffee auf und wenden Sie ihn nach dem Abkühlen auf der gesamten Kopfhaut an. Mindestens zwei Minuten einwirken lassen, nach Möglichkeit noch länger. Wiederholen Sie dies jeden Tag, am besten in der Dusche oder in der Badewanne, und waschen Sie Ihr Haar danach mit Shampoo.

Rosmarin und Eukalyptus: Reiben Sie sich die Kopfhaut jeden Abend mit essenziellem Rosmarin- und Eukalyptusöl ein. Ich verwende beide Produkte unverdünnt, eigentlich ist es aber besser, sie in ein Basisöl wie rotes Palmöl, Olivenöl oder ein anderes Öl Ihrer Wahl zu geben. Verwenden Sie je 50 Tropfen Rosmarin- und Eukalyptusöl auf 100 Milliliter Basisöl. Diese Dosierung ist optimal, für den Anfang können Sie jedoch auch nur jeweils 30 Tropfen der essenziellen Öle nehmen, bei empfindlicher Kopfhaut auch nur 15. Wenden Sie dieses Präparat vor der Shampoowäsche an und lassen Sie die Öle so lange wie möglich, aber mindestens eine halbe Stunde, einwirken.

Schmalz: Verwenden Sie je nach Haarlänge und -dichte einen halben bis zwei Teelöffel Schmalz, den Sie mindestens eine halbe Stunde einwirken lassen, bevor Sie Ihr Haar mit Shampoo waschen. Schmalz lässt sich leicht auswaschen und macht das Haar weich, Sie sollten nach der Wäsche aber unbedingt eine Spülung verwenden, damit das Haar nicht verfilzt und dabei Schaden nimmt.

Apfelessig: Mischen Sie Ihr Shampoo zur Hälfte mit Apfelessig. Sie können den Essig auch etwa eine halbe Stunde vor der Wäsche auf Ihre Kopfhaut geben. Ich rate davon ab, Essig über Nacht auf dem Haar zu lassen, da er leicht klebrig ist und Ihr Haar dann beim Kämmen ausreißen könnte.

Zwiebeln: Zerkleinern Sie eine klein geschnittene Zwiebel im

Mixer und gießen Sie den Saft durch ein Sieb in eine Flasche. Kühl aufbewahren. Verwenden Sie diesen Saft täglich und lassen Sie ihn vor der Haarwäsche eine halbe Stunde einwirken. Alternativ können Sie reines Zwiebelpulver kaufen, acht Teelöffel davon mit warmem Wasser zu einer Paste mischen und diese vor der Wäsche auf Ihr Haar auftragen. Wiederholen Sie den Vorgang jeden Tag, bis sich die erwünschte Wirkung einstellt, und dann etwa alle drei Tage, um die Wirkung beizubehalten.

Honig, Lanolin und Süßholz: Verteilen Sie sechs Teelöffel Honig auf Kopfhaut und Haar, lassen Sie ihn eine halbe Stunde einwirken und waschen Sie das Haar dann mit Shampoo. Alternativ können Sie eine Lanolinschicht auf die Handflächen geben und ganz sanft in das feuchte Haar reiben. Beide Methoden sorgen für schöne blonde Strähnchen. Aus Süßholz können Sie mit zwei Teebeuteln einen Tee aufgießen; fünf Minuten ziehen und dann abkühlen lassen und anschließend nach der Haarwäsche als Spülung anwenden.

Weizenkeimöl: Wenn Ihre blonde Haarfarbe verblasst ist, können Sie drei Teelöffel Weizenkeimöl für die Vorwäsche verwenden, damit die ursprüngliche Farbe wieder zurückkehrt.

Walnussschalen und Henna: Wenden Sie Henna nicht auf hellem Haar an! Diese beiden natürlichen Farbstoffe sind nur für dunkleres oder rötliches Haar geeignet. Wenn Ihr Haar schon sehr grau ist, aber ursprünglich braun war, färben Sie zunächst nur eine Strähne mit Walnussschalenpulver, bevor Sie das gesamte Haar behandeln. Natürliche Haarfarben sind deshalb so schön, weil sie vollkommen natürlich wirken. Zudem erscheint kein unschöner Ansatz, weil diese Farben mit der Zeit allmählich verblassen. Bei der ersten Anwendung höchstens 30 Minuten einwirken lassen und darauf achten, dass Ihr Produkt keine Zusatzstoffe enthält.

Urea: Wählen Sie eine Creme mit 40 Prozent Urea und tragen Sie diese auf den Körperbereich auf, an dem Sie unerwünschte Haare beseitigen wollen.

TEIL 2:

Jüngere Hormone, jüngeres Ich

9. Gesichtskonturierung auf natürliche Art

ANTI-AGING-MECHANISMUS: Wiederherstellung der tiefen Fettschicht und Struktur für ein volleres Gesicht
NUTZEN: Aufpolsterung für eingefallene Wangen, hagere Hälse, flache Brüste und magere Gliedmaßen
IN DEN HAUPTROLLEN: Honig, Bienenpollen, Lanolin, Stechwinde, Olivenöl

Um das Gesicht ging es zwar schon in den vorherigen Kapiteln – um Haut, Knochendichte und -regeneration sowie Fett-Muskel-Verhältnis –, doch nun möchte ich darauf eingehen, wie Sie den Östrogen-Spiegel im Gesicht optimieren, damit es wieder die jugendlichen Konturen bekommt, die Sie früher so selbstverständlich hingenommen haben. Meiner Ansicht nach hat dieses Thema ein eigenes Kapitel verdient, da sich die Injektion von Füllstoffen und Kollagen-Stimulatoren, Silikonimplantate und selbst die Transplantation von Fettgewebe aus Bauch oder Oberschenkeln ins Gesicht zusehends größerer Beliebtheit erfreuen – mehr noch als umfassende Faceliftings!

Ein altersbedingter Abfall des Hormonspiegels wirkt sich auf jeden Winkel Ihres Gesichts aus und führt zu Veränderungen im oberen Wangenbereich, eingefallenen Wangen, veränderten Konturen von Unterkiefer, Lippen, Augen und Kinn sowie Fältchen rund um den Mund. Zudem sieht das Gesicht im Ruhezustand nicht mehr so hübsch aus, da die stützenden Fett- und Muskelschichten in sich zusammenfallen. Dadurch hängen die Mundwinkel, weil die darunterliegenden Schichten keine Spannkraft mehr haben. Eigentlich enthält die tiefste Hautschicht ein Fettpolster, das dafür sorgt, dass das Gesicht bei jungen Menschen schön voll ist. Mit zunehmendem Alter baut sich diese Schicht ab, das Gesicht wirkt eingefallen und hager. Sie können diese Fettschicht jedoch wiederherstellen, damit Ihr Gesicht wieder jugendlich hübsch wird.

An dieser Stelle im Buch beschreiten wir einen neuen Weg – wir befassen uns mit Behandlungsmethoden, die in erster Linie auf die Hormone abzielen. Hier geht es zunächst um das Gesicht, doch Sie werden bald erfahren, wie Hormone auch Ihr Gehirn, Ihre Taille, Ihre Kurven, Ihre Energie, Ihre Stimmung und Ihren Sex-Appeal beeinflussen. Probleme entstehen immer dann, wenn der Hormonspiegel nicht ausgeglichen oder zu gering ist, und ein ungünstiger Hormonspiegel kann nicht nur Ihr Äußeres, sondern sogar Ihre Beziehungen, Ihre innere Zufriedenheit und andere Lebensbereiche ruinieren. Natürlich ist für die optimale Gestaltung von Gesicht und Körper auch die Zellaktivität von Bedeutung, aber wir werden uns nun in erster Linie damit befassen, wie sich die Hormone auf natürliche Weise fördern lassen.

Gesichtsfett ist gutes Fett

In der Anfangsphase der Schönheitschirurgie waren die Ärzte noch der Ansicht, ein jugendliches Aussehen lasse sich allein durch eine Straffung der Haut bewirken. Die seltsam verzerrten, unnatürlich straffen Gesichter aus jener Zeit haben jedoch gezeigt, dass sich eine Verjüngung nicht einfach mit ein paar Schnitten und gezieltem Straffen erreichen lässt. Ein wesentlicher Aspekt der jugendlichen Erscheinung blieb bei diesem Ansatz außen vor: das rundliche, volle Gesicht.

Ein junges Gesicht enthält Fett. Kein weiches, unattraktives Fett, sondern jugendliches Fett. Dieses gesunde Fett stützt das Gesicht und lässt es voll wirken, ohne schlaffe Stellen. Um diese Wirkung zu erzielen, spritzen Schönheitschirurgen die Hohlräume an den Wangen und unter den Augen, die zurückbleiben, wenn die stützende Fettschicht im Lauf der Zeit schwindet, künstlich auf – früher mit Füllstoffen, heutzutage oft mit echtem Fettgewebe. Leider entstehen bei diesen Verfahren sehr häufig ungleichmäßige Dellen und ein verquollenes Gesicht, die mit jugendlicher Schönheit nicht viel gemeinsam haben. Diese unerwünschte Wirkung wird im Englischen auch als »Pillow Face«, also Kissen-Gesicht, bezeichnet, da Wangen- und Augenbereich bei diesen Eingriffen oft unnatürlich aufgeplustert werden wie ein dickes Kissen – das ist selbstverständlich keineswegs das angestrebte jugendliche Aussehen.

Dass das Gesicht einer jungen Frau so hübsch und rund ist, verdankt sie der natürlichen Fettschicht direkt unter der

Haut, und diese verschwindet, wenn der Östrogen-Spiegel sinkt. Die Folgen lassen sich nicht kaschieren, in diesem Fall helfen weder Make-up noch Gesichtsübungen und auch keine chirurgischen Eingriffe. Zum Glück gibt es jedoch natürliche Substanzen, welche die Konturen Ihres Gesichts wiederherstellen und dazu beitragen, dass Sie innerhalb weniger Wochen um Jahrzehnte jünger aussehen!

Wieso sehen ältere Frauen immer maskuliner aus?

Wenn wir einem Menschen zum ersten Mal begegnen, schätzen wir sein Alter nicht anhand der Falten in seinem Gesicht, sondern anhand der Konturen – das haben Studien ergeben. Wir müssen gar nicht genauer hinschauen, schon die Gesichtsform einer Frau verrät uns auf Anhieb, wie alt sie ungefähr ist. Und diese Form wird von den Hormonen gesteuert.

In Kapitel 8 »Herrliche Haarpracht« haben Sie erfahren, dass der weibliche Hormonspiegel mit zunehmendem Alter sinkt, sodass männliche Hormone wie Testosteron und dessen Derivate Dihydrotestosteron oder DHT die Oberhand gewinnen. Die Wirkung zeigt sich schnell und ist unübersehbar. Am Kinn wachsen unerwünschte Haare, das weibliche Gesicht wirkt härter und kantiger – eben maskuliner. Die Wangen fallen ein und betonen die eckige Form noch zusätzlich.

Schon die Physiologie der männlichen und weiblichen Haut unterscheidet sich ganz erheblich: Männer haben, unabhängig vom Alter, eine dickere dorsale (oberste) Hautschicht,

Frauen dagegen eine dickere Hypodermalschicht. Diese enthält Fettzellen, die unter der Haut als Polster dienen und für die weiche Kontur sorgen, die das Gesicht einer jungen Frau mädchenhaft hübsch wirken lässt. Weder die gängigen Anti-Aging-Cremes und -Seren noch Antioxidantien wie Vitamin C vermögen diese Eigenschaften nachzubilden, und wir haben ja bereits erfahren, dass kosmetische Eingriffe bestenfalls wirkungslos sind. Die Techniken in diesem Buch und insbesondere in diesem Kapitel verhelfen Ihnen jedoch im Handumdrehen wieder zu einem hübschen, jugendlich runden Gesicht.

Indem Sie hormonell wirkende essenzielle Öle auf Gesicht und Körper auftragen oder hormonell wirkende natürliche Substanzen einnehmen, können Sie die abgebaute Hypodermalschicht im Gesicht wiederherstellen. Dies hat auch eine positive Wirkung auf atrophische Muskeln und das Fettgewebe in Armen, Bauch, Brüsten und Stirn, denn das Östrogen behebt die sichtbaren Alterungserscheinungen auf Zell- und Hormonebene.

Rettung durch Östrogen!

Wenn Sie wissen wollen, wie Östrogen auf die Haut wirkt, reicht ein Blick auf ein Model in einer Zeitschrift. Der süße kleine Schmollmund mit der niedlichen Rundung? Östrogen. Der hübsche, volle Hals ohne erkennbare Sehnenstränge? Östrogen. Der feste, sexy Unterkiefer? Östrogen. Zarte Hände ohne hervortretende Venen, runde Arme, feste Brüste? Prachtvolles Haar? Östrogen, Östrogen, Östrogen. All das geht mit zunehmendem Alter verloren. Ihre Lippen versinken in einem Gewirr aus Fältchen, Ihr Hals wird runzelig. Ihre Wangen hängen, während am Handrücken und an den Unterarmen die Venen zum Vorschein kommen.

Östrogen lässt sich in drei Haupttypen unterteilen: Estradiol, Estron und Estriol. Alle drei tragen dazu bei, dass Sie wunderbar weiblich aussehen, doch in der Blüte Ihres Lebens, wenn Sie am fruchtbarsten sind, ist Estradiol das dominanteste Hormon. Es wird in den Eierstöcken gebildet, und je träger diese werden, desto stärker sinkt auch der Estradiol-Spiegel. Zum Ausgleich steigt dann der Estron-Spiegel leicht an, doch dieses Hormon wirkt längst nicht so stark wie Estradiol. Estriol schließlich ist das Hormon, das in der Schwangerschaft vorherrscht.

Um jung auszusehen, müssen Sie also die Estradiol-Aktivität in Ihrem Körper erhöhen. Ideal wäre es, dazu die eigenen Eierstöcke zu aktiveren, doch wenn dies nach der Menopause nicht mehr möglich ist, können Sie die Estradiol-Aktivität in der Haut mit natürlichen Substanzen fördern, welche die gleichen Eigenschaften aufweisen wie Estradiol selbst. In diesem Kapitel konzentrieren wir uns darauf, die Estradiol-Wirkung direkt in der Haut zu erzielen, insbesondere im Gesicht. Indem wir die Östrogen-Aktivität im älter werdenden Körper wiederherstellen, wollen wir die geschrumpften Fettschichten wieder auffüllen, dabei aber gleichzeitig verhindern, dass die Fettspeicher außer Kontrolle geraten und schlaff werden.

Das süße Wundermittel – Honig und Bienenpollen heben den Östrogen-Spiegel

Honig ist wirklich ein wunderbares Mittel, das den Östrogen-Spiegel in der Haut gefahrlos und effektiv steigert und Alterserscheinungen beseitigt. Eigentlich ist es kaum zu glauben, dass ein Lebensmittel, das es in jedem Laden zu kaufen gibt, die Uhr so wirkungsvoll zurückdrehen kann, dass Ihr Gesicht wieder jugendlich hübsch wird! Probieren Sie es selbst; Sie werden feststellen, dass Honig bei innerlicher oder äußerlicher Anwendung einen unvergleichlichen Verjüngungseffekt auf Ihr Gesicht hat. Tränensäcke und schlaffe Lider verschwinden, Ihr Hals wird wieder schön voll, die Venen an Handrücken und Unterarmen sind nicht mehr sichtbar. Fältchen werden sich glätten, während Ihre Haut einen besseren Feuchtigkeitsgehalt aufweist und förmlich strahlt; zudem ist schon nach der ersten Anwendung eine merkliche Fülle zu spüren. Und all das ist dem natürlichen Hormongehalt im Honig zu verdanken, der Ihre Haut voller wirken lässt und die tieferen Hautschichten wiederherstellt. Honig wirkt nachweislich gegen Krebserkrankungen, entzündungshemmend und antibiotisch, sodass Sie ihn bedenkenlos in beliebiger Menge anwenden können. Darüber hinaus verjüngt er Brüste, Arme und Haare in vielfältiger Weise. Da er so klebrig ist, sollten Sie ihn allerdings nur im Badezimmer verwenden, entweder pur oder in einem der Präparate, die ich später empfehlen werde.

Die östrogene Wirkung in diesem Wundermittel zeigt sich

besonders bei einer Behandlung des Gesichts. Damit deutlich wird, wie stark diese Hormonwirkung wirklich ist, möchte ich zunächst den hormonellen Einfluss des Honigs auf andere Körperteile erläutern. In einer Reihe von Experimenten mit einem Tiermodell der Menopause wurde nachgewiesen, dass Honig die Folgen eines geringen Östrogen-Spiegels äußerst effektiv unterdrückt. Mit seiner starken östrogenen Wirkung konnte er die Gewichtszunahme verhindern, die durch einen Rückgang des Östrogen-Spiegels verursacht wird, die Knochendichte erhöhen und sogar eine Rückbildung von Vagina und Uterus verhindern. Zudem schützt Honig vor Krebs- und Herzerkrankungen, zwei entscheidenden Risikofaktoren bei der Verwendung anderer östrogener Wirkstoffe. In den Vereinigten Arabischen Emiraten wiesen Dr. Basel Al-Ramadi und sein Team nach, dass Manuka-Honig in sehr geringen Konzentrationen das Wachstum von Brust-, Haut- und Darmkrebszellen stoppen kann. Bei diesem Experiment wurde Manuka-Honig intravenös verabreicht, doch wenn Sie Honig in normalen Mengen verzehren, versorgen Sie den Körper ebenfalls gut mit diesem unglaublichen Nahrungsmittel.

Sie fragen sich, was diese Beispiele mit Ihrem Gesicht zu tun haben? Nun, es gibt einen engen Zusammenhang. Honig leistet bei innerlicher oder äußerlicher Anwendung genau das, was auch Östrogen bewirkt: Er stellt die jugendlichen Konturen wieder her und behebt die unerwünschten Folgen der Androgene, die sich einstellen, wenn der Östrogen-Spiegel sinkt. Östrogen hat zahlreiche Vorteile für die Haut: Es erhöht das Kollagen, sodass die Haut dicker wird, vermehrt Mucopolysaccharide und Hyaluronsäure, sodass die Haut mehr Feuchtigkeit speichert, fördert die Funktion des Stratum corneum, sodass die Haut nicht schuppt, verbessert Wundheilung und Hautreparatur, sodass keine Falten entstehen, erhöht die Elastizität der Haut und verstärkt die unverzichtbare Fettschicht, die dafür sorgt, dass das Gesicht die gewünschte Form hat.

Östrogen-Rezeptoren gibt es im gesamten Körper, und ein Rückgang dieses Hormons lässt Sie in jeder Hinsicht altern – besonders deutlich zeigt sich dies an Haut und Haar. Alle Hautschichten und selbst die Blutgefäße, die die Haut versorgen, enthalten Östrogen-Rezeptoren. Sinkt der Östrogen-Spiegel, so wird der gesamte Körper in Mitleidenschaft gezogen, und ein allgemeiner Verfall setzt ein. Der Kollagen-Rückgang ist besonders drastisch: In den ersten fünf Jahren der Menopause büßt eine Frau 30 Prozent der gesamten Kollagen-Schicht ein, danach geht der Abbau in etwas gemäßigterem Tempo stetig weiter. Und das ist unübersehbar – stellen Sie sich nur vor, Sie würden aus einem Federbett 30 Prozent der Füllung entfernen! Wenn sich die Zellfunktion verbessert, wird diese Schicht jedoch wieder ein wenig aufgefüllt.

Der Verlust der Fettschicht und die veränderte Fettverteilung lassen sich nur mit Östrogen wirkungsvoll bekämpfen. Wie das Fett gespeichert und auf den weiblichen Körper verteilt wird, bestimmt in erster Linie dieses Hormon, und auch bei optimaler Zellfunktion lässt sich die Füllwirkung nicht ersetzen.

Ich hatte bereits erwähnt, dass Mucopolysaccharide entscheidend zu einem guten Feuchtigkeitsgehalt der Haut beitragen. Da ihre Anzahl mit zunehmendem Alter sinkt, klagen viele Frauen über trockene, schuppige Haut, die vermehrt zu Faltenbildung neigt. Mucopolysaccharide sind Ketten aus Zuckermolekülen. Weißer, raffinierter Zucker oder Saccharose gilt zu Recht als gesundheitsschädlicher Verursacher von Alterungserscheinungen. Bestimmte Zuckerarten sind jedoch für die Zellfunktion unerlässlich, unter anderem für die Hautzellen. Verschiedene Zuckerarten, zum Beispiel Trehalose und Ribose (die Endung *-ose* bezeichnet stets einen Zucker), sind nachweislich sehr förderlich für die Haut, wenn sie äußerlich als Anti-Falten-Mittel und Feuchtigkeitsspender aufgetragen werden. Zucker ermöglichen die Kommunikation zwischen den Zellen, versorgen die Zellen mit Energie und zeigen eine beeindruckende Anti-Aging-Wirkung. Die Glykobiologie, ein neues Feld der Anti-Aging-Forschung, befasst sich mit der positiven Wirkung bestimmter Zuckerarten auf Haut, Körper und Alterungserscheinungen. Trehalose zum Beispiel kann bei Alzheimerkranken geschädigte Proteine entwirren, während Ribose das Herz mit Energie versorgt. Honig enthält neben weiteren Zuckerarten sowohl Trehalose als auch Ribose und wirkt sehr effektiv gegen die Alterssymptome der Haut.

Und während Honig sich ideal zur äußerlichen Anwendung eignet und im Tee oder in Haferflocken einfach köstlich schmeckt, kann ein anderes Bienenprodukt, nämlich Pollen, bei innerlicher Anwendung altersbedingt verringerte weibliche Hormone äußerst effektiv wiederherstellen. Bienenpollen weisen die gleiche östrogene Wirkung auf wie Honig, jedoch in höherer Konzentration, und enthalten darüber hinaus eine ordentliche Dosis Protein. Dieses leistungsstarke Nahrungsmittel mit seiner wunderbaren Anti-Aging-Wirkung ist zum täglichen Verzehr geeignet; ich mische

Pollen gerne in Joghurt oder warme Milch – ein unschlagbares Superfood!

Die östrogene Wirkung von Honig und Bienenpollen ist auch deshalb so erfreulich, weil sie die unangenehmen Folgen der Androgene wie Testosteron verschwinden lassen. Dazu wird nicht etwa der Testosteron-Spiegel gesenkt, sondern die östrogene Wirkung im weiblichen Körper gesteigert. Im Alter enthält der weibliche Körper nicht zwangsläufig mehr männliche Sexualhormone, doch diese machen sich stärker bemerkbar, wenn die weiblichen Hormone zurückgehen und die Wirkung nicht mehr ausgleichen können.

Cholesterin, Fette und fettlösliche Vitamine

Ein gesunder Cholesterin-Spiegel ist der Schlüssel zu einer guten Hormonfunktion. Cholesterin ist für die Gesundheit unerlässlich, und Ihr Körper stellt diesen Stoff jeden Tag her. Ohne Cholesterin würde Ihr Erinnerungsvermögen leiden, und die Synthese von Sexualhormonen einschließlich Östrogen würde zum Stillstand kommen.

Pflanzliche Öle erhöhen das HDL-Cholesterin (HDL steht für High-density Lipoprotein oder Lipoprotein hoher Dichte), das gemeinhin als »gutes« Cholesterin gilt. Das ist durchaus richtig, doch auch LDL (Low-density Lipoprotein oder Lipoprotein geringer Dichte) erfüllt eine wichtige antioxidative Funktion, denn es schützt das Gehirn, baut Muskeln auf und vermeidet sogar Krebserkrankungen. Für die hormonelle und allgemeine Gesundheit ist es somit unerlässlich, dass Sie pflanzliche Öle zu sich nehmen und darauf achten, dass diese besonders hochwertig sind – weder raffiniert noch gebleicht.

Gesättigte tierische Fette können allerdings problematisch sein. Insbesondere die im Fleisch enthaltenen Fette scheinen die Telomere zu verkürzen und die Alterung zu beschleunigen. Viele Menschen können tierisches Fett nicht gut verarbeiten, sodass Milien und Tränensäcke entstehen. Fischöl dagegen kann die Telomere genau wie rotes Palmöl verlängern, trägt jedoch nicht zu einem vollen, jugendlichen Gesicht bei. Die Omega-3-Fettsäuren, die im Fischöl überwiegen, stellen die eingefallene Hypodermis nicht wieder her, sondern neigen eher dazu, Fett »abzubauen«. Diese Fettsäure kann ein bereits hageres Gesicht damit noch verschlimmern. Besser geeignet sind Nachtkerzen-, Reiskleie- und Avocadoöle, welche die Fettschichten unter Ihrer Haut effektiv verjüngen; zudem führen diese Öle im Gegensatz zu fettem Fleisch nicht zu einer Gewichtszunahme. Vollmilchprodukte sind für jüngere Menschen weniger problematisch, doch mit zunehmendem Alter sollten wir bedenken, dass fettarme Fleisch- und Milchprodukte die Alterung verlangsamen und unsere Haut jünger wirken lassen. Bei äußerlicher Anwendung bieten cholesterinhaltige Fette wie Schmalz jedoch einige Vorteile. Wenn die Schutzfunktion Ihrer Haut beschädigt und beeinträchtigt ist und Ihre Haut sehr stark spannt und zu Trockenheit neigt, können cholesterinhaltige Fette sie im Handumdrehen wiederherstellen und innerhalb weniger Tage reparieren. Ebenso sorgt Schmalz für wunderschönes Haar, wie ich in Kapitel 8 »Herrliche Haarpracht« ausführlich erläutert habe.

Die Fette Squalen, Kakaobutter und Lanolin haben bei

äußerlicher Anwendung allesamt eine wunderbare Wirkung auf die Fettschicht Ihrer Haut. Bei innerlicher Anwendung wirkt Squalen auch hormonell, ist jedoch als Nahrungsergänzungsmittel nicht so leicht erhältlich. Squalen ist ein Baustein der Steroidhormone und zählt zu den häufigsten Lipiden oder Fetten, die von Natur aus in der Haut des Menschen vorkommen. Squalen wird im Körper und direkt in der Haut in Steroidhormone umgewandelt und hat damit eine bemerkenswerte verjüngende Wirkung. Trägt man dieses dünne, farblose Öl auf das Gesicht auf, so erhöht sich der Östrogen-Spiegel im behandelten Bereich. Das steigert die erwünschte Prokollagen-Synthese und wirkt einem hormonbedingten Kollagen-Abbau entgegen. Die topische Anwendung von hochkonzentriertem Squalen glättet Falten also schnell und zuverlässig.

Es hat sich gezeigt, dass Squalen als Nahrungsergänzungsmittel Falten ebenfalls verschwinden lässt, während der Prokollagen-Spiegel steigt. Allerdings kann eine Einnahme dünnen Stuhl zur Folge haben, also seien Sie bitte vorsichtig. Kakaobutter ist ein leistungsstarkes Fett, das Ihre Haut bei äußerlicher Anwendung voller wirken lässt, wenn es in einem flüssigen Öl wie Avocado- oder Jojobaöl sanft zum Schmelzen gebracht wird (eigentlich ist Jojobaöl ein Wachs, selbst in flüssiger Form). Besonders wirkungsvoll wird das Präparat, wenn Sie essenzielle Fenchel-, Dillsamen- oder Anisöle hinzugeben. Das Wollfett Lanolin oder Lanolinöl verleiht der Haut besonders gut eine schöne Fülle.

Fettlösliche Vitamine fördern die Fettschicht ebenfalls und können Ihr Gesicht hübsch und voll wirken lassen. Insbesondere Vitamin E ist in der Ernährungswissenschaft schon seit

Langem sehr beliebt. Bereits 1948, also viele Jahrzehnte bevor es üblich wurde, Vitamine in Form von Nahrungsergänzungsmitteln zu sich zu nehmen, erforschte man Vitamin E auf der Suche nach einem Mittel für eine Östrogen-Ersatztherapie. In den meisten Studien erwies es sich als wirkungsvoll, vor allem in natürlicher Form direkt aus Weizenkeimöl. Vitamin E ist eine Mischung aus acht fettlöslichen, eng verwandten Antioxidantien: vier Tocopherole und vier Tocotrienole. Von diesen Tocopherolen gilt das Alpha-Tocopherol als biologisch besonders wertvoll. Die Tocotrienole, die auch in rotem Palmöl und Reiskleieöl vorkommen, bieten erstaunliche Vorteile und reinigen unter anderem die Arterien. Ein Tocopherol-Mangel äußert sich unter anderem durch eine Neuropathie, bei der das Gefühl in Händen und Füßen verloren geht.

Sowohl die Dermis, also die unterste Hautschicht, als auch die Epidermis oder die oberste Schicht enthalten Vitamin E, das häufigste fettlösliche Antioxidans in Ihrem Körper. Wenn Sie es als Nahrungsergänzungsmittel zu sich nehmen, dringt es zwar bis in die Haut vor, benötigt dazu jedoch sieben Tage. Eine topische Anwendung von Vitamin-E-Öl versorgt Ihre Hautschichten bereits direkt nach dem Auftragen mit dieser wunderbaren Substanz. Vitamin E ist äußerst lipophil; das bedeutet, dass es von der Hautoberfläche durch sämtliche Schichten tief in die Haut eindringt. Sie müssen also nur reines Vitamin-E-Öl auf Ihr Gesicht auftragen und stellen so die wichtige östrogene Aktivität in jeder einzelnen Hautschicht wieder her! Da der Vitamin-E-Spiegel bei Sonneneinstrahlung und Ozoneinwirkung sinkt und zudem im Alter nachlässt, sollten Sie dafür sorgen, dass Sie stets genug von diesem Vitamin in der Haut haben. Vitamin E wirkt übrigens auch oxidations- und entzündungshemmend und schützt vor Krebs.

Die negative Berichterstattung über Vitamin E hat viele Menschen beunruhigt. Dass manche Studien bei der Verwendung von Vitamin E unerwünschte Folgen festgestellt haben, liegt an der Form des Vitamins selbst. Nur die natürliche Variante hat die positive Wirkung, die wir uns von Vitamin E erhoffen. Leider wurde für die Studien eine billige, synthetische Form verwendet. Synthetisches Vitamin E wird häufig in mehreren falschen Formen angeboten; dann bleibt nicht nur die erwünschte Wirkung aus, sondern es können sich sogar negative Folgen einstellen, weil die Aktivität des »richtigen« Vitamin E im Körper unterdrückt wird. Verwenden Sie deshalb immer nur natürliches Vitamin E!

Sie können also Ihre Haut verjüngen, indem Sie reines Vitamin-E-Öl direkt auf das Gesicht auftragen – die Anti-Aging-Wirkung ist enorm! Vitamin E lässt das Gesicht im Handumdrehen voller wirken, und je länger sie es anwenden, desto länger hält die Wirkung an. Eine regelmäßige Verwendung dieses wunderbaren Vitamins behebt Hautschäden aller Art, ob durch Sonne, Umweltverschmutzung, Alter, genetische Faktoren oder eine Kombination dieser Faktoren verursacht. Wer Vitamin E verwendet, hat kein schlaffes Gesicht! Bei innerlicher Einnahme müssen fettlösliche Vitamine wie Vitamin E mit einer guten Fettquelle wie Olivenöl kombiniert werden.

Blickpunkt strahlendes Gesicht:
Anis und Stechwinde

Mit Stechwinde oder Anis können Sie dafür sorgen, dass Gesicht, Hals und selbst das Dekolleté schöner werden. Essenzielles Anisöl verleiht einem etwas hageren Gesicht wunderbare Fülle und Festigkeit; es ähnelt Süßem Fenchel, hat jedoch eine stärkere östrogene Wirkung. Testen Sie es erst an einer verdeckten Hautstelle und verdünnen Sie es immer mit einem Öl oder Kakaobutter. Wie alle östrogenen Hautpräparate können Sie dieses Öl am ganzen Körper anwenden. Sie werden dadurch nicht zunehmen, sondern einen straffen Körper und rundere Gliedmaßen bekommen. Sicher ist Ihnen schon einmal aufgefallen, dass sich an den Gliedern älterer Menschen das Verhältnis von Muskeln zu Fett verändert hat – darüber haben wir bereits im vorherigen Kapitel gesprochen. Obwohl im Alter Muskeln abgebaut werden und der Fettanteil wächst, schrumpft paradoxerweise die Fettschicht in der Hypodermis unter der Haut, sodass Fülle und Rundheit verloren gehen. Aber überlegen Sie nur einmal, wie ein junger Mensch mit Übergewicht aussieht: Er hat zwar glatte Haut, doch diese ist nicht straff und gut definiert. Das Alter schädigt die gesamte Hautstruktur von der äußersten bis hin zur innersten Schicht, sodass die Hautoberfläche starke Falten aufweist und es insgesamt an Spannkraft fehlt. Die natürlichen Substanzen in diesem Kapitel stellen den richtigen, jugendlichen Fettgehalt in der Hypodermis, also der tiefen Hautschicht, wieder her.

Auch die Stechwinde fördert eine jugendliche Fettschicht unter Ihrer Gesichtshaut (aber auch in den Brüsten, am Hals, am

Handrücken oder überall sonst, wo Sie es gerne hätten). Seit Menschengedenken wird sie gegen Hautleiden eingesetzt, auch wenn die verjüngende Wirkung noch nicht so lange bekannt ist. So war diese Pflanze beispielsweise im Wilden Westen bei den Cowboys ein beliebtes Mittel gegen Syphilis und hat möglicherweise tatsächlich geholfen. Vor einiger Zeit stellte man fest, dass sich mit Stechwinde die Schuppenflechte behandeln lässt und die Desquamation oder Abschuppung in nur einer Woche verschwindet, wenn man die Pflanze in Wasser aufkocht und den Sud täglich trinkt. Spannenderweise zeigen die jüngsten Erkenntnisse, dass die Stechwinde die Differenzierung von Präadipozyten und die Vermehrung von Adipozyten anregt.

Vereinfacht gesagt bedeutet dies, dass eine Gesichtsbehandlung mit dieser Pflanze die Unterhautfettschicht entscheidend stärkt, ohne dass Sie »dick werden«. Auch an anderen Körperregionen wirkt die Stechwinde Wunder. Diese Pflanze eignet sich bestens für die Handrücken, Unterarme, den Hals, den Lippen- und Mundbereich und die Brüste. In einer Studie konnten Frauen eine Brustvergrößerung um eine volle Cup-Größe feststellen, nachdem sie ihren Busen einen Monat lang täglich mit einem Gel mit Stechwindenextrakt eingerieben hatten. Ich selbst pflege meine Haut gerne mit einem Stechwindenpräparat in Avocado- oder Olivenöl (das Rezept finden Sie am Ende dieses Kapitels).

Die *Jugendgeheimnis*-Anwendungen

Suchen Sie sich je nach Verfügbarkeit, Kosten und persönlichen Vorlieben einige Vorschläge aus. Der beschriebene Anti-Aging-Mechanismus wird bereits durch ein Präparat aktiviert, zwei oder mehr können den Erfolg jedoch beschleunigen oder in besonders kritischen Fällen helfen. Jedes Präparat enthält eine der Zutaten, die in diesem Kapitel behandelt wurden. Viel Spaß!

Honig und Bienenpollen: Essen Sie täglich zehn Teelöffel Bienenpollen; Sie können auch mehr zu sich nehmen, wenn Sie möchten, eine geringere Menge entfaltet jedoch nicht die volle Wirkung. Tragen Sie Honig auf Ihr Gesicht auf, lassen Sie ihn 15 Minuten lang einwirken und spülen Sie ihn dann ab.

Squalen: Ich empfehle Olivenöl-Squalen. Tragen Sie morgens und abends eine dünne Schicht auf das ungeschminkte Gesicht auf.

Vitamin-E-Öl: Wenn Sie kein Fertigpräparat finden, können Sie Vitamin-E-Kapseln zur innerlichen Anwendung kaufen, am besten mit 400 internationalen Einheiten. Stechen Sie die Kapsel auf und tragen Sie das Öl auf.

Stechwinde: Das im Handel erhältliche Volufiline enthält Stechwinde und wird als Mittel zur Brustvergrößerung vermarktet. Sie können es auch auf Gesicht, Hals, Händen und Unterarmen anwenden. Ein eigenes Präparat können Sie herstellen, indem Sie vier Teelöffel Stechwindenpulver in 500 Milliliter Olivenöl geben, die Mischung vorsichtig erwärmen und 30 Minuten lang köcheln lassen. Nach dem Abkühlen gießen Sie die Flüssigkeit durch ein Sieb in Flaschen, die Sie entsprechend beschriften.

Anis: Bereiten Sie eine Creme aus gleichen Teilen Kakaobutter und Avocadoöl zu. Lassen Sie Kakaobutter und Avocadoöl bei geringer Hitze zusammen schmelzen, nehmen Sie die Mischung vom Herd, wenn sie flüssig geworden ist, und lassen Sie sie abkühlen. Geben Sie 30 Tropfen essenzielles Anisöl pro 100 Milliliter Ölbasis hinzu, solange diese noch flüssig ist. Gut verrühren und in einen Behälter mit breiter Öffnung geben.

Fett: Nehmen Sie täglich gesunde Fette zu sich, zum Beispiel Avocado-, Weizenkeim- und Nachtkerzenöl.

10. Das Geheimrezept gegen die Wechseljahre

ANTI-AGING-MECHANISMUS: Wiederherstellung der Östrogen-Aktivität

NUTZEN: Reduzierung von Hitzewallungen, Falten, Brust- und Vaginalatrophie

IN DEN HAUPTROLLEN: Gelée Royale, Vitamin E, Ashwagandha, Panax-Ginseng, Bor, Lanolin

Wenn Sie meinen, die Menopause bedeute einfach nur, dass eine Frau nicht mehr menstruiert, dann liegen Sie völlig falsch. Die Wechseljahre, auch Klimakterium genannt, verändern jede Frau sowohl auf Hormon- als auch auf Zellebene. Hormone sind außerordentlich wirkungsvolle Stoffe, die weitreichende Folgen nach sich ziehen. Sinkt der Hormonspiegel, so wirkt sich dies auf jede einzelne Körperzelle aus. Sie wissen bereits, dass ein altersbedingter Rückgang des Hormonspiegels Haut, Fettgewebe, Muskeln, Knochen und Haare in Mitleidenschaft zieht. Je älter wir werden, desto stärker lassen die Hormone und besonders das Östrogen nach, doch auch nach einer Gebärmutterentfernung oder bei der Einnahme bestimmter Medikamente, die sich auf die Eierstockfunktion auswirken, sinkt der Spiegel. Die Folgen sind immer gleich: Falten, schlaffe Haut, schlechter Muskeltonus, Gewichtszunahme, dünneres Haar, Abbau der Knochenmasse – eben typische Alterserscheinungen.

Bislang haben Sie in diesem Buch erfahren, welchen Schaden ein sinkender Östrogen-Spiegel anrichtet. In diesem Kapitel möchte ich Ihnen zeigen, wie Sie diesen Spiegel wieder auf das Niveau einer 30-Jährigen bringen können. So bekommen Sie festere, glattere Haut, vollere Brüste, eine ausgeprägtere Taille, glänzenderes Haar und weichere Gelenke. An diesen äußeren Merkmalen erkennen Sie, wie es um Ihren Hormonhaushalt bestellt ist, und wenn sich hier Verbesserungen einstellen, haben Sie den Alterungsprozess aufgehalten und sind in biologischer Hinsicht deutlich jünger. Ich werde Ihnen Anti-Aging-Maßnahmen für Ihr gesamtes weibliches System vorstellen, die selbst Eierstöcke und Uterus biologisch verjüngen. Da die Pflanzen und Nährstoffe in diesem Kapitel auch vor Krebs und Herzerkrankungen schützen, ist dieses Programm eine äußerst effektive, unbedenkliche Alternative zur üblichen Hormonersatztherapie.

Willkommen in den Wechseljahren

Angesichts der Symptome, die in den Wechseljahren üblich sind, würde man sich am liebsten nicht mehr vor die Tür wagen oder heulend in der Ecke verkriechen: Dazu gehören Hitzewallungen, nächtliche Schweißausbrüche, Angstzustände, Schlaflosigkeit, geringe Libido, Müdigkeit, faltige

Haut, dünnere Kopfbehaarung, unerwünschte Gesichtshaare, Osteoporose, Vaginalatrophie, Verlust der Fruchtbarkeit und Ausbleiben der Menstruation. Und als wäre das nicht schon schlimm genug, werden auch die Brüste schrecklich schlaff. Der niedrige Östrogen-Spiegel lässt die Brüste immer dünner werden, sodass die Drüse in der Mitte, also quasi die Füllung, fast verschwindet. Bei plötzlichen Bewegungen ohne BH – zum Beispiel, wenn sich eine Frau nachts im Bett herumdreht – klatschen die Brüste dann förmlich gegen den Körper. Ich weiß aus zahlreichen E-Mails, dass dieses Problem vielen Frauen sehr zu schaffen macht, manchmal schon vor dem 40. Geburtstag. Doch Rettung naht, denn die natürlichen Mittel in diesem Kapitel können das Brustgewebe wieder aufbauen, sodass Fettgehalt, Volumen und Fülle zunehmen.

Jahrzehntelang erklärte die Wissenschaft die Wechseljahre einfach damit, dass der Vorrat an Eizellen erschöpft sei. Man ging davon aus, jede Frau habe von Geburt an eine gewisse Anzahl an Eizellen, die mit jeder Menstruation nach und nach verbraucht werden, und wenn sie aufgebraucht seien, trete die Menopause ein. Neue Daten zeigen jedoch, dass dies nicht stimmt. Forscher der Universität Harvard haben Hinweise darauf gefunden, dass weibliche Säugetiere ihr ganzes Leben lang Eizellen produzieren können. Die Eizellen werden nicht aufgebraucht; der Grund für die Wechseljahre liegt im Gehirn, in der Hirnanhang- und der Zirbeldrüse, welche den Hormonspiegel kontrollieren und steuern. Diese Gehirnbereiche stellen ihre Tätigkeit ein, weil sich der Zellprozess verlangsamt und im Lauf der Zeit Schäden entstanden sind; werden sie jedoch stimuliert, setzt die Menstruation wieder ein, selbst bei Frauen, deren Menopause schon Jahre zurückliegt!

Bislang haben wir Anti-Aging-Methoden in erster Linie als Zell- oder Hormonfunktionen betrachtet. Wenn es nun darum geht, die Menopause rückgängig zu machen, stellen wir fest, dass diese beiden Systeme eng miteinander verknüpft sind. Wenn sich die Zellfunktion verlangsamt, wirkt sich dies auf das Gehirn aus, welches ebenfalls langsamer arbeitet und dadurch Eierstöcke, Gebärmutter, Brüste, Haut, Muskulatur und Knochen beeinträchtigt. Änderungen auf Zellebene können im wahrsten biologischen Sinne rückgängig gemacht werden, sodass eine echte biologische Verjüngung eintritt. Allerdings reichen diese Änderungen auf Zellebene oft nicht aus. Zellveränderungen bieten zwar sichtbare Vorteile, können aber nicht bewirken, dass Sie äußerlich und biochemisch in jeder Hinsicht einer gesunden 30-Jährigen entsprechen. Dazu müssen Sie auch Ihren Hormonspiegel erhöhen.

Die moderne Medizin vertritt seit Kurzem einen revolutionären neuen Standpunkt zum Thema Wechseljahre. Die Menopause sieht man mittlerweile nicht mehr als unvermeidliche Entwicklung, sondern man erforscht Methoden, mit denen sich das Klimakterium rückgängig machen lässt, um die Fruchtbarkeit zu verlängern und Alterungserscheinungen zu beheben. Dazu setzt man unter anderem Eierstocktransplantate und Medikamente ein, die eine gesunde, jugendliche Eierstockfunktion ankurbeln. Das ist auch mit natürlichen Substanzen möglich, und diese Methode hat darüber hinaus keine unerwünschten Nebenwirkungen.

Die Wechseljahre setzen ein, wenn die Eierstockfunktion

nachlässt. Die für die Östrogen-Produktion verantwortlichen Zellen werden mit der Zeit langsamer. Wie bereits erwähnt, beginnt der gesamte Prozess im Gehirn, in der Hirnanhang- und der Zirbeldrüse, welche den Östrogen-Gehalt sowie andere Hormone im Körper kontrollieren und sogar beeinflussen, wie empfindlich die Eierstöcke auf Östrogen im Blut reagieren. Auf diesen Rückgang an Östrogen reagiert ein anderer Teil des Gehirns, nämlich der Hypothalamus, mit einer Erhöhung des Östrogen-Spiegels. Und da der Hypothalamus auch für die Temperaturkontrolle zuständig ist, kommt es zu Hitzewallungen und Schweißausbrüchen. Zudem steuert der Hypothalamus Appetit, Schlafrhythmus, Sexualhormone und die allgemeine Körpertemperatur – so erklären sich die für die Wechseljahre typischen Symptome.

Steigt jedoch der Östrogen-Spiegel, verschwinden auch die Symptome, die der überaktive Hypothalamus hervorruft. Wenn Sie also unter Hitzewallungen leiden, können Sie davon ausgehen, dass Ihr Hypothalamus fleißig bemüht ist, den Östrogen-Spiegel in Ihrem Körper zu erhöhen. Zum Glück können Pflanzen und essenzielle Öle mit phytoöstrogener oder östrogenähnlicher Wirkung die Östrogen-Aktivität anregen und so den Hypothalamus beruhigen. Spannend ist dabei, dass unreife eierproduzierende Zellen in den Eierstöcken, auch Oozyten genannt, durch eine Steigerung der Zellenergie stimuliert werden können. Damit lässt sich das Einsetzen der Menopause verzögern und unter Umständen sogar der Menstruationszyklus selbst nach den Wechseljahren wiederherstellen. Auch wenn dies nicht geschieht, bietet der Prozess dennoch viele Vorteile, da eine bessere Zellfunktion eine starke

Anti-Aging-Wirkung hat und selbst eine unvollständige Stimulation der eierproduzierenden Zellen oft eine merkliche Verjüngung zur Folge hat.

Nun sollten Sie aber nicht glauben, der Hypothalamus verursache in den Wechseljahren nur Probleme – diese Drüse reagiert auch äußerst sensibel auf B-Vitamine im Blut. Durch einen Zuwachs an B-Vitaminen können Sie den Gehalt an Sexualhormonen in Ihrem Körper deutlich steigern, hormonbedingte Beschwerden lindern und sogar die Fruchtbarkeit erhöhen. Wenig Vitamin B im Blut beeinträchtigt dagegen die Aktivität des Hypothalamus, deshalb helfen B-Vitamine bei Angstzuständen und Stress. Denn der Hypothalamus steuert auch die Nebennieren, die Stresshormone produzieren, und bei einem Mangel an B-Vitaminen kann der Hypothalamus den Ausstoß dieses Stresshormons weniger gut kontrollieren. Adrenalin lässt die Herzfrequenz steigen und verengt die Blutgefäße – zwei Faktoren, die mit zunehmendem Alter immer gefährlicher werden. Auch Folsäure wirkt in hoher Dosis östrogen und kann die Menopause nachweislich verzögern und sogar rückgängig machen. Darüber hinaus fördert Folsäure bei äußerlicher Anwendung oder Einnahme den Kollagen-Gehalt in der Haut, sodass sich Falten glätten und die Haut dicker wird.

Wie unterscheiden sich natürliche Behandlungen von künstlichen Hormonen?

Sie müssen sich unbedingt vor Augen führen, dass die künstlichen und bioidentischen Hormonpräparate, die angeblich auch aus Pflanzen gewonnen werden, nicht mit den rein pflanzlichen Präparaten gleichzusetzen sind, die ich Ihnen hier empfehle. Künstliche Hormone in der konventionellen Hormontherapie unterscheiden sich deutlich von unseren natürlichen Hormonen und haben daher eine Reihe unangenehmer Nebenwirkungen. Zudem werden sie in sehr hoher Dosis verordnet und weisen eine sehr starke biologische Wirkung auf. All das kann gefährliche Blutgerinnsel, ständige starke Blutungen und hormonbedingte Krebserkrankungen zur Folge haben. Bioidentische Hormone sind unseren eigenen natürlichen Hormonen zwar ähnlich, haben aber trotzdem starke Nebeneffekte, da sich kaum ermitteln lässt, welche Dosis für eine bestimmte Person die richtige ist. Dazu kommt, dass die natürlichen hormonproduzierenden Drüsen ihre Produktion einschränken oder gar ganz einstellen, wenn Hormone von außerhalb zugeführt werden – mehr dazu gleich. Alle Hormone in Ihrem Körper haben einen natürlichen Tagesrhythmus, der sich unmöglich künstlich nachbilden lässt. Die Pflanzen, essenziellen Öle, Nahrungs- und Nahrungsergänzungsmittel, die ich in diesem Kapitel und im Rest des Buches empfehle, wirken dagegen sanft und unbedenklich auf Ihren Körper und zeigen dennoch den erwünschten Erfolg.

Die Probleme, die bei der Einnahme künstlicher Hormone auftreten können, haben dazu geführt, dass *sämtliche* Hormonbehandlungen in Verruf geraten sind – dabei sind natürliche Präparate nicht mit den künstlichen zu vergleichen, bei denen eine krebserregende Wirkung nachgewiesen wurde. Sie müssen sich unbedingt klarmachen, dass sich die in diesem Buch beschriebene Steuerung des Hormonhaushalts grundlegend von den künstlichen Hormonen unterscheidet, die starke gesundheitliche Bedenken und durchaus begründete Ängste hervorgerufen haben.

Vielleicht kennen Sie künstliche Hormone, die auch als Hormonersatztherapie (HET) oder Östrogen-Ersatztherapie bezeichnet werden. Solche Therapien sollen die Hormone ersetzen, die Frauen nach der Menopause oder unmittelbar vor dem Beginn der Wechseljahre fehlen. Diese Hormone »ähneln« zwar den weiblichen Hormonen, sind aber nicht identisch. Aufgrund ihrer Ähnlichkeit mit den körpereigenen Hormonen können sie durchaus positive Wirkung zeigen, die erheblichen Unterschiede können jedoch auch zu ernsten Komplikationen führen. Hormone sind sehr wirkungsvoll und gleichzeitig sehr anfällig für ein Ungleichgewicht. Problematisch wird es immer dann, wenn ein Hormon zu hoch dosiert ist; wer hormonhaltige Arzneimittel einnimmt, kennt das sicherlich. Besonders kritisch wird es, wenn eine Frau nur ein oder zwei Hormone zu sich nimmt, denn wir wissen ja bereits, dass es *verschiedene* Arten von Östrogen gibt. Mit künstlichen Hormonen lässt sich unmöglich genau das hormonelle Gleichgewicht herstellen, das Ihr Körper braucht, um jung zu bleiben und den Alterungserscheinungen entgegenzuwirken.

Wie wir gerade gelernt haben, sind bioidentische Hormone auch keine Lösung. Dabei handelt es sich um künstlich erzeugte Hormone, die genauso gestaltet sind wie die Hormone im weiblichen Körper. Bioidentische Hormone haben zwar weniger Nebenwirkungen, können aber dennoch einige der typischen Komplikationen hervorrufen, die bei herkömmlichen Hormonpräparaten auftreten. Bevor die Einnahme erfolgen kann, muss der individuelle Hormongehalt anhand von Blutuntersuchungen ermittelt werden, und es ist gelinde gesagt ziemlich kompliziert, für jeden Tag, jede Woche und jeden Monat die richtige Hormondosis festzulegen. Dazu müsste man rund um die Uhr Hormontests einschließlich Speichel- und Blutmessungen vornehmen und diese außerdem zu unterschiedlichen Jahreszeiten durchführen. Die absolut korrekte Dosis ließe sich nur festlegen, wenn man auch die hormonelle Vorgeschichte berücksichtigte. Wie sah der Hormonspiegel der betreffenden Frau mit 30 Jahren aus? Wann war sie besonders fruchtbar? Solche wichtigen Fragen müssten beantwortet werden, um die richtige Dosis eines starken Wirkstoffs zu bestimmen. Dieses Problem stellt sich bei allen Formen einer künstlichen Hormontherapie, sodass die Gefahr eines hormonellen Ungleichgewichts bei bioidentischen Hormonen genauso groß ist wie bei den herkömmlichen künstlichen. Darüber hinaus müssen unter Umständen mehrere verschiedene Hormone eingenommen werden, um ein besonders starkes Ungleichgewicht zu vermeiden.

Melatonin: das zentrale Hormon

Das Hormon Melatonin wird im Gehirn in der Zirbeldrüse produziert und wirkt entscheidend an der Steuerung des Biorhythmus oder Schlaf-Wach-Rhythmus des Körpers mit. Melatonin ist in jeder Lebensphase für einen gesunden Körper wichtig, besonders jedoch nach den Wechseljahren. Mit zunehmendem Alter sinkt der Melatonin-Spiegel rapide ab, sodass ein guter Nachtschlaf und dauerhafte Energie selten werden. Nicht jedem ist klar, dass es sich bei Melatonin um ein Hormon handelt. In einer Studie mit künstlichem Melatonin stellte sich heraus, dass dieser Stoff den Menstruationszyklus bei älteren Frauen innerhalb weniger Tage wiederherstellen konnte! Natürlich möchte ich Ihnen nicht zu künstlichen Hormonen raten. Die Melatonin-Supplements, die in den USA und Kanada in Drogerien erhältlich sind und oft bedenkenlos als Mittel gegen Jetlag oder Schlafstörungen eingenommen werden, enthalten eines der stärksten Hormone im menschlichen Körper. Dieses Melatonin ist keineswegs harmlos und natürlich; ganz im Gegenteil, es handelt sich dabei um ein künstliches Hormon mit starker, weitreichender Wirkung, das unter Umständen Ihren gesamten Hormonhaushalt durcheinanderbringen kann. Eine solche Melatonin-Zufuhr kann bewirken, dass die Zirbeldrüse, die eigentlich Melatonin ausstößt, ihre Produktion wesentlich einschränkt. Bei den hier beschriebenen natürlichen Methoden zur Steigerung des Melatonin-Gehalts ist das glücklicherweise nicht der Fall.

Melatonin kommt in mehr natürlichen Substanzen vor, als

man vermuten würde. Besonders gut lässt sich Melatonin mit Sauerkirschen stimulieren. Gönnen Sie sich jeden Tag nach vier Uhr nachmittags eine ordentliche Portion als Frucht oder Saft, um Ihren Schlafrhythmus zu verbessern. Mit köstlichen tropischen Fruchtsäften und Obstsorten wie Mango, Banane und Orange lässt sich der Melatonin-Spiegel messbar, ganz natürlich und unbedenklich erhöhen. Mit einem Glas Ananassaft am Tag fördern Sie Ihren Schlafrhythmus optimal; noch dazu verleiht der Saft Energie und fördert mit seiner östrogenen Wirkung Eisprung, Lubrikation und unwiderstehlichen Sex-Appeal. Auch Walnüsse, Tomatenpaste und Hafer erhöhen den Melatonin-Spiegel sehr effektiv. Essenzielles Atlaszedernöl stimuliert die Melatonin-Synthese, wenn es vor dem Schlafengehen direkt auf die Handgelenke oder in einem Basisöl auf Gesicht oder Haar verwendet wird. Kudzu-Stärke hat eine ausgeprägte östrogene Wirkung und erhöht ebenfalls die Melatonin-Aktivität, wenn sie in Ananassaft gegeben wird. Zudem lässt Kudzu bei innerlicher Anwendung Ihr Haar glänzen und länger wirken, strafft Ihre Brüste und macht Ihr Gesicht voller. In Wasser aufgelöst kann es auch äußerlich angewendet werden. Aktuelle Forschungen haben festgestellt, dass in Bier viel Melatonin zu finden ist. Da es darüber hinaus auch Gerste und Hopfen enthält, bietet Bier – in Maßen genossen – also zahlreiche hormonelle Vorteile. Hopfen beispielsweise enthält zwei starke Antioxidantien, nämlich 8-Prenylnaringenin und Isoxanthohumol. 8-Prenylnaringenin (8-PN) zeigt eine ausgeprägte estradiole Wirkung, während Isoxanthohumol leicht in 8-PN umgewandelt wird; damit wirken Hopfen und Bier also eindeutig östrogen.

Natürliche Östrogene in Pflanzen und Ölen erhöhen das Krebsrisiko nicht

Einige natürliche Östrogene, zum Beispiel die in Panax-Ginseng, Ashwagandha, CoQ10, Vitamin E und Granatapfel, sind sehr wirkungsvoll und haben vollere, festere Brüste, dichteres Haar, jüngere Haut und eine jugendliche Figur zur Folge – das Brustkrebsrisiko erhöhen sie dabei nicht.

Dass Östrogen in Verruf geraten ist, liegt an den Nebenwirkungen der *künstlichen* Östrogene. Es kommt leider häufiger vor, dass sinnvolle Nahrungsergänzungsmittel zu Unrecht verteufelt werden – Sie haben ja bereits gelesen, dass dies auch bei Vitamin E der Fall war, dass die Sonnenphobie unnötig ist und in den letzten Jahren einen erheblichen Vitamin-D-Mangel in Industrienationen zur Folge hatte, und dass man jahrzehntelang sämtliche Öle und Fette mied, sogar die, die für unsere Gesundheit unerlässlich sind. In all diesen Fällen hatte eine Kombination aus unüberlegten Reaktionen und lückenhaften Kenntnissen große, unbegründete Ängste hervorgerufen. Genauso verhält es sich mit dem Östrogen.

Ja, Östrogen ist für Brustwachstum und Zellteilung verantwortlich. Aber genau das wollen wir doch erreichen! Ohne Östrogen hätten Frauen gar keine Brüste, ihre Fortpflanzungsorgane würden sich nicht richtig entwickeln, und sie wären unfruchtbar. Zudem sorgt Östrogen für glatte, jugendliche Haut, langes, glänzendes Haar und den weiblichen Sex-Appeal. Natürliches Östrogen ist eine durchweg positive Sache.

Die Zellteilung ist ein entscheidender Vorgang in einem gesunden Körper. Ohne sie würden Schnittverletzungen nicht heilen und Millionen lebenswichtiger Prozesse im Körper zum Stillstand kommen. Ohne gesunde Zellteilung könnten Sie nicht lange überleben. Ein Tumor dagegen entsteht, wenn die Zellteilung *außer Kontrolle* geraten ist. Das ist ein gewaltiger Unterschied. In Ihrem Körper werden in jeder Sekunde Ihres Lebens neue Zellen gebildet. Beim Atmen, beim Sport, ja, beim Leben selbst entstehen freie Radikale. Ob Sie es glauben oder nicht: Jeden Tag bildet sich in Ihrem Körper eine große Anzahl krebsartiger Zellen. Ein gesunder Körper, dem über die Nahrung ausreichende Mengen Antioxidantien zugeführt werden, kann das leicht bewältigen.

Der entscheidende Unterschied zwischen diesem normalen, sehr gesunden Zustand und einer Krebserkrankung ist die Kontrolle. Ein ungesunder Körper ist mit dem Alltag leicht überfordert. Schadstoffe, Stress, Anstrengung, Atmen lassen freie Radikale entstehen, die ein geschwächter Körper nicht ausgleichen und damit nicht kontrollieren kann. Eine Krebserkrankung tritt dann auf, wenn sich der Körper nicht ausreichend schützen kann, vor allem vor den schädlichen freien Radikalen, denn dann gerät das Zellwachstum außer Kontrolle. Ein gesunder Körper kontrolliert die Zellteilung und sorgt dafür, dass sie im unbedenklichen Rahmen bleibt. Der Zelltod, auch Apoptose genannt, ist eine wichtige Phase im gesunden Lebenszyklus einer Zelle und sorgt dafür, dass alte Zellen beseitigt und durch neue ersetzt werden. Versagt dieser Zellmechanismus, dann teilen sich die Zellen immer weiter und können zu einem Tumor führen. Krebs lässt sich am besten verhindern und behandeln, wenn der natürliche Zelltod wiederhergestellt wird, damit die Zellen, die sterben sollten, auch tatsächlich absterben und kein Krebsgeschwür bilden. Die körpereigenen Schutzvorrichtungen wie das Immunsystem und eine gesunde Ernährung mit vielen Antioxidantien tragen dazu bei, dass das Zellwachstum im erwünschten Bereich bleibt.

Die Verbindung zwischen Östrogen und hormonsensitiven Krebsformen ist nicht so eindeutig, wie es auf den ersten Blick erscheinen mag. Bei jungen Mädchen ist der Östrogen-Spiegel außerordentlich hoch, wenn die Brüste wachsen und sich der Fortpflanzungsapparat sehr schnell entwickelt, doch in dieser Altersgruppe sind Krebserkrankungen relativ selten. Würde Brustkrebs durch einen hohen Östrogen-Spiegel und die daraus resultierende Stimulation des Brustzellwachstums verursacht, dann müssten Mädchen im Teenageralter die höchsten Brustkrebsraten überhaupt haben. Richtig ist zwar, dass die Anzahl der Krebsfälle, darunter auch hormonsensitive Krebsformen wie Brustkrebs, in den letzten 20 Jahren besorgniserregend angestiegen ist und auch jüngere Frauen an diesen Krankheiten leiden. Aber es wäre falsch, daraus zu folgern, dass natürliches Östrogen für diesen Anstieg verantwortlich ist. Künstliche Östrogene dagegen, ob aus Kunststoffen, Umweltfaktoren oder künstlichen Hormonpräparaten, tragen durchaus dazu bei. Natürliches Östrogen, das der Körper selbst bildet oder über gesunde, pflanzliche Nahrung aufnimmt, weist beeindruckende Anti-Aging-Eigenschaften auf. Krebs verliert an Schrecken, wenn man ihn als Zellstörung betrachtet, denn natürliche Substanzen können die richtige Zellfunktion effektiv wiederherstellen.

Krebserkrankungen jeder Art entstehen, wenn der antioxidative Schutz nicht ausreicht. Enthält Ihr Körper zu wenig Antioxidantien für eine optimale Zellfunktion, sind Ihre Zellen sehr anfällig für Schäden. Indem Sie diesen so wichtigen Schutz durch Antioxidantien wiederherstellen und damit die gesunde Zellfunktion sichern, verhindern Sie die Bildung von Krebszellen.

Ich möchte nun auf einige spannende Erkenntnisse zur Krebsbekämpfung eingehen, welche die Vorteile und die Schutzwirkung natürlicher östrogener Substanzen deutlich machen. Sie bestätigen, dass diese Stoffe äußerst unbedenkliche und sinnvolle Alternativen zur Hormon- und Östrogen-Ersatztherapie sind.

Blickpunkt sicheres Östrogen: Panax-Ginseng

Ginseng gehört zu den wirkungsvollsten natürlichen Substanzen der Welt. Chinas Kaiser sicherten sich einst das Monopol auf die Ernte dieser Pflanze, Tartaren und Chinesen führten Krieg um Ginseng-Wachstumsgebiete. In China gab es spezielle Ginseng-Sammler, denen die Todesstrafe drohte, wenn sie die geernteten Wurzeln nicht dem Kaiser ablieferten. Ginseng war so wertvoll, dass diese Sammler häufig von Banditen überfallen wurden, und die Ginseng-Lager wurden von bewaffneten Wächtern gehütet. Im Jahr 2012 erzielte eine kleine Menge von knapp 30 Gramm dieser Wurzeln den unglaublichen Preis von 1,57 *Millionen* US-Dollar – den höchsten aller Zeiten! Dieser Ginseng war wild gewachsen und deshalb äußerst selten und wirkungsstark. Auch die Form des wilden Ginsengs unterscheidet sich von der weiter verbreiteten, gezüchteten Variante – die wild wachsende Wurzel ist klein und rund, die gezüchtete dagegen deutlich größer. Ginseng ist unbestritten eine ganz besondere Pflanze, die allseits hoch geschätzt wird.

Und die verjüngende und krebsbekämpfende Wirkung des Ginsengs versetzt mich und meine Kunden immer wieder in Erstaunen. Der Amerikanische Ginseng beispielsweise, ein sehr enger Verwandter des Panax-Ginsengs, kann das Wachstum von Brustkrebszellen bei Menschen unterdrücken. Panax-Ginseng selbst hat eine beeindruckende krebsbekämpfende Wirkung. Vor über drei Jahrzehnten hatte ich eine Patientin, bei der die Wechseljahre schon viele Jahre zurücklagen; dann nahm sie zwei Wochen lang hochwertiges Panax-Ginseng-Extrakt zu sich, und zu ihrem großen Erstaunen setzte ihre Periode wieder ein!

In der chinesischen Medizin zählt Panax-Ginseng oder Ren Shen zu den Kaiserpflanzen. Dabei handelt es sich um eine besondere Kategorie von Pflanzen, die im Körper keine höchstspezifische und eingeschränkte Wirkung haben, sondern das Leben verlängern und den Körper so ins Gleichgewicht bringen, dass er besser arbeitet als zuvor. Kaiserpflanzen haben eine deutliche, unübersehbare Anti-Aging-Wirkung. So verbessert Ginseng beispielsweise die Zellfunktion, ist ein starker SIRT1-Aktivator und wirkt sowohl bei Männern als auch bei Frauen positiv auf die Hormonfunktion.

Wie meine Kundin bewies, reaktiviert Ginseng die Eierstöcke – etwas Besseres kann es für Frauen gar nicht geben! Selbst wenn Sie der Gedanke an eine immerwährende Menstruation abschreckt und kein Kinderwunsch besteht, gilt die Wiederherstellung der Eierstockfunktion nach den Wechseljahren als Heiliger Gral des Anti-Aging, denn wenn das gelingt, entspricht der Östrogen-Spiegel wieder dem einer jungen Frau.

Doch selbst wenn Ihre Eierstöcke nicht wieder voll aktiv werden, hat Panax-Ginseng dennoch eine äußerst vorteilhafte östrogene Wirkung auf die Eierstöcke, das Scheidengewebe und die Gebärmutter. In einer Studie konnte Ginseng die Östrogen-Rezeptoren bei weiblichen Ratten wiederherstellen, denen man die Eierstöcke entfernt hatte. Mit einer solchen Eierstockentfernung imitiert man bei Labortieren für wissenschaftliche Zwecke die menschliche Menopause. Eine Substanz, die bei einem Tier ohne Eierstöcke östrogene Wirkung zeigt, wird bei einer Frau nach den Wechseljahren ebenso wirken. In einer Reagenzglasstudie konnten Forscher bei einer Variante des Panax-Ginsengs, auch als Koreanischer Roter Ginseng bekannt, eine östrogene Wirkung auf die Östrogen-Rezeptoren der Eierstöcke feststellen. Ebenso zeigte eine Fallstudie aus London bei einer 62-Jährigen, die nie Hormone eingenommen hatte, eine starke östrogene Wirkung des Ginsengs, die sich in festem, feuchtem Scheidengewebe manifestierte. Nach der Menopause tritt eine deutliche Vaginalatrophie ein; das bedeutet, dass die Scheidenwände erheblich dünner werden und keine Sekrete mehr absondern. In dieser Fallstudie konnte Ginseng diese Veränderungen verhindern.

Wie effektiv Ginseng auf das Scheidengewebe wirkt, können Sie leicht am eigenen Körper ausprobieren. Gönnen Sie sich einige Tage lang die Ginseng-Behandlung am Ende dieses Kapitels und testen Sie dann den Zustand Ihres Scheidengewebes, indem Sie einen Finger in Ihre Vagina schieben; Sie werden feststellen, dass die Scheidenwände elastischer, dicker, weicher und gut durchfeuchtet sind. Das ist die östrogene Wirkung des Ginsengs.

Der Rückgang des Östrogen-Spiegels während der Wechseljahre hat zur Folge, dass sich der Scheidenkanal verkürzt. Ginseng kann ihn wieder verlängern und die jugendliche Position des Zervix wiederherstellen – ein Zeichen dafür, dass sich der gesamte Fortpflanzungsapparat biologisch verjüngt. Wenn die Scheide länger wird, kräftigt sich die Stützmuskulatur der Gebärmutter, und die Symptome eines Gebärmuttervorfalls können verschwinden. All das ist der starken östrogenen Anti-Aging-Stimulation durch den Ginseng zu verdanken, auf die das hormonsensitive Gewebe besonders gut reagiert.

Panax-Ginseng kann vor verschiedenen Krebsarten schützen, darunter auch Brustkrebs – das zeigt deutlich, dass die östrogene Aktivität keine hormonsensitiven Krebserkrankungen auslöst, solange auch die Antioxidantien aktiv sind. Bei Beschwerden wie Endometriose oder einem Polyzystischen Ovarialsyndrom (PCOS) hilft Ginseng ebenfalls: Panax-Ginseng stimuliert das Wachstum der Zellen, die durch den Östrogen-Mangel in den Wechseljahren abgebaut wurden, und normalisiert die übermäßige Stimulation der Eierstöcke bei Endometriose und PCOS. Auch hier zeigt der Ginseng also die ausgleichende Wirkung, aufgrund derer er so geschätzt wird.

PCOS, eine der häufigsten Hormonstörungen bei Frauen, wird

durch ein Ungleichgewicht der Geschlechtshormone verursacht und äußert sich durch unregelmäßige, schmerzhafte Perioden, vermehrte Gesichtsbehaarung, dünneres Haupthaar und einen drastischen Rückgang der Fruchtbarkeit. Man könnte meinen, dass Ginseng mit seiner starken östrogenen Wirkung diese Symptome noch verschlimmert, da PCOS offenbar zumindest in einigen Fällen mit einer erhöhten Östrogen-Sensibilität und damit einer übermäßigen Stimulation der Eierstöcke einhergeht. Doch ganz im Gegenteil – Ginseng kann dieses Leiden wirkungsvoll lindern, er behebt die Störung, sorgt für gesunde Eierstöcke und stellt die Fruchtbarkeit wieder her.

Panax-Ginseng kann die Eierstöcke wiederbeleben, die Struktur des Fortpflanzungsapparats verbessern und vor Krebs schützen. Wenn Sie die Veränderungen im Scheidenbereich, die Ginseng bei innerlicher Anwendung bewirkt, noch weiter verstärken wollen, können Sie reines Vitamin-E-Öl oder Lanolin direkt auf Ihre Vagina auftragen. Da dies etwas schmierig ist, sollten Sie eine dünne Slipeinlage verwenden, doch das Ergebnis lohnt sich wirklich. Schon nach wenigen Tagen werden Sie eine erhebliche Besserung feststellen. Urologische Beschwerden wie Inkontinenz bei Belastung oder Stress (unwillkürlicher Harnabgang beim Lachen oder Hüpfen), ein schwacher Harnstrahl und sogar Harnweginfektionen, die während der Wechseljahre oft schlimmer werden, gehen ebenfalls zurück.

Blickpunkt sicheres Östrogen: Ashwagandha

Der Sanskrit-Name der Pflanze Ashwagandha lässt sich mit »Geruch des Hengstes« übersetzen. Darüber kann man geteilter Meinung sein, aber einen ganz eigenen Duft hat die Pflanze in jedem Fall. Die lateinische Bezeichnung für Ashwagandha lautet *Withania somnifera*. Die Pflanze wurde früher in erster Linie Männern verabreicht, da man festgestellt hatte, dass diese nach dem Genuss von Ashwagandha sexuell aktiver waren. Mittlerweile haben Forscher allerdings herausgefunden, dass Ashwagandha bei Männern zwar den Testosteron-Spiegel erhöht, *gleichzeitig* jedoch auch den Östrogen-Spiegel bei Frauen steigert. Da Ashwagandha selbst nicht direkt hormonell wirkt, scheint diese erstaunliche Steigerung der Hormone durch einen indirekten Mechanismus bedingt zu sein. Es hat sich gezeigt, dass diese Pflanze die weibliche Fertilität fördert – ein deutliches Zeichen für eine erhebliche östrogene Wirkung. (Die männliche Fertilität erhöht Ashwagandha allerdings auch!) Zudem verleiht dieses bemerkenswerte Mittel mehr Energie, stellt die Pigmentierung in ergrautem Haar wieder her und verbessert die Gehirnfunktion ganz entscheidend – all das sind, auch außerhalb der Wechseljahre, äußerst erfreuliche Wirkungen. Ashwagandha kann zu besserem Schlaf verhelfen und vor Eierstockkrebs schützen. Ein aus Ashwagandha isolierter Stoff blockiert das prometastatische Protein Vimentin, sodass Ashwagandha möglicherweise die Entstehung von Metastasen, also der gefährlichsten Entwicklung bei einer Krebserkrankung, verhindern könnte.

Darüber hinaus stimuliert Ashwagandha Gonadotropine; diese

Hormone werden von der Hirnanhangdrüse freigesetzt und stimulieren die Sexualdrüsen. Das könnte erklären, wieso Ashwagandha so eine außergewöhnliche Wirkung auf die Sexualhormone hat und weder direkt östrogen noch direkt testosteron wirkt. Die Hirnanhangdrüse wird durch den Hypothalamus gesteuert und bildet den zweiten Schritt in der Kettenreaktion, die dazu führt, dass im menschlichen Körper Sexualhormone freigesetzt werden. Im ersten Schritt wird der Hypothalamus aktiviert, weil von einem bestimmten Hormon nur geringe Mengen im Körper zirkulieren, zum Beispiel Estradiol bei Frauen und Testosteron bei Männern. Der Hypothalamus sendet dann Signale an die Hirnanhangdrüse, welche wiederum die Eierstöcke oder Hoden dazu veranlasst, Estradiol oder Testosteron freizusetzen. Dazu setzt die Hirnanhangdrüse Gonadotropine ein, also die Hormone, die bei beiden Geschlechtern die Menge der entsprechenden Sexualhormone steigern. So lässt sich erklären, wieso Ashwagandha sowohl Männern als auch Frauen hilft.

Ashwagandha verzichtet auf den Umweg über den Hypothalamus und regt die Hirnanhangdrüse direkt an. Damit werden das Gewicht der Eierstöcke und die Anzahl der darin enthaltenen reifen Follikel erhöht – für unsere Zwecke bedeutet das eine Anti-Aging-Wirkung. Follikel sind dicht gepackte Zellen, die eine Hülle um das unreife Ei (Oozyte) legen. Wenn die Follikel heranreifen, kommt es zum Eisprung; das Ei ist dann zur Befruchtung bereit. Nach der Menopause gibt es weder reife Follikel noch Eisprung, daher ist keine Schwangerschaft mehr möglich. Ashwagandha erhöht jedoch die Anzahl an reifenden Follikeln in den Eierstöcken und kann so dabei helfen, Unfruchtbarkeit und Menopause rückgängig zu machen. Also ein ungeheurer Vorteil für jede Frau, die die Uhr auf unbedenkliche Weise zurückdrehen und dabei auch noch die krebsvorbeugende Wirkung erzielen möchte!

Blickpunkt sicheres Östrogen: CoQ10

CoQ10 kann die Anzahl an Eizellen in Ihren Eierstöcken erhöhen, den Alterungsprozess der Eizellen rückgängig machen, sodass sie wieder jung werden, sowie die Aktivität der Eizellen und Follikelmenge erheblich steigern. Die Eierstöcke werden also wirkungsvoll stimuliert und verjüngt.

Die Wechseljahre gelten allgemein als abgeschlossen, wenn eine ältere Frau seit über einem Jahr nicht mehr menstruiert hat. Sie weiß dann auch ohne Hormontest, wieso die Periode schon so lange ausgeblieben ist. Selbst Frauen, denen die Angst vor einer ungewollten Schwangerschaft, die Krämpfe und die lästigen Monatsblutungen früher sehr zugesetzt haben, können sich darüber kaum uneingeschränkt freuen – insbesondere deshalb, weil sich mit diesem Lebensabschnitt die äußere Erscheinung sehr rapide verändert.

Viele Jahrzehnte lang meinte man, dass die Eierstöcke mit der Menopause ihre Funktion einstellen. Man ging davon aus, sie würden über mehrere Jahre hinweg immer weniger aktiv, bis es schließlich zur Menopause kommt: Ab diesem Augenblick produzieren die Eierstöcke keine Eizellen mehr und werden es niemals wieder tun. So lautete die offizielle Lehrmeinung zum Thema Wechseljahre, bis Forscher sich mit der Wirkung von CoQ10 auseinandersetzten. Dieser natürliche Stoff, der an der Energieproduktion jeder einzelnen Zelle beteiligt ist, zeigt ganz besonders deutlich, wie Zell- und Hormonfunktionen zusammenspielen. Indem CoQ10 die Mitochondrien anregt, also die kleinen Kraftwerke in Ihren Zellen, verjüngt es jede einzelne Körperzelle. In den Oozyten in den Eierstöcken ist die Mitochondrien-Konzentration höher als in jeder anderen Körperzelle. Wird die Mitochondrialfunktion in den Eierstöcken wiederhergestellt, so produzieren diese mehr Oozyten, und diese reifen dann zu Eizellen heran, die Estradiol produzieren. Somit steigt Ihr Estradiol-Spiegel, und Sie können die Menopause erfolgreich rückgängig machen, sodass Ihr ganzer Körper wieder in einen jugendlichen, dynamischen Zustand versetzt wird.

Blickpunkt sicheres Östrogen: Granatapfel

Granatapfel ist ein köstliches Kraftpaket, das Sie mit Estradiol versorgt und gleichzeitig vor allen Krebsarten schützt, auch den hormonsensitiven Arten. Granatapfelsaft wurde eingehend erforscht und kann dabei helfen, Herzerkrankungen zu verhindern, Ablagerungen aus den Arterien zu entfernen und Blutgerinnsel aufzulösen, bekämpft also genau die Komplikationen, die oft bei der Einnahme künstlicher Hormone auftreten.

Granatapfel enthält einen Stoff, der genauso geformt ist wie das menschliche Estradiol und genau wie dieses eine ganze Palette an Anti-Aging-Wirkungen zeigt. Granatapfel kann nachweislich bei Depressionen helfen und die Knochen stärken. Die meisten Menschen müssen feststellen, dass sie mit zunehmendem Alter aufgrund des sinkenden Hormonspiegels an Gewicht zulegen. Granatapfel jedoch verhindert diese Gewichtszunahme, indem er die Hormonfunktion verjüngt. Das ist besonders im Hinblick auf das hartnäckige Bauchfett interessant, das gefährliche gesundheitliche Probleme wie Herz-Kreislauf-Erkrankungen und Diabetes begünstigen kann. Zudem schützt Granatapfel vor Brustkrebs und verhindert die Bildung von Metastasen.

Granatapfel wirkt äußerst positiv auf den weiblichen Fortpflanzungsapparat und hilft als Extrakt oder Öl beispielsweise bei Vaginalatrophie; bei einem direkten Auftrag auf das Scheidengewebe ist die Wirkung besonders intensiv. Zudem können diese Mittel Ihre Brüste straffen! Dass Sie mit 30 Jahren feste, straffe Brüste hatten, war Ihnen Hormonen zu verdanken, und wenn Sie die hormonelle Alterung mit den richtigen Pflanzen und Nährstoffen rückgängig machen, können Sie die jugendliche Straffheit wiederherstellen. Mit 30 brauchten Sie keine speziellen Übungen, damit Ihre Brust schön in Form war, und auch jetzt können Sie darauf verzichten, sofern Sie der hormonellen Alterung entgegenwirken. Dennoch sind solche Übungen durchaus sinnvoll, da sie die Straffung beschleunigen und die Wirkung der natürlichen Stoffe verstärken. Sport hat viele Vorteile und fördert zum Beispiel die Zellatmung und Zellfunktion.

Blickpunkt sicheres Östrogen: Vitamin E

Bereits 1948 wurde aufgezeigt, dass Vitamin E die Menopause rückgängig machen kann. Rita S. Finkler, eine der Pionierinnen in diesem Bereich, befasste sich mit dem Zusammenhang zwischen Vitamin E und der Menopause und erforschte gemeinsam mit ihren Kollegen die Wirkung von Vitamin E auf die Gebärmutter älterer Ratten. Dabei stellte sie fest, dass sich der Uterus bei einer normalen chronologischen Alterung zurückbildete und dunkler wurde, sich diese Atrophie durch die Gabe von Vitamin E aber beheben ließ. Die Gebärmutter wurde wieder jugendlich und rosafarben, und die verjüngten Ratten konnten sogar wieder Nachwuchs bekommen! Leider waren diese erstaunlichen Ergebnisse lange Zeit in Vergessenheit geraten, bis Forschergruppen in der ganzen Welt neue Studien durchführten, um die Wirkung natürlicher Stoffe auf die Wechseljahre zu ermitteln. Die aktuellen Forschungsergebnisse bestätigen Finklers ursprüngliche Erkenntnisse: Vitamin E hat starke östrogene Eigenschaften, stellt die jugendliche Funktion der Gebärmutter wieder her und erhöht deren Gewicht, sodass die Uterusatrophie behoben wird. In einer Studie konnte das Gewicht der Gebärmutter durch Vitamin E um das 9,6-Fache erhöht werden – ein beeindruckender Erfolg, denn eine Rückbildung gilt als charakteristisches Merkmal für die Menopause. Offenbar wurde die Menopause also tatsächlich rückgängig gemacht! Auch in diesem Fall wurden die Wechseljahre durch eine Entfernung der Eierstöcke im Tierversuch simuliert, da das Gewicht der Gebärmutter einer lebenden Frau nicht überprüft werden kann.

Manche Studien haben in der Öffentlichkeit Bedenken und unnötige Ängste im Zusammenhang mit der Verwendung von Antioxidantien wie Vitamin E geschürt. Die angeblichen Komplikationen sind jedoch in Wirklichkeit auf unzureichende Kenntnisse der organischen Chemie zurückzuführen und lassen außer Acht, dass das Vitamin-E-Molekül verschiedene Formen annehmen kann. In der Chemie nennt man diese Fähigkeit Stereoisomerie, die verschiedenen Formen selbst heißen Stereoisomere. Darüber hinaus gibt es ganz spezielle Isomere, die Enantiomere, welche einander spiegelverkehrt abbilden. Probleme entstehen immer dann, wenn die falschen Enantiomere verwendet werden; man könnte sie mit einem rechten Handschuh und seinem Gegenstück, dem linken Handschuh, vergleichen. Der rechte Handschuh wäre in diesem Fall das natürliche Vitamin E, das Spiegelbild das künstliche Vitamin E. Vitamin E wirkt auf die Rezeptoren in Ihren Zellen. Stellen Sie sich diese Rezeptoren also als rechte Hände vor, die nur dann einwandfrei arbeiten, wenn sie in einem rechten Handschuh stecken. Es ist sonnenklar, dass der linke Handschuh nicht an die rechte Hand, also den Rezeptor, passt. Das künstliche Vitamin E (also der linke Handschuh) arbeitet dann nicht richtig – das zeigt wieder einmal, dass natürliche Lösungen immer die beste Wahl sind.

Die Fähigkeit eines Stoffs, verschiedene Formen anzunehmen, nennt man Chiralität. Viele natürliche Substanzen weisen eine hohe Chiralität auf, darunter auch Vitamin E. Künstlich hergestellte Vitamine, Aminosäuren und dergleichen sind immer eine Mischung aus verschiedenen möglichen Formen, sodass sie häufig negative Folgen haben. Das gilt nicht nur für Vitamine und andere Nahrungsergänzungsmittel, sondern spielt auch bei der Herstellung von Arzneimitteln eine große Rolle und kann schwerwiegende Konsequenzen nach sich ziehen.

All das sollte Ihnen deutlich machen, dass Sie stets *natürliches* Vitamin E verwenden sollten, damit Sie unbedenkliche, gesunde Ergebnisse erzielen. Erkennen können Sie es an der Bezeichnung RRR-Alpha-Tocopherol oder d-Alpha-Tocopherol. Nehmen Sie *niemals* künstliches oder unnatürliches Vitamin E mit der Bezeichnung dl-Alpha-Tocopherol, dl-Alpha-Tocopherylacetat oder All-rac-Alpha-Tocopherylacetat. *All-rac* bedeutet, dass das Vitamin E ein racemisches Gemisch aus Vitamin-E-Substanzen enthält, und *racemisch* heißt, dass alle möglichen Vitamin-E-Formen enthalten sind. Zu vergleichen ist das mit einer bunten Mischung aus linken Handschuhen, rechten Handschuhen und allen möglichen Mitteldingern, bei denen einige, aber nicht alle Finger an den richtigen Stellen sitzen.

Das folgende Beispiel zeigt sehr gut, dass die Anti-Aging-Wirkung von Vitamin E oft sämtliche Erwartungen übertrifft. In einer Studie befassten sich Forscher mit der Wirkung von Vitamin E auf eine Eierstockatrophie, die auf eine bleibedingte Schädigung zurückzuführen war. Es ist allgemein bekannt, dass Blei die Verbindung zwischen Hypothalamus und Hirnanhangdrüse nachhaltig schädigen und einen erheblichen Rückgang des Gonadotropin-Spiegels nach sich ziehen kann. Der Fortpflanzungsapparat wird schwer gestört – das Gewicht der Eierstöcke, der Eileiter und der Gebärmutter geht stark zurück, was auf eine schwere

Atrophie hinweist. Diese Atrophie zeigt sich auch in einem erheblichen Rückgang der Follikelanzahl und -größe. In der Praxis bedeutet dies, dass Blei die Fruchtbarkeit der betroffenen Frau reduziert und die Gefahr einer Fehlgeburt erhöht. Als man in einem Tierversuch jedoch Vitamin E zusammen mit Bleiacetat verabreichte, konnte man damit jede einzelne dieser schlimmen Folgen verhindern! Ja, Sie lesen ganz richtig – Vitamin E in seiner natürlichen Form konnte den gesamten Fortpflanzungsapparat schützen, den das Blei ansonsten erheblich geschädigt hätte.

Wie bereits erläutert hilft Vitamin E auch bei Vaginalatrophie, die in den Wechseljahren und nach der Behandlung von Brustkrebserkrankungen oft sehr ausgeprägt ist, da in beiden Fällen der Östrogen-Spiegel stark absinkt. Natürliches Vitamin E kann bei Einnahme oder äußerlicher Anwendung das Scheidengewebe wieder verjüngen und das dicke, elastische Gewebe erzeugen, das für eine jugendliche Vagina typisch ist. Zudem haben Wissenschaftler festgestellt, dass Frauen, die an einer Vaginalatrophie leiden, auch einen geringen Vitamin-D-Spiegel aufweisen, da hier ein enger hormoneller Zusammenhang besteht.

Andere Stoffe, die Tocotrienole, zeigen eine ganz ähnliche Wirkung wie das Tocopherol Vitamin E. Tocotrienole verhindern beispielsweise Hitzewallungen und scheinen in vielerlei Hinsicht eine stärkere Anti-Aging-Wirkung zu bieten als Tocopherole; sie reinigen die Arterien und regen die Fibroblasten zur Kollagen-Produktion an. Besonders viele Tocotrienole finden sich in Reiskleieöl und rotem Palmöl. Reiskleieöl enthält Gamma-Oryzanol, welches eine starke östrogene Wirkung aufweist und die Haut effektiv vor sonnenbedingten Schäden schützt. Rotes Palmöl verdankt seine wunderbare Farbe dem hohen Anteil an natürlichen Carotinoiden und verhindert ebenfalls lichtbedingte Hautschäden. Zudem hat rotes Palmöl die außergewöhnliche Eigenschaft, Ihre Telomere zu schützen, und bietet damit eine breite Palette an Anti-Aging-Vorteilen.

Zum Thema Krebs ist zu sagen, dass natürliches Vitamin E sehr effektiv vor verschiedenen Krebsarten schützt, auch vor den hormonsensitiven Formen. Frauen, die über die Nahrung eine besonders hohe Konzentration an Tocopherolen und Tocotrienolen zu sich nehmen, sind sogar besonders gut vor Brustkrebs geschützt.

Blickpunkt sicheres Östrogen: Gelée Royale

Arbeitsbienen leben sechs Wochen lang, Bienenköniginnen dagegen fünf Jahre. Zu verdanken ist das dem Gelée Royale! Geboren wird die Königin als ganz normale Biene mit kurzer Lebensdauer, doch dann geschieht etwas, das ihr Leben entscheidend verändert: Sobald sie zur Königin erwählt wurde, wird sie nur noch mit Gelée Royale ernährt. Das hat ganz erstaunliche Folgen: Als einzige Biene im Bienenstock entwickelt sie Eierstöcke und legt bis zu 2000 Eier pro Tag. Angesichts dieser fabelhaften Wirkung ist es kein Wunder, dass viele Frauen und auch Männer auf die Anti-Aging-Kraft des Gelée Royale setzen.

Ob es auch Ihnen helfen wird? Mit Sicherheit. Gelée Royale stimuliert bei Frauen die Hormonfunktion und bewirkt, dass Aussehen und Körperfunktionen einem deutlich jüngeren Lebensalter entsprechen. Und ganz ähnlich wie bei der Bienenkönigin fördert Gelée Royale die Reifung der Eizellen in den Eierstöcken und sorgt dafür, dass diese lebensfähiger werden – also jünger. Zudem fanden japanische Forscher heraus, dass Gelée Royale im menschlichen Körper sehr starke östrogene Eigenschaften zeigt und eine kräftigere Gebärmutterschleimhaut fördern kann. Denn eine dünne Gebärmutterschleimhaut ist ebenfalls eine typische Folge des geringen Östrogen-Spiegels nach der Menopause. Fruchtbar, fortpflanzungsfähig und richtig jung ist eine Frau nur mit einer kräftigen, gesunden Gebärmutter.

Worauf warten Sie noch? Werden Sie zur Bienenkönigin – drehen Sie die Uhr um Jahrzehnte zurück!

Die *Jugendgeheimnis*-Anwendungen

Suchen Sie sich je nach Verfügbarkeit, Kosten und persönlichen Vorlieben einige Vorschläge aus. Der beschriebene Anti-Aging-Mechanismus wird bereits durch ein Präparat aktiviert, zwei oder mehr können den Erfolg jedoch beschleunigen oder in besonders kritischen Fällen helfen. Jedes Präparat enthält eine der Zutaten, die in diesem Kapitel behandelt wurden. Viel Spaß!

Panax-Ginseng oder Koreanischer Roter Ginseng: Sibirischer, Amerikanischer oder anderer Ginseng sind keine geeignete Alternative. Diese Wurzel wirkt in jeder Form – als Kapsel, Pulver, flüssiges Extrakt oder Tinktur (Alkoholextrakt). Nehmen Sie zehn bis 20 Kapseln pro Tag oder dreimal täglich drei Teelöffel Pulver zu sich, bei einer Tinktur beläuft sich die Ration auf dreimal täglich sechs Teelöffel.

CoQ10: Schlucken Sie dreimal täglich eine Kapsel à 250 Milligramm CoQ10 mit etwas Fett oder Öl, da dieser Stoff fettlöslich ist. Die meisten Kapseln enthalten bereits eine Ölart, doch wenn Sie CoQ10 in Pulverform verwenden, sollten Sie einmal täglich einen Teelöffel in Olivenöl mischen.

Folsäure: Nehmen Sie dreimal täglich vier Tabletten mit 400 Mikrogramm (µg) Folsäure zu sich.

Ashwagandha: Nehmen Sie zweimal täglich zehn Kapseln Ashwagandha ein, von einer Tinktur zweimal täglich zwei Teelöffel.

Gelée Royale: Kaufen Sie frisches Gelée Royale oder Kapseln, die ein frisches Präparat enthalten, und schlucken Sie sechs Kapseln pro Tag. Gefriergetrocknetes Gelée Royale bietet ebenfalls zahlreiche Vorteile, erzielt jedoch nicht ganz die gleiche Wirkung wie die frische Variante, sodass Sie davon zehn am Tag einnehmen sollten. Wer auf Bienenprodukte allergisch reagiert, muss auf Gelée Royale verzichten.

Vitamin-E-Öl oder Lanolin (äußerliche Anwendung): Tragen Sie ein- oder zweimal täglich höchstens einen halben Teelöffel dieser beiden Produkte direkt auf die Scheide auf, damit das Vaginalgewebe wieder dicker, elastisch und gut durchfeuchtet wird. Vitamin-E-Öl und Lanolin lassen sich wunderbar zu gleichen Teilen mischen. Zunächst mag es so wirken, als würden sich die beiden Produkte nicht richtig verbinden, doch wenn Sie kräftig rühren, entsteht eine Creme, die sich gut auftragen lässt. Ein Erwärmen ist nicht notwendig.

Vitamin E (zum Einnehmen): Nehmen Sie jeden Tag 800 internationale Einheiten natürliches Vitamin E ein. Alternativ können Sie täglich zwei bis sechs Teelöffel zum Verzehr geeignetes Weizenkeimöl schlucken. Diese Dosis lässt sich auch aufteilen, also etwa dreimal täglich einen kleinen Löffel statt drei auf einmal. Um sich mit Tocotrienolen zu versorgen, können Sie täglich vier Teelöffel Reiskleieöl oder rotes Palmöl einnehmen.

Granatapfel: Granatapfelpulver gibt es in Großpackungen; schlucken Sie zehn Teelöffel pro Tag. Von ungesüßtem, nicht aromatisiertem Granatapfelsaft sollten Sie 100 Milliliter am Tag trinken. Es gibt auch Granatapfelsamenöl, doch da es sehr teuer ist, sollten Sie auf das Pulver oder den Saft ausweichen.

Melatonin: Zwei Portionen der folgenden Lebensmittel pro Tag erhöhen Ihren Melatonin-Spiegel: 200 Milliliter Ananassaft, 200 Milliliter Orangensaft, eine Handvoll Walnüsse, drei Bananen, acht Teelöffel Tomatenpaste, 100 Milliliter Sauerkirschsaft, 15 Gramm Haferflocken oder 150 Milliliter Bier. Geben Sie vor dem Schlafengehen eine Mischung aus 30 Tropfen essenziellem Atlaszedernöl in 100 Millilitern Kokosöl auf Ihre Handgelenke.

Kudzu-Stärke: Geben Sie vier Teelöffel der Stärke in eine Tasse, gießen Sie Ananassaft hinzu, verrühren Sie die Mischung gut und trinken Sie sie sofort nach der Zubereitung, da der Saft durch die Kudzu-Stärke andicken kann.

11. Kurbeln Sie Ihren Sex-Appeal an

ANTI-AGING-MECHANISMUS: Simulation der Eisprungwirkung

NUTZEN: Förderung der sexuellen Attraktivität

IN DEN HAUPTROLLEN: Nachtkerzenöl, Fenchel, Bockshornklee, Mangobutter, essenzielles Sandelholzöl

Zum Abschluss habe ich für Sie tolle Neuigkeiten zum Thema Libido und Sex-Appeal. Natürlich sind Sie bereits äußerst verlockend, entzückend und in jeder Hinsicht bezaubernd, doch mit diesem Kapitel können Sie Ihr Anti-Aging-System noch ein wenig optimieren, sodass Sie absolut unwiderstehlich werden. Betrachten Sie es als Sahnehäubchen auf einem köstlichen, zuckersüßen, verlockenden Törtchen! Ja, erst müssen die Grundlagen stimmen. Ja, Sie sollten die Fibroblasten stimulieren, SIRT1 aktivieren, die Stammzellen anregen, die Telomere verlängern und die durch die Wechseljahre bedingten Veränderungen rückgängig machen. Aber mit ein paar weiteren speziellen Pflanzen, Ölen, Nahrungsergänzungsmitteln, Nutrazeutika und Biozeutika werden Sie einfach rundum unwiderstehlich. *Ta-ta-ta-taaa!*

Die Verführungskraft des Eisprungs auch ohne Eisprung

Während des Eisprungs entwickeln Frauen eine unwiderstehliche Anziehungskraft, die auf Männer außerordentlich verlockend wirkt. Die Kerle reagieren darauf äußerst empfänglich. Sie nehmen kleine, fast unmerkliche Signale wahr, die ihnen alles Wissenswerte über die jeweilige Frau verraten, auch wenn ihr das selbst vielleicht gar nicht klar ist. Natürlich *wissen* sie nicht, dass sie es wissen. Die Wirkung ist jedoch unbestritten. Ich bezeichne das als Lap-Dancer-Effekt, weil die Studie, die dieses Phänomen bekannt gemacht hat, mit Lap-Dancern durchgeführt wurde. Forscher stellten fest, dass diese Tänzerinnen während des Eisprungs mehr Trinkgeld bekommen. Kaum zu glauben, nicht wahr?

Während des Eisprungs wirken Sie unwiderstehlich, weil Sie fruchtbar sind, Lust auf Sex haben und vielleicht sogar ein verlockendes Verhalten zeigen, das Männern ganz bestimmte Signale schickt. Zudem sind Sie in jeder Hinsicht äußerst produktiv – intellektuell, körperlich, emotional. Eines jedoch sollte Ihnen klar sein – *diesen Rausch der Schönheit und Energie können Sie auch ohne Eisprung erleben!* In diesem Kapitel stelle ich Ihnen einige ganz spezielle Pflanzen und Öle vor, die bewirken können, dass Sie so anziehend wirken wie eine fruchtbare junge Frau zur besten Zeit des Monats.

Sowohl Männer als auch Frauen reagieren auf den Eisprung – Männer fühlen sich zu einer fruchtbaren jungen Frau hingezogen, während sich eine Frau während des Eisprungs als besonders sexy und sinnlich empfindet und leichter erregt wird als zu jeder anderen Zeit. In dieser Phase herrscht große Einigkeit unter den Geschlechtern – umso bedauerlicher also, dass dieses Szenario nur einmal im Monat eintritt. Mit vollkommen unbedenklichen Pflanzen und Ölen lässt sich die Libido des Eisprungs ganz leicht an jedem Tag im Monat herstellen – für den Rest Ihres Lebens.

Dazu müssen wir uns auf einen ganz entscheidenden Aspekt konzentrieren. Während des Eisprungs ist der Progesteron-Spiegel so niedrig wie sonst nie während des Menstruationszyklus. Und der Östrogen-Spiegel? Der ist so hoch wie nie! Bildet man diese Situation künstlich nach, entstehen die Energie, Sinnlichkeit und Anziehungskraft, auf die die Männerwelt reagiert und die Sie erreichen wollen. Wenn Sie Ihr Östrogen so erhöhen, dass der Lap-Dancer-Effekt eintritt, stimuliert es das Phäomelanin in der Haut – Ihr Teint wirkt rosig, die Haarfollikel bekommen besonders viel Strahl- und Spannkraft. Zudem verspüren Sie die Freude, Energie, optimistische Einstellung und spielerische Flirtstimmung, die sich bei Frauen in der fruchtbarsten Phase so leicht einstellen.

Wenn Sie sich vor Augen führen, was in biologischer Sicht das Überleben unserer Spezies sichert und welchen Anteil das Östrogen daran hat, werden Sie feststellen, dass es ohne dieses Hormon nicht geht. Jede Spezies will überleben, und das erfordert eine erfolgreiche Reproduktion. Eine fruchtbare Frau ist während des Eisprungs besonders verlockend und bezaubernd, weil das Östrogen ihr diese Wirkung verleiht. Die Biologie verlangt es so und hilft ihr auf Schritt und Tritt. Deshalb geschehen so viele bemerkenswerte Dinge, wenn Sie

Ihren Östrogen-Spiegel mit natürlichen Substanzen so erhöhen, wie es sonst der Eisprung tut. Ihre Haut strahlt und bekommt einen weiblichen hellen Teint. Ihre Brüste werden voller. Ihre Energie steigt, sodass Sie besonders produktiv und kreativ sind. Sie werden unübersehbar so hinreißend, wie Sie nur sein können. Zudem fühlen Sie sich unter Umständen besonders zu Männern mit markantem Kinn, tiefer Stimme, breiten Schultern und muskulösen Schenkeln hingezogen. Das kann äußerst interessant werden, zumal eine Studie darauf hindeutet, dass Sie selbst mit höherer Wahrscheinlichkeit offenherzige Kleidung tragen. Auch Ihre eigene Stimme klingt während des Eisprungs sowohl für Männer als auch für Frauen attraktiver – und deshalb höchstwahrscheinlich auch dann, wenn der Östrogen-Spiegel Ihre Körpers auf einen vergleichbaren Pegel angehoben wird. Mit zunehmendem Alter bekommen Frauen oft eine tiefere, rauere Stimme. Diese altersbedingte Veränderung lässt sich verhindern oder rückgängig machen, wenn Sie das in diesem Buch beschriebene Programm befolgen und sich nach den Empfehlungen in diesem Kapitel richten.

Unterschätzen Sie die Prostaglandine nicht

Der Begriff Prostaglandine stammt von der Prostatadrüse, da diese Hormone erstmals aus männlichem Samen isoliert wurden. Die Prostaglandine werden jedoch nicht von Drüsen erzeugt, sondern vielmehr in situ synthetisiert – also nach Bedarf direkt in dem Gewebe, in dem sie benötigt werden.

Prostaglandine sind an der Kontraktion und Entspannung der glatten Muskulatur beteiligt, zum Beispiel der Gebärmuttermuskeln. Bestimmte Prostaglandine verursachen die Menstruationsschmerzen, und ohne Prostaglandine kommt es nicht zum Eisprung, denn sie bewirken die Freisetzung von Östrogen, welches dann den gesamten Eisprungprozess in Gang setzt.

Östrogen ist für den Eisprung unerlässlich, denn es wirkt direkt auf die Eierstöcke, indem es diese stimuliert. Die Prostaglandine wiederum sorgen dafür, dass diese Stimulation stattfindet. Wie genau sie das Östrogen dazu veranlassen, auf das hormonsensitive Gewebe zu wirken, hat man noch nicht herausgefunden, doch es ist unbestritten, dass die Prostaglandine für die östrogene Wirkung auf die Eierstöcke entscheidend sind und sich somit auch auf die Fruchtbarkeit auswirken. Lange Zeit hatte man die Rolle der Prostaglandine im Zusammenhang mit weiblicher Unfruchtbarkeit übersehen, doch sie erfüllen höchstwahrscheinlich eine ganz wichtige Steuerfunktion, mit der sie die östrogene Wirkung innerhalb sicherer Grenzen halten. Dies hat natürlich auch Auswirkungen auf Brustkrebs und andere hormonsensitive Krebsarten. Zudem könnte die Wechselbeziehung zwischen Prostaglandinen und Östrogen erklären, wieso bestimmte Pflanzen, Öle und Nahrungsergänzungsmittel, die selbst keine unmittelbaren östrogenen Eigenschaften aufweisen, dennoch östrogen wirken – möglicherweise geschieht dies über die Prostaglandine.

Prostaglandine wirken über cyclisches Adenosinmonophosphat oder cAMP. Das cAMP sorgt dafür, dass biologische Moleküle, Hormone oder Neurotransmitter ihre Wirkung entfalten können. Ohne cAMP werden die Prostaglandine nicht aktiv, und Sexualhormone wie Testosteron oder Östrogen können ihre Wirkung häufig nur mit Prostaglandinen entfalten. Forskolin, das Extrakt einer Pflanze aus der Gattung der Minzen, kann den Eisprung sehr wirkungsvoll fördern, indem es cAMP stimuliert. Allerdings kann es auch den Testosteron-Spiegel erhöhen, sodass manche Frauen dadurch etwas maskuliner wirken. Entscheidend ist dabei der körpereigene Testosteron-Spiegel der jeweiligen Frau: Wer bereits über einen hohen Spiegel verfügt, muss unerwünschte Nebenwirkungen wie Gesichtsbehaarung oder eine tiefere Stimme in Kauf nehmen, während dies bei Frauen mit niedrigerem Testosteron-Spiegel nicht der Fall ist.

Da der Eisprung vom Prostaglandin abhängt, lässt sich diese Wirkung durch Nachtkerzenöl simulieren. Dieses Öl ist sehr reich an Gamma-Linolensäure oder GLA, einem Präkursor eines Prostaglandins, dem cAMP jedoch einen Prozessschritt voraus, sodass es keine Gesichtsbehaarung und keine tiefere Stimme zur Folge hat. Zudem weist Nachtkerzenöl auch eine erhebliche Prostaglandin-E1-Wirkung auf (PGE1). Da nicht die Sexualhormone selbst, sondern PGE1 angesprochen wird, verbessern sich die geschlechtliche Funktion und die Wirkung der Sexualhormone bei Frauen.

Nachtkerzenöl bietet schier endlose Vorteile, sowohl bei innerlicher als auch bei äußerlicher Anwendung. Es glättet die Haut, verringert Gesichtsbehaarung, macht die Schleimhäute fruchtbarer und hebt die Stimmung. Frauen, die während der Periode an Schmerzen in der Brust leiden, können diese mit Nachtkerzenöl erheblich lindern. Das Öl erhöht den Brustumfang ohne Krebsrisiko, indem es das Fett- und Drüsengewebe in der Brust wachsen lässt und somit für mehr Elastizität und Spannkraft sorgt. Judy Graham, eine der ersten Autorinnen, die Nachtkerzenöl öffentlich bekannt machten, beschrieb die positive Wirkung des Öls bei Multipler Sklerose. Dabei hatte sie eine erfreuliche »Nebenwirkung« festgestellt, nämlich dass zudem die Brüste beeindruckend schnell wachsen (und auch größer bleiben, selbst wenn Sie das Öl nicht mehr anwenden). Nachtkerzenöl wirkt äußerst effektiv gegen Ekzeme und sorgt für glatte, schöne Haut am ganzen Körper, bügelt Falten und schlaffe Stellen aus und macht Ihre Haut weich und strahlend. Wird Nachtkerze auf das Haar aufgetragen oder täglich als Nahrungsergänzungsmittel eingenommen, bewirkt es glänzendes, langes, gesundes Haar. Und all das nur, weil es den Eisprung simuliert und dessen Wirkung bei Frauen jeden Alters an jedem Tag im Monat nachbildet! Außerdem hilft das Öl sehr schnell gegen Hitzewallungen während der Wechseljahre.

Mehr Sex-Appeal durch weniger DHT

Wie Sie aus den vorherigen Kapiteln wissen, ist DHT oder Dihydrotestosteron ein männliches Hormon, das für viele Alterungsprozesse bei Männern verantwortlich ist, darunter Haarausfall und Prostatabeschwerden. Doch auch Frauen leiden mit zunehmendem Alter unter der Wirkung von DHT, das bei Frauen dünneres Haar, unerwünschte Behaarung in

Gesicht und am Körper, ein hageres Gesicht, sichtbare Venen an Armen und Hals, Ovulationsstörungen, Harnprobleme und eine Rückbildung der Brüste zur Folge hat. Wir sind uns sicher einig, dass diese Folgen allesamt nicht dazu beitragen, dass man sich besonders selbstbewusst oder begehrenswert fühlt. Zum Glück gibt es ein Gegenmittel!

Der DHT-Spiegel lässt sich besonders schnell mit Kürbiskernöl senken. Dieses köstliche Öl, das normalerweise leicht geröstet angeboten wird, kann in Salaten genossen oder in Smoothies gerührt werden (allerdings passt es mit seiner herben Note nicht so gut zu Bananen!). Da es gegen DHT wirkt, kann Kürbiskernöl die Kopfbehaarung äußerst effektiv nachwachsen lassen, während das Haarwachstum im Gesicht eingedämmt wird. Zudem wirkt es auf den Eisprung und lässt Ihr Gesicht hübsch rund wirken.

Die Wirkung des DHT fällt bei jeder Frau unterschiedlich stark aus, doch manche haben mit zunehmendem Alter sehr darunter zu leiden und möchten den Spiegel unbedingt senken. Wenn das DHT zuschlägt, fühlen viele Frauen sich nicht mehr richtig weiblich – dann kann es beruhigen, dass natürliche Substanzen dieses Hormon so gut unterdrücken. Rasieren, Wachsen und andere Haarentfernungsmethoden können unerwünschtes Haar zwar äußerlich beseitigen, doch das zugrunde liegende hormonelle Ungleichgewicht bleibt bestehen, wenn Sie es nicht korrigieren. Alle zuvor genannten DHT-Symptome hängen mit einem Absinken des Östrogen-Spiegels zusammen. Kudzu oder Kuzu, auch Japanische Pfeilwurz oder *Pueraria montana* genannt, ist eng mit *Pueraria mirifica* verwandt, deren starke östrogene Wirkung den Lap-Dancer-

Effekt begünstigt. Kudzu wirkt genauso und kann wie *Pueraria mirifica* sehr effektiv den DHT-Spiegel senken.

Auch mit Mangobutter können Sie unerwünschten Haarwuchs im Gesicht oder dünner werdendes Kopfhaar wunderbar angehen; sie entfaltet auch auf den Brüsten eine sehr gute Wirkung!

Wer braucht schon Parfüm? Sie riechen selbst schon sexy!

Sie können sich nicht vorstellen, dass Ihr persönlicher Geruch beeinflusst, wie Sie auf dem Foto in Ihrem Facebook-Profil oder auf einer Online-Dating-Seite aussehen? Natürlich nimmt man den Geruch über das Bild nicht wahr – die Wirkung der Pheromone ist jedoch deutlich zu erkennen. Und bestimmte Pflanzen sind so reich an pflanzlichen Pheromonen, dass Sie mit deren Hilfe so sinnlich werden wie nie zuvor. Dies liegt zum großen Teil daran, dass natürliche Pflanzendüfte nicht nur Ihre Hormone beeinflussen, sondern auch die Beschaffenheit und Strahlkraft Ihrer Haut und über die Rezeptoren in der Haut auch Ihre Sexualität.

Kopuline sind Sexualhormone, die im Scheidensekret zu finden sind. Poetisch ausgedrückt sind die Kopuline »der Duft einer Frau«, und Männer finden sie anregend. Das müssen Sie mir nicht blind glauben – Wissenschaftler haben nachgewiesen, dass der Testosteron-Spiegel bei Männern anstieg, wenn sie Kopulinen ausgesetzt waren. Zudem zeigte die Studie, dass Männer unter dem Einfluss der Kopuline deutlich risikofreudiger waren und erheblich aggressiver und dominanter auftraten als Männer ohne diesen Einfluss. Kopuline werden während des Eisprungs freigesetzt und erhöhen das sexuelle Verlangen aller Männer, die in ihren Einflussbereich geraten. Eine Frau sendet während des Eisprungs also in jeder Hinsicht sexuelle Signale aus – und genau das ist auch der Fall, wenn dieser Zustand durch natürliche östrogene Stoffe erzeugt wird. Neben allen anderen Veränderungen, die in dieser Phase des Monats auftreten – von volleren Lippen bis hin zu einer Vorliebe für freizügigere Kleidung –, ändert sich also auch der Körpergeruch. Diese Wirkung für den Sex-Appeal sollten Sie sich unbedingt zunutze machen!

Zudem hat die Forschung mittlerweile festgestellt, dass Sie Gerüche nicht nur über die Nase wahrnehmen. Aktuelle Daten zeigen, dass die Haut Riechzellen enthält, die »riechen« können, wenn ein aus Sandelholzöl gewonnener Stoff direkt auf die Haut aufgetragen wird. Wenn Ihre Riechzellen in der Haut angeregt werden, stimuliert dies auch die Aktivität der Keratinozyten, die Ihre Haut verjüngen. Es versteht sich von selbst, dass auch diese Aktivität während des Eisprungs besonders ausgeprägt ist. Für die betreffende Studie wurde nur eine der aktiven Substanzen im Sandelholzöl verwendet, ein synthetischer Stoff namens Sandalore. Wenn Sie dieses wunderbare Öl jedoch in natürlicher Form in einer geeigneten Ölbasis auf Gesicht und Körper auftragen, erzielen Sie eine noch bessere Wirkung und verwöhnen Ihre Haut mit einer ganzen Symphonie aus aktiven Sandelholzkomponenten, welche die weibliche Lust fördern und den Kopulin-Spiegel erhöhen.

Falls Sie sich fragen, wie die Kopuline eigentlich riechen: Die beiden Hauptbestandteile sind Essig- und Buttersäure. Ein simpler destillierter Essig mit leicht ranziger Butter kommt dem verlockenden Sexduft, der alle Männer verrückt macht, also ziemlich nahe. Kaum zu glauben, nicht wahr? Mir ist Sandelholz eindeutig lieber, und Ihnen vermutlich auch! Sandelholz wurde früher vor allem aus indischen Bäumen gewonnen, die mittlerweile leider vom Aussterben bedroht sind, doch in Australien gibt es zum Glück noch reichlich Sandelholz. Alternativ ist auch Patschuliöl bestens geeignet, da seine Eigenschaften dem Sandelholz ähneln.

Und da wir gerade von östlichen Traditionen sprechen, mit denen Sie Ihren Sex-Appeal ankurbeln können, möchte ich Ihnen raten, auch regelmäßig Ihre Brust zu massieren, denn eine direkte Stimulation von Brustgewebe und Blutfluss kann die Brüste wachsen lassen. Zudem könnten Sie sich Liebeskugeln oder Ben-Wa-Kugeln, wie sie in China genannt werden, zulegen, um die Beckenbodenmuskulatur zu stärken. Lesen Sie jedoch sorgfältig die Anweisungen und sprechen Sie erst mit Ihrer Frauenärztin. Es gibt die verschiedensten Varianten, auch Modelle mit Gewicht, die eine gute Trainingswirkung versprechen. Diese machen deutlich mehr Spaß als Kegel-Übungen und schützen nicht nur vor Vaginalatrophie, Gebärmuttervorfall und Harninkontinenz, sondern können diese Probleme sogar beheben.

Nun möchte ich auf die natürlichen Substanzen eingehen, die Ihren Sex-Appeal erhöhen – insbesondere Bockshornklee und Fenchel, Ananassaft, Distelöl, essenzielles Ylang-Ylang-Öl, Dang Gui und Shatavari. Und Sie wissen ja bereits, dass

Sie am Ende des Kapitels Anwendungsmöglichkeiten finden, in denen alle genannten Zutaten zum Einsatz kommen.

Blickpunkt Sex-Appeal: Bockshornklee und Fenchel

Fenchel besitzt erhebliche östrogene Eigenschaften und kann in Sachen Eisprung bewirken, dass die Follikelreife zunimmt und mehr Follikel in den Eierstöcken heranwachsen; man geht davon aus, dass Fenchel dies mithilfe von Diosgenin erreicht. Diosgenin wurde erstmals aus Wildem Yams, lateinisch *Dioscorea villosa*, isoliert und hat daher seinen Namen. Andere Pflanzen enthalten ebenfalls Diosgenin, zum Beispiel die Stechwinde, doch weder Wilder Yams noch Stechwinde verstärken die weibliche Anziehungskraft so sehr wie Fenchel und Bockshornklee – zumal sie auch Stoffe enthalten, die diesen erwünschten Effekt beeinträchtigen. Wenn Sie Fenchelpulver einnehmen, können Sie dessen Wirkung mit essenziellem Fenchelöl, auch als Süßer Fenchel bekannt, noch verstärken. Und da Haut und Haar über Östrogen-Rezeptoren verfügen, verjüngt dieses wunderbare Öl bei direktem Auftrag Gesicht, Arme, Brüste und Haare. Wenn Sie Ihre Vagina direkt mit essenziellem, in einem Basisöl verdünntem Fenchelöl oder einem Süßholzpräparat behandeln, werden Sie vermutlich Ihren G-Punkt finden! Sie werden eine außerordentliche, vielleicht sogar nie gekannte Sinnlichkeit verspüren. Bockshornklee enthält auch Diosgenin und daher genauso wunderbare Eigenschaften wie Fenchel. Auch wenn sie nicht ganz so effektiv sind wie Nachtkerzenöl, fördern sowohl Fenchel als auch Bockshornklee Aussehen und Fülle der Brüste. Haremsfrauen beispielsweise setzten genau aus diesem Grund Bockshornklee ein, und diese Damen kannten sich mit weiblichen Reizen nur zu gut aus!

Blickpunkt Sex-Appeal: Essenzielles Ylang-Ylang-Öl

Meine eigenen Erfahrungen und die meiner Kunden können bestätigen, dass dieses Öl ganz ähnlich wirkt wie Bockshornklee- und Fenchelöl. Als essenzielles Öl darf Ylang-Ylang nur äußerlich angewendet werden. Sie können es mit einem Nachtkerzen-Basisöl mischen und auf Gesicht, Brüste und Bauch auftragen, um Ihre innere Ausstrahlung und äußere Schönheit zum Vorschein zu bringen. Wenn Sie es in die Haare geben, bekommen Sie eine strahlende Haarpracht mit einem Hauch von Blond.

Blickpunkt Sex-Appeal: Dang Gui

Ich kenne keine Frau, die diese Pflanze nicht liebt. Ihr unverwechselbarer starker Duft ist recht anziehend, doch besonders bemerkenswert ist die Wirkung. Der lateinische Name für Dang Gui, das auch als Dong Quai bekannt ist, lautet *Angelica sinensis*, also Chinesische Engelwurz; verwandt ist sie mit der heimischen Engelwurz, die man früher kandiert verzehrte oder zur Dekoration von Backwaren verwendet. Dang Gui hat eine starke östrogene Wirkung, kann das Gewicht der Gebärmutter deutlich erhöhen und konnte in einem Tierversuch bei künstlich herbeigeführter Menopause die Vaginalatrophie rückgängig machen. Deshalb bewirkt diese Pflanze eine Steigerung der Lebensfreude und Lust. Zudem schützt Dang Gui vor Brustkrebs und verhindert Hitzewallungen.

Blickpunkt Sex-Appeal: Shatavari

Die Wurzel dieser Pflanze, *Asparagus racemosus* oder *Asparagus adscendens*, ist mit unserem heimischen Spargel verwandt und wird in der ayurvedischen Medizin seit über 1000 Jahren für ganz besondere Behandlungen verwendet. Die Tao-Meister setzten Shatavari, in der chinesischen Medizin als Tian Men Dong bekannt, als Kaiserpflanze ein, die das Leben verlängerte und angeblich Lebensfreude und ein liebenswürdiges Wesen verleihen sollte. Die Wurzel wurde am Stück verkauft, bei längerer Lagerung fest und als zähe, leicht süßliche Leckerei konsumiert. Mir gefällt, welche Wirkung man der Pflanze im Ayurveda nachsagt – der Name *Shatavari* bedeutet »die, die 100 Ehemänner hat«. Wenn das nicht für Sex-Appeal spricht!

Shatavari wirkt auf die Östrogen-Rezeptoren so wie Östrogen und fördert Brustwachstum und Uterusgewicht. Da sich im gesamten Körper Östrogen-Rezeptoren befinden, sogar im Gehirn, werden Sie feststellen, dass Shatavari genau wie die anderen natürlichen Substanzen, die ich in diesem Kapitel empfehle, zahlreiche Körpersysteme gleichzeitig anspricht. Sie werden heiter, optimistisch, energiegeladen und natürlich auch sexuell anziehend.

Die *Jugendgeheimnis*-Anwendungen

Suchen Sie sich je nach Verfügbarkeit, Kosten und persönlichen Vorlieben einige Vorschläge aus. Der beschriebene Anti-Aging-Mechanismus wird bereits durch ein Präparat aktiviert, zwei oder mehr können den Erfolg jedoch beschleunigen oder in besonders kritischen Fällen helfen. Jedes Präparat enthält eine der Zutaten, die in diesem Kapitel behandelt wurden. Viel Spaß!

Nachtkerzenöl: Kaufen Sie zwei Flaschen, bewahren Sie die eine im Kühlschrank auf und nehmen Sie dreimal pro Tag einen Teelöffel zu sich. Verwenden Sie die andere Flasche als Basis für äußerliche Anwendungen.

Essenzielles Süßfenchelöl: Geben Sie 30 Tropfen davon in 100 Milliliter Nachtkerzenöl und tragen Sie das Präparat ein- oder zweimal täglich im Gesicht, am Körper, auf den Brüsten und vor der Haarwäsche im Haar auf.

Essenzielles Ylang-Ylang-Öl: Wenn Sie sowohl Süßfenchel als auch Ylang-Ylang verwenden wollen, halbieren Sie die oben genannte Menge. Geben Sie 15 Tropfen Süßfenchelöl und 15 Tropfen Ylang-Ylang-Öl in 100 Milliliter Nachtkerzenöl. Tragen Sie die Mischung am ganzen Körper auf, im Gesicht nach Möglichkeit etwas häufiger.

Bockshornkleepulver und Fenchelsamenpulver: Nehmen Sie jeden Tag sechs Teelöffel von beiden Pflanzenpulvern ein. Teilen Sie die Dosis in drei Portionen auf. Achten Sie darauf, dass Sie das trockene Pulver gut mit Wasser vermischen.

Bei Bedarf kurz stehen lassen, dann noch einmal umrühren. Sie können die Pulver nacheinander einnehmen, wenn Ihnen das leichter fällt. Sechs Löffel pro Tag liefern die besten und schnellsten Ergebnisse, doch auch vier erzielen schon eine gute Wirkung. Nehmen Sie so viel davon zu sich, wie Sie können!

Shatavari: Lassen Sie zwei Teelöffel Shatavari-Pulver in einer Tasse Milch köcheln und trinken Sie die Mischung, solange sie noch warm ist. Nach Wunsch mit Honig süßen. Köstlich! Mein bevorzugter Hersteller ist Pukka Herbs.

Dang Gui: Kaufen Sie eine Dang-Gui-Tinktur und nehmen Sie pro Tag vier Teelöffel zu sich.

Kürbiskernöl: Ich liebe den Geschmack dieses Öls und schlucke es direkt, Sie können es aber auch über Ihren Salat geben. Nehmen Sie vier bis sechs Teelöffel pro Tag zu sich.

Kudzu: Lösen Sie vier Teelöffel in einer halben Tasse Wasser auf und trinken Sie die Mischung. Lassen Sie sie nicht zu lange stehen, da sie sonst andickt. Sie können auch einen leckeren, ganz einfachen Pudding zubereiten, indem Sie Kudzu mit Saft oder Wasser aufkochen, leicht köcheln lassen und dabei ständig gut rühren. Mit Honig ein köstliches Dessert!

Mangobutter: Kaufen Sie eine Packung dieser wunderbaren, reichhaltigen Butter und verwenden Sie diese als Feuchtigkeitsspender für das Gesicht. Sie können sie auch vor dem Waschen ins Haar geben.

Essenzielles Sandelholzöl: Verwenden Sie es pur oder geben Sie 15 Tropfen in 100 Milliliter Basisöl wie Nachtkerzenöl. Sie können auch Ylang-Ylang oder Süßfenchel dazumischen, allerdings sollten 100 Milliliter Basisöl nicht mehr als 50 Tropfen essenzielles Öl enthalten.

TEIL 3:

Die *Jugendgeheimnis*-Programme

12. Das ultimative *Jugendgeheimnis*-Programm und mein persönliches Programm für jeden Tag

Bislang haben Sie fleißig die wichtigsten Fakten über die unglaublichen natürlichen Mittel gelernt, mit denen Sie sich in zellulärer und hormoneller Hinsicht biologisch verjüngen können. Sie haben jetzt genug Informationen, um den Alterungsprozess zu verlangsamen und rückgängig zu machen, und ich hoffe, dass Sie nach ein paar *Jugendgeheimnis*-Anwendungen begreifen, dass das Lebensalter wirklich einfach nur eine Zahl ist. Umfassende wissenschaftliche Erkenntnisse bestätigen, dass Anti-Aging tatsächlich möglich ist, und Sie selbst sind der lebende Beweis. Sind Sie bereit, noch einen Schritt weiterzugehen?

In den nächsten fünf Kapiteln werde ich Ihnen verschiedene Programme vorstellen, mit denen Sie unterschiedliche Ziele erreichen können. Sie haben die Wahl – Sie können sich auf ein bestimmtes Programm festlegen, je nach Bedarf zu anderen Programmen wechseln oder einzelne Elemente kombinieren, je nachdem, welche Phase des Alterungsprozesses Sie gerade durchmachen.

Nun folgen das ultimative *Jugendgeheimnis*-Programm,

das ich meinen Anti-Aging-Kundinnen am häufigsten empfehle, sowie mein ganz persönliches Programm, das ich jeden Tag selbst anwende.

Das ultimative *Jugendgeheimnis*-Programm

Maca: Vier Teelöffel für schöne Kurven und starke Knochen
Fenchel- und/oder Bockshornkleepulver: Vier Teelöffel
Ashwagandha und Shatavari: Vier Teelöffel
Bor: Neun Milligramm
Natürliches Vitamin E: 800 internationale Einheiten pro Tag
Folsäure: 800 Mikrogramm pro Tag
Nachtkerzenöl (innerliche Anwendung): Vier Teelöffel
Avocadoöl: Sechs Teelöffel
Essenzielles Öl aus Fenchel, Dillsamen, Ylang-Ylang und Anis für den ganzen Körper: Geben Sie 50 bis 100 Tropfen von jedem essenziellen Öl in 250 Milliliter unraffiniertes Avocadoöl, Gänsefett, Emuöl oder Schmalz, am besten aus biologischer Produktion, und verwenden Sie die Mischung zweimal täglich am ganzen Körper, um gegen Alterserscheinungen im Gesicht, am Körper und den Haaren anzugehen. Sparen Sie den Augenbereich aus; hier können Sie die gleichen Öle verwenden, sollten die Konzentration an essenziellen Ölen jedoch auf jeweils zehn Tropfen reduzieren und 150 Milliliter Avocadoöl verwenden. Wenn Sie sehr empfindlich sind, beschränken Sie sich auf jeweils 30 Tropfen essenzielles Öl.
Jojobaöl: Tragen Sie täglich eine dünne Schicht auf, um der

Haut etwas Gutes zu tun, insbesondere im Augenbereich und zur Make-up-Entfernung.

Präparat aus Amla, Gotu Kola und Kokosöl: Tragen Sie täglich eine dünne Schicht auf.

Flüssiges Natriumlactat (60 Prozent): Tragen Sie täglich eine dünne Schicht auf.

Essenzielles Rosmarin- und Eukalyptusöl: Verwenden Sie jeden Tag vor der Shampoowäsche 20 bis 30 Tropfen. Gönnen Sie sich außerdem vor der Shampoowäsche eine Behandlung aus 50 Tropfen essenziellem Fenchelöl in 100 Gramm Gänsefett oder Schmalz oder 100 Milliliter Jojobaöl oder Avocadoöl.

Tiefgefrorene Blaubeeren oder Kirschen: Essen Sie jeden Tag mindestens 250 Gramm.

Mein persönliches Basisprogramm für jeden Tag

Gelée Royale: Sechs bis zehn Kapseln (Regina ist ein gutes Fabrikat) in drei Dosen, alternativ können diese auch auf einmal genommen werden, *oder* zwei große Löffel frisches Gelée Royale

Reiskleieöl: Drei Esslöffel (in drei Dosen)

Nachtkerzenöl: Zwei Teelöffel (oder sechs bis acht Kapseln) pro Tag

Granatapfelöl: Zwei bis drei Teelöffel (oder sechs bis acht Kapseln)

Panax-Ginseng-Pulver: Zwei große Löffel

Resveratrol-Hautbehandlung: Ich verwende einen Fruchtsaft mit hohem Resveratrol-Gehalt, zum Beispiel reinen, unverdünnten Granatapfelsaft, den ich mindestens zweimal täglich auf Gesicht, Hals und Arme auftrage und möglichst lange, aber mindestens fünf Minuten einwirken lasse. Dann spüle ich die Haut ab und pflege sie mit Amla- und Gotu-Kola-Creme.

Amla- und Gotu-Kola-Creme: Diese trage ich zweimal täglich auf Gesicht, Hals und Arme auf.

Avocadoöl mit essenziellem Fenchel- und Ylang-Ylang-Öl: Dieses Präparat verwende ich vor dem Baden oder Duschen am ganzen Körper und vor der Haarwäsche in den Haaren. Ich lasse es 30 Minuten einwirken.

13. Mini-Programme für schnelle Erfolge

Dieses Kapitel sorgt dafür, dass vor einem besonderen Ereignis künftig keine Panik mehr aufkommt. Ob ein erstes Date am nächsten Wochenende, eine romantische Auszeit mit Ihrem Partner, ein Klassentreffen, ein Urlaub am Meer oder ein Skiwochenende – jeder Anlass verlangt Ihnen einiges ab und kann ziemlich stressig sein, wenn Sie sich nicht wohl in Ihrer Haut fühlen. Bitte beachten Sie, dass der Faktor *Zeit* jeweils eine entscheidende Rolle spielt – beziehungsweise der Mangel an Zeit! Ich hoffe, es versteht sich von selbst, dass Sie diese Pläne immer dann einsetzen sollten, wenn Sie im Handumdrehen toll aussehen müssen. Mit meinen Mini-Programmen für schnelle Erfolge können Sie in kürzester Zeit möglichst viele Problemstellen angehen – mit möglichst wenigen Produkten. Alle Programme sind für Frauen jeden Alters geeignet, haben aber nicht den Anspruch, sämtliche Alterserscheinungen zu beheben. Sie helfen recht gut gegen die meisten Probleme und sind weder zu intensiv für junge Haut noch zu schwach für ältere Haut.

Eigentlich ist es so gedacht, dass Sie diese Pläne genau befolgen, doch wenn Sie mit der revolutionären Anti-Aging-Wirkung natürlicher Substanzen schon etwas besser vertraut sind, können Sie gerne nach Belieben kombinieren und je nach Bedarf andere Tipps aus den verschiedenen Kapiteln in diesem Buch einbauen.

Mini-Programm für das erste Date

Sie haben gerade einen ganz besonderen Menschen kennengelernt, Sie strahlen über das ganze Gesicht, und Ihr Herz rast aus unerfindlichen Gründen – nein, aus dem besten Grund der Welt: Sie sind glücklich. So glücklich, dass Sie nicht schlafen können, keinen Hunger verspüren und nur die Minuten bis zum heiß ersehnten ersten Date zählen. Doch dann blicken Sie morgens ganz entsetzt in den Spiegel: Sie haben Ringe unter den Augen (weil Sie so viel über den großen Abend nachgegrübelt haben), wirken blass und hager (weil Sie nichts gegessen haben) und sehen doppelt so alt aus, wie Sie eigentlich sind (weil Sie mein Programm noch nicht angewendet haben). Das darf nicht sein! Aber Hilfe naht. Die folgenden Schritte sorgen dafür, dass Sie im Handumdrehen strahlend schön werden. Nur ein oder zwei Tage, dann sind Sie bestens gerüstet!

1. *Reinigen.* Wenn Sie schon am nächsten Tag richtig toll aussehen wollen, brauchen Sie so schnell wie möglich einen klaren, frischen Teint und müssen daher auf die Proteasom-Aktivierung setzen. Trockenbackhefe ist dazu bestens geeignet. Mischen Sie in einer Schüssel zwei Teelöffel Hefe aus dem Supermarkt mit so viel warmem Wasser, dass eine streichfähige Paste entsteht, warten Sie, bis die

Mischung Blasen wirft, und tragen Sie sie dann auf Gesicht und Hals auf. Sie können auch gerne Arme und Dekolleté mitbehandeln, am besten jedoch in der Dusche oder in der Badewanne! Lassen Sie die Hefe fünf bis zehn Minuten ihre Wirkung entfalten und spülen Sie sie dann ab. Wenn Ihre Haut stark von der Sonne geschädigt ist, tragen Sie in der Dusche oder Wanne Tomatenpaste auf Gesicht, Hals, Arme und Brüste auf, damit Ihre Haut rein und strahlend wird. Lassen Sie die Paste fünf Minuten einwirken, bevor Sie sie abspülen. Beide Behandlungen sorgen für weiche, strahlende, frische und jung wirkende Haut!

2. *Mehr Fülle mit Squalen.* Tragen Sie dreimal täglich eine dünne Schicht zur Hautglättung auf, damit Ihre Haut am großen Tag strahlend schön ist!
3. *Haarbehandlung.* Gönnen Sie Ihrem Haar eine gründliche Conditioner-Behandlung, damit es sich am Wochenende seidig-weich anfühlt. So ungewöhnlich es auch klingt: Schmalz zählt zu den effektivsten Wohltaten für Ihr Haar, sorgt dafür, dass es besser wächst und nicht brüchig ist, und fördert die natürliche Haarfarbe, ohne Akzente oder Färbungen zu beeinträchtigen. Wenn Sie das Schmalz ausgewaschen haben, strahlt Ihr Haar so sehr, dass es jedem sofort ins Auge fällt. Streichen Sie je nach Dichte und Länge des Haars einen oder zwei Teelöffel Schmalz hinein. Noch bessere Wirkung erzielen Sie, wenn Sie pro 100 Gramm Schmalz je 30 Tropfen essenzielles Rosmarin- und Eukalyptusöl dazugeben und vor der Haarwäsche auftragen. Dazu können Sie das feste Schmalz in einem Topf sanft erwärmen, diesen dann von der Flamme nehmen, die essenzi-

ellen Öle hinzufügen, alles abkühlen lassen und aufbewahren. Schmalz lässt sich übrigens sehr leicht auswaschen. Sie können, falls Sie möchten, auch zwei Waschgänge durchführen, nötig ist das jedoch nicht. Wenn Sie kein Schmalz zur Hand haben oder eine Alternative suchen, sind folgende Mittel einzeln oder in Kombination ebenfalls gut geeignet: je nach Haardichte und -länge ein oder zwei Teelöffel Olivenöl, Avocadoöl, rotes Palmöl oder Kokosöl.

Mini-Programm für ein romantisches Wochenende

Sie wollen jung und bezaubernd aussehen, sich für die Schönheitsbehandlung aber auf keinen Fall zu lange von Ihrem Liebsten trennen? Dann müssen Sie sich darauf konzentrieren, Ihren Sex-Appeal zu maximieren. Alles, was Sie für diese schönen Stunden einpacken, sollte Sie besonders verlockend wirken lassen. Das erreichen wir in nur vier Schritten. Wenn Sie später etwas mehr Zeit haben, sollten Sie einige der Tipps aus Kapitel 11 »Kurbeln Sie Ihren Sex-Appeal an« ausprobieren, bis Sie Ihre Favoriten gefunden haben, die Ihnen besonders gut helfen.

Honig: Tragen Sie in der Dusche eine dünne Schicht auf, damit Ihre Haut besonders weich und feucht wird, und geben Sie vor der Shampoowäsche etwas Honig ins Haar; verwenden Sie Honig als feuchtigkeitsspendende Anti-Aging-Behandlung auf dem ungeschminkten Gesicht (unbedingt nach fünf Minuten abwaschen) und geben Sie beim Frühstück zwei Teelöffel in Ihren Tee oder Joghurt. Wenn Sie Honig direkt auf die Brüste auftragen, werden diese sofort straffer, voller und fester.

Sandelholz- oder Ylang-Ylang-Duft: Hier können Sie sich nach Ihrem persönlichen Geschmack richten. Ein Pflegepräparat aus 30 Tropfen von einem der essenziellen Öle (oder je 15 Tropfen von beiden) in 100 Milliliter Kokosöl sorgt für unwiderstehlichen Sex-Appeal und hält Ihre Haut verblüffend jung und schön. Tränensäcke haben dann keine Chance! Bedenken Sie aber, dass Tränensäcke auf einen Rückgang der Elastin-Synthese zurückzuführen sind und schlimmer werden, wenn Sie tierische Fette zu sich nehmen; deshalb sind beispielsweise Hähnchenfleisch und fettarme Milchprodukte die beste Wahl. Darüber hinaus trägt Sandelholz mit seiner starken Anti-Aging-Wirkung dazu bei, dass Sie sich besonders sinnlich fühlen – das wird auch Ihren Partner freuen!

Beerenfrüchte: Diese haben ein ungeheures Beauty-Potenzial, sodass Sie gar nicht genug davon essen können, und lassen sich zudem ideal in ein romantisches Menü einbauen. Beerenobst sorgt für funkelnde Augen, strahlende Haut und unbändige Energie und Lebensfreude zu jeder Tageszeit! Nehmen Sie bei möglichst vielen Mahlzeiten 100 bis 250 Gramm Blaubeeren, Himbeeren oder Erdbeeren oder 100 bis 250 Milliliter Granatapfelsaft zu sich.

Fenchel: Nehmen Sie unterwegs mindestens dreimal täglich zwei Teelöffel Fenchel zu sich.

Mini-Programm für das Klassentreffen

Der Termin für ein Klassentreffen ist zwar meist schon lange im Voraus bekannt, aber in der Regel ist es doch so, dass man etwa drei Wochen vorher in große Panik verfällt. Erst hat man scheinbar alle Zeit der Welt, dann läuft sie auf einmal davon. Dieses Programm zeigt nach etwa drei Wochen Wirkung, sodass Sie es beispielsweise auch einsetzen können, wenn Sie bei einem Bewerbungsgespräch oder einem anderen wichtigen Anlass jünger wirken wollen!

Rotes Palmöl: Das Beta-Carotin lässt Ihre Haut erstrahlen, verlängert die Telomere und schützt die Haut vor Sonneneinstrahlung. Nehmen Sie jeden Tag vier Teelöffel rotes Palmöl zu sich und mischen Sie für die äußerliche Anwendung 500 Gramm mit je 30 Tropfen essenziellem Myrrhe-, Fenchel-, Ylang-Ylang- und Dillsamenöl. Damit steigern Sie den Elastin-Gehalt der Haut (Dillsamen), straffen diese (Myrrhe) und erzielen eine sichtbare Anti-Aging-Wirkung (Fenchel und Ylang-Ylang). Tragen Sie die Mischung auf Gesicht und Körper auf. Wenn Sie eine farblose Alternative bevorzugen, verwenden Sie statt rotem Palmöl einfach Kokosöl. Avocadoöl ist mein absoluter Favorit und kann ebenfalls anstelle des roten Palmöls verwendet werden. Avocadoöl steigert die Kollagen- und Elastin-Synthese und hat eine erstaunliche feuchtigkeitsspendende Wirkung, die Falten und Runzeln glättet. Ich finde, dass es mehr Feuchtigkeit spendet als Kokos- oder rotes Palmöl, deshalb sollten Sie bei sehr trockener Haut auf Avocadoöl setzen. In diesem Fall verwenden Sie als Basis 100 Milliliter Avocadoöl und geben 20 Tropfen der hier beschriebenen essenziellen Öle hinzu. Essenzielles Öl aus Dillkraut (auch als Dill bekannt) eignet sich als Ersatz für essenzielles Dillsamenöl.

Schmalz: Streichen Sie je nach Dichte und Länge des Haars einen oder zwei Teelöffel Schmalz hinein. Diese Behandlung allein macht Ihr Haar schon strahlender und unglaublich weich. Noch bessere Wirkung erzielen Sie, wenn Sie in 250 Gramm geschmolzenes Schmalz 30 Tropfen essenzielles Fenchel-, Rosmarin- und Eukalyptusöl geben. Bewahren Sie die Mischung in einem Behälter mit breiter Öffnung auf und wenden Sie sie genauso an wie reines Schmalz. (Bei regelmäßiger Anwendung wächst Ihr Haar schneller, eine sichtbare Verlängerung werden Sie allerdings erst feststellen, wenn Sie das Präparat mindestens sechs Monate lang mindestens dreimal pro Woche aufgetragen haben). Avocadoöl eignet sich hervorragend als vegetarische Alternative. Verwenden Sie die gleichen essenziellen Öle wie für das Schmalzpräparat in den gleichen Anteilen und tragen Sie diese vor der Shampoowäsche auf.

Gelatine: Rühren Sie dreimal täglich vier Teelöffel Gelatine in Ananassaft oder Wasser. Innerhalb von drei Wochen wird die Haut fester, die Muskulatur straffer, das Haar dichter und glänzender, und selbst die Augen strahlen schöner. Mit zunehmendem Alter lässt die Produktion von Hyaluronsäure im gesamten Körper und auch in den Augen nach, sodass ein Offenwinkelglaukom entstehen kann, das ohne erkennbare Ursache zum Erblinden führt. Gelatine kann den Hyaluronsäure-Spiegel wiederherstellen und den Mechanismen entgegenwirken, die für diese Krankheit verantwortlich sind.

Ashwagandha: Diese Pflanze lässt Sie jugendlich schön erstrahlen. Nehmen Sie in den drei Wochen vor dem Klassentreffen zweimal täglich zwei Teelöffel zu sich. Wenn Sie Ashwagandha-Kapseln bevorzugen, schlucken Sie zweimal täglich sechs Kapseln. Von einer Tinktur nehmen Sie zweimal täglich zwei Teelöffel zu sich, die Sie auch in einen Saft rühren können.

Bienenpollen: Essen Sie zweimal täglich vier Teelöffel Bienenpollengranulat, damit Sie einen golden strahlenden Teint bekommen.

Apfelessig: In drei Wochen können Sie nicht wesentlich an Gewicht verlieren, denn schließlich wollen Sie nicht ausgelaugt aussehen, sondern gesund und attraktiv wirken. Doch wenn Sie morgens und abends vier Teelöffel Apfelessig zu sich nehmen, trägt dies dazu bei, dass Ihr Körper am großen Tag gut in Form wirkt.

Mini-Programm für einen Urlaub in der Sonne

Dieses Programm ist nicht ganz so »mini« wie die anderen, da sonnenbedingte Schäden die Haut so rasch altern lassen, doch sobald Ihnen die einzelnen Schritte vertraut sind, ist es sehr leicht zu befolgen und bietet einen ausgezeichneten Schutz. Wie bei allen Vorschlägen in diesem Kapitel gilt auch hier, dass Sie gerne andere Tipps aus dem entsprechenden Kapitel ergänzen können.

Gelatine: Erhöht das Kollagen in der Haut selbst nach Sonneneinstrahlung. Trinken Sie dreimal täglich zwei Teelöffel Gelatinepulver in einem Saft.

Rotes Palmöl: Carotinoide schützen Ihre Haut vor sonnenbedingten Schäden. Nehmen Sie morgens, mittags und abends zwei Teelöffel rotes Palmöl ein, damit Sie rund um die Uhr vor der Sonne geschützt sind. Sie können rotes Palmöl auch äußerlich auftragen, nötig ist das jedoch nicht. Es verleiht Ihrer Haut einen orangefarbenen Schimmer, und andere äußerliche Anwendungen bieten einen ausgezeichneten Sonnenschutz, ohne dabei die Haut zu verfärben.

Tomatenpaste: Diese lässt sich kinderleicht in fast jede Mahlzeit einbauen, da Saucen auf Tomatenbasis allseits beliebt sind. Es reicht, wenn Sie dieses hautschützende Mittel bei mindestens einer Mahlzeit pro Tag zu sich nehmen.

Kakao: Schützen Sie sich an jedem Tag, an dem Sie der Sonne ausgesetzt sind, mit mindestens vier Teelöffeln reinem Kakaopulver, das Sie in warme Milch, Tee oder Kaffee geben.

Squalen: Tragen Sie dreimal täglich eine dünne Schicht Squalenöl auf die Haut auf.

Amla, Gotu-Kola und Kokosöl: Dieses Präparat ist zur äußerlichen Anwendung gedacht, daher sollten Sie es zu Hause zubereiten und mitnehmen. Die Anweisungen finden Sie in den *Jugendgeheimnis*-Anwendungen von Kapitel 4 »Die Sonne geht auf – genießen Sie sie!«. Sie können anstelle des Kokosöls auch Reiskleieöl verwenden, das wegen der darin enthaltenen Ferulasäure besonders gute Sonnenschutzwirkung bietet. Anstelle von Pulver können Sie auch Amla- und Gotu-Kola-Tinkturen verwenden. Aus Tinkturen müssen Sie keine

Pflanzenrückstände herausfiltern; allerdings müssen Sie das Basisöl, in diesem Fall das Kokos- oder Reiskleieöl, so stark erwärmen, dass sich der Alkoholgehalt aus den Tinkturen verflüchtigt. Bitte gehen Sie dabei äußerst vorsichtig vor, um Brände oder schwere Verbrennungen zu vermeiden. Am besten erwärmen Sie das Öl auf der Warmhalteplatte des Herds in einem offenen Topf, bis der Alkohol entwichen ist. Das sollte nicht länger als 15 Minuten dauern. Denken Sie daran, den Deckel abzunehmen, damit sich der Alkohol verflüchtigt.

Hagebutten- und Kamillenöl: Tragen Sie dieses Präparat abends nach dem Sonnenbad auf, um Rötungen zu lindern und sonnenbedingte Schäden zu beheben. Geben Sie 40 Tropfen essenzielles Kamillenöl in 50 Milliliter Hagebuttenöl. Kamillenöl hat eine beruhigende Wirkung.

Östrogen-Tonikum: Während Sie in der Sonne sind, sollten Sie keine essenziellen Öle auf der Haut haben, doch verzichten Sie auch im Urlaub nicht auf östrogene Kraft. Am besten bereiten Sie sich ein Tonikum zur innerlichen Anwendung zu: Mischen Sie Fenchel- und Bockshornkleetinktur zu gleichen Teilen – zu 500 Millilitern Bockshornklee geben Sie also 500 Milliliter Fenchel. Verrühren Sie die Mischung und füllen Sie sie in Flaschen, die Sie in Ihren Koffer packen. Nehmen Sie dreimal täglich zwei Teelöffel voll ein. Sie können das Tonikum in jedem Alter verwenden, sobald Sie Alkohol trinken dürfen; bei Kinderwunsch sollten Sie jedoch alles, was Sie einnehmen, vorab mit Ihrem Arzt besprechen. Östrogen wirkende Pflanzen können eine Schwangerschaft verhindern oder gefährden, also verzichten Sie besser darauf.

Mini-Programm für ein Skiwochenende

Ein Aufenthalt in der klaren, kalten Luft ist eine beglückende Erfahrung, kann jedoch katastrophale Folgen für die Haut haben. Rissige, trockene Stellen können bluten und schmerzen und brauchen in jedem Fall besondere Pflege.

Squalen: Tragen Sie dreimal täglich eine dünne Schicht Squalenöl auf, damit Ihre Haut glatt und weich bleibt.

Rotes Palmöl: Nehmen Sie morgens, mittags und abends zwei Teelöffel zu sich, um sich vor sonnenbedingten Schäden im grellen Schnee zu schützen. Wenn Sie rotes Palmöl einnehmen, schützen Sie damit auch Ihre Augen.

Avocadoöl: Tragen Sie es vor dem Duschen auf Gesicht, Haare und den gesamten Körper auf. Nehmen Sie täglich zwei Teelöffel ein, um Ihre Haut vor der Kälte zu schützen. Oder probieren Sie ein Präparat aus Avocado und Süßholz aus: Erwärmen Sie 250 Milliliter Avocadoöl 20 Minuten lang mit drei großen Löffeln Süßholzwurzelpulver. Abkühlen lassen, durch ein Sieb gießen und in Flaschen abfüllen. Wenden Sie das Produkt am ganzen Körper an, wo es eine wunderbare verjüngende, kopfhaarfördernde und hautglättende Wirkung entfaltet. Mandelöl ist eine ideale Alternative und überall leicht zu bekommen.

Bockshornklee und Fenchel: Mischen Sie diese beiden Tinkturen jeweils zu gleichen Teilen und nehmen Sie sechs Teelöffel pro Tag in drei Dosen ein.

14. Anwendungen für verschiedene Altersgruppen

Alle Vorschläge in diesem Buch sind für Sie geeignet, ganz egal, wie alt Sie sind. Sie können Haut, Haar oder dem Körper damit nicht schaden. Allerdings gibt es in jeder Altersgruppe unterschiedliche Bedürfnisse, die sich im Lauf der Zeit verändern. Dieser Tatsache möchte ich in diesem Teil Rechnung tragen und zunächst auf die Hauptprobleme der einzelnen Altersgruppen eingehen. Anschließend können Sie aus den Tabellen die geeigneten Behandlungsmethoden für Ihre Altersgruppe auswählen.

Anti-Aging-Therapien lassen sich für mich in drei grobe Kategorien unterteilen: Behandlungen vor dem 30. Geburtstag, nach dem 30. Geburtstag und nach dem 70. Geburtstag. Wer noch keine 30 ist, sollte in erster Linie dafür sorgen, dass die Zellfunktion optimal bleibt, nach dem 30. Geburtstag sollte sich die Anti-Aging-Strategie immer mehr auf die Hormone konzentrieren. Damit Sie möglichst wenige verschiedene Nahrungsergänzungs- und pflanzliche Mittel einnehmen müssen, empfehlen sich Substanzen mit besonders starken hormonellen Vorteilen, die gleichzeitig eine estradiolartige Wirkung aufweisen und damit die Zell- und Hormonfunktion drastisch verbessern. Nach dem 45. Geburtstag geht es vor allem darum, tierische Fette für schöne Haut und gute

Wundheilung, zur Bekämpfung sonnenbedingter Schäden und zur Wiederherstellung der hauteigenen Schutzfunktion zu nutzen, die im Alter leichter geschädigt wird. Austrocknende Hautpflegemittel, aggressives Waschen, Sonnenbaden und kaltes Wetter schädigen die Hautschutzfunktion sehr schnell. Nach dem 70. Geburtstag sollten Sie unbedingt bedenken, dass die sichtbaren Schäden an Gesicht, Haar und Körper im Lauf vieler Jahrzehnte entstanden sind; deshalb müssen Sie eine Behandlung mindestens drei Monate lang anwenden, bevor Sie über deren Wirkung urteilen. So lange dauert es beispielsweise, bis das Kopfhaar sichtbar nachwächst. Die Haut erholt sich meist sichtlich schneller, doch der Erfolg hält länger an, wenn Sie den Plan weiter befolgen.

18 bis 30 Jahre

In diesem Alter sind die natürliche Gesundheit und Schönheit auf dem Höhepunkt, auch wenn es sich vielleicht nicht so anfühlt. Den meisten Frauen fehlt leider das Selbstvertrauen, diese Blütezeit ihrer Zell- und Hormonfunktion richtig zu genießen. Zudem ist dieser Lebensabschnitt oft von Schlafmangel, Fast Food und hormoneller Empfängnisverhütung mit den entsprechenden Folgen geprägt. Umweltverschmutzung und ungesunde Lebensweise können Gesundheit und Schönheit erheblich beeinträchtigen, und deshalb sind Smoothies so beliebt. Nichts stellt die Zellenergie so schnell wieder her wie frisches Obst und Gemüse. Manche Frauen leiden bereits in diesem Alter unter einem hormonellen Ungleichgewicht, darauf werde ich später noch eingehen. Glücklicherweise reagiert ihr Körper schon auf geringe Veränderungen sehr schnell.

Bis zum 30. Geburtstag ist es besonders wichtig, die Zellfunktion zu stärken. Wenn diese mit zunehmendem Alter nachlässt, sinkt auch der Hormonspiegel und ist in der Altersgruppe jenseits der 50 schließlich das größte Problem. Dann lassen sich gute Gesundheit und gutes Aussehen nur erreichen, wenn Zell- und Hormonfunktionen wiederhergestellt werden. Vorerst sollten Sie sich darauf konzentrieren, SIRT1 zu aktivieren, also das Langlebigkeitsgen, mit dem Sie Ihre jugendliche Wirkung bestmöglich ausschöpfen und dafür sorgen, dass Sie jetzt und in den nächsten Jahrzehnten deutlich langsamer altern. Am besten aktivieren Sie SIRT1 mit Smoothies und Beerenobst, die es mittlerweile an jeder Ecke gibt. Zudem müssen Sie auf eine gute Feuchtigkeits- und Haarpflege achten. In diesem Lebensabschnitt sollte Ihr Haar eigentlich sehr gut wachsen, doch wenn Sie kürzlich ein hormonelles Verhütungsmittel abgesetzt oder ein Kind zur Welt gebracht haben, kann sich das auf das Wachstum auswirken. Nach einer Entbindung kommt es zu vermehrtem Haarausfall, weil während der Schwangerschaft kaum Haare ausgegangen sind; dies ist also kein Grund zur Sorge. Haarausfall nach Absetzen eines hormonellen Verhütungsmittels ist dagegen schon etwas bedenklicher. Achten Sie darauf, ob Ihr Haar dünner wird oder an manchen Stellen besonders langsam wächst. Und schließlich sollten Sie die Proteasomen aktivieren. Die häufigsten Hautbeschwerden in diesem Lebensabschnitt sind Entzündungen, verstopfte Poren oder Pickel, die sich durch eine Proteasom-Aktivierung sanft und wirkungsvoll beseitigen lassen.

30 bis 45 Jahre

In diesem Lebensabschnitt kommt der Alterungsprozess richtig in Gang, und doch sind wir zumeist viel zu beschäftigt, um dem wirklich Beachtung zu schenken. Beruf und Privatleben halten uns so auf Trab, dass wir irgendwann das Gesicht, das uns aus dem Spiegel entgegenschaut, kaum wiedererkennen! In diesen 15 Jahren sinkt der Hormonspiegel recht rapide, und doch nehmen die meisten Frauen kaum wahr, dass ihre Probleme durch eine hormonelle Störung verursacht werden. Schließlich haben die Wechseljahre noch nicht richtig begonnen. In Wirklichkeit setzt das Klimakterium jedoch genau in dieser Zeit ein, und der Rückgang der Hormone beschleunigt sich, je näher der 40. Geburtstag rückt. Sorgt man in dieser Phase für eine hohe Hormonaktivität, lässt sich der Alterungsprozess erheblich verlangsamen und verhindern. Sie können das ganze Leben lang feste, dicke, elastische Haut und prachtvolles Haar behalten, wenn Sie bereits in diesem Lebensabschnitt für einen hohen Hormonspiegel sorgen – ganz egal, ob Sie sich zu Beginn oder am Ende dieser 15 Jahre befinden. Haut, Muskeln, Haar und Knochen, also Ihr gesamter Körper, reagieren ganz wunderbar auf Anti-Aging-Maßnahmen, also genießen Sie die Verbesserungen! Am besten konzentrieren Sie sich darauf, den Elastin- und Kollagen-Spiegel in der Haut zu erhöhen, eine

Atrophie der hübschen, vollen Fettschicht zu verhindern und unerwünschte Gesichts- und Körperbehaarung durch Unterdrückung der männlichen Hormone aufzuhalten. Auch die SIRT1-Aktivierung ist in diesem Alter sehr wichtig. Vor dem 30. Geburtstag machten sich lange Nächte und schlechte Ernährung noch nicht so stark bemerkbar, danach jedoch hat eine ungesunde Lebensweise merkliche Folgen.

45 bis 55 Jahre

In diesem Lebensabschnitt sinkt der Hormonspiegel ganz erheblich, und das ist unübersehbar. Kleine Fältchen werden tiefer, am Kinn und Hals wird die Haut schlaff. Die Oberarme verlieren an Festigkeit, das Haar wird dünner, während unerwünschte Härchen sich zu schrecklichen Stoppeln entwickeln. Andere Veränderungen sind noch unangenehmer, aber darauf muss ich wohl nicht im Einzelnen eingehen. In diesem Alter sollten Sie dem Hormonrückgang unbedingt entgegenwirken, denn andernfalls ist es mit der Schönheit bald vorbei, und die Energie und Produktivität lassen deutlich nach. Das lässt sich vermeiden, wenn Sie Ihre Hormone wieder in den Griff bekommen. In diesem Alter sollten Sie auch die SIRT1-Aktivierung nicht vernachlässigen, damit Sie jugendlich fit bleiben. Achten Sie außerdem auf Haut- und Kopfhautbehandlungen.

Ab 55 Jahren

Die meisten Frauen durchleben in diesem Lebensabschnitt die Wechseljahre oder haben sie gerade hinter sich, deshalb ist eine Hormonbehandlung ganz besonders wichtig. Auch der Schlaf ist in diesem Alter ein großes Thema, Sie sollten also unbedingt die Melatonin-Aktivität ankurbeln. Gönnen Sie sich eine natürliche Hormonersatztherapie, damit Ihr Gesicht hübsch und voll bleibt, besonders in dem empfindlichen Bereich unter den Augen, der so schnell schlaff und faltig wirkt. Auch Ihr Haar wird dünner, und Sie müssen gut für Zähne und Knochen sorgen, indem Sie die richtigen Lebensmittel zu sich nehmen und natürliche Substanzen einsetzen.

Die hier abgedruckte Tabelle soll Ihnen dabei helfen, sich Ihren ganz persönlichen Plan zusammenzustellen. Suchen Sie sich aus jedem Kapitel die besten Vorschläge für Ihre Altersgruppe heraus.

Alter	Hautreinigung (Augenbereich aussparen)	Hautelastizität
18–30	Tomatenpaste, Backhefe, Sake, Apfelessig	Innerlich: Gotu Kola, Vitamin C Äußerlich: Vitamin C und Glycerin-Serum (siehe Abschnitt Hautverfärbung in Kapitel 15 »Die zehn häufigsten Probleme – und die Lösungen!«)
30–40	Äußerlich: Tomatenpaste, Quercetin (Eichenrinde oder Zwiebel), Apfelessig (nicht im Augenbereich), Joghurt	Innerlich: Vitamin C, Rosmarinkraut Äußerlich: Essenzielles Dillsamenöl in Kokosölbasis
40–50	Äußerlich: Sojaprotein oder Genistein in Wasser oder Aloe-Vera-Gel, Hyaluronsäure oder ähnliche Substanzen, flüssiges Natriumlactat oder Joghurt	Innerlich: Vitamin C, Rosmarinkraut, Nachtkerzenöl Äußerlich: Essenzielles Dillsamenöl, Avocadoöl, Süßholz, Sojaprotein oder Genistein, Schwarzkümmelöl
50–60	Äußerlich: Reiskleieöl, Sojaprotein, Genistein, flüssiges Natriumlactat oder Joghurt	Innerlich: Vitamin C, Rosmarinkraut, Nachtkerzenöl Äußerlich: Hagebuttenöl, essenzielles Dillsamenöl in Kokosöl für den Augenbereich
60–70	Äußerlich: Kudzu in Aloe-Vera-Gel, flüssiges Natriumlactat oder Joghurt	Innerlich: Vitamin C, Rosmarinkraut, Nachtkerzenöl Äußerlich: Süßholz in Hagebuttenöl, mit essenziellem Dillsamenöl versetzt, Reiskleieöl, Schwarzkümmelöl
70 und älter	Äußerlich: Gotu Kola in Aloe-Vera-Gel, Natriumlactat oder Joghurt	Innerlich: Vitamin C, Rosmarinkraut, Nachtkerzenöl Äußerlich: Sojaprotein oder Genistein, Süßholz und essenzielles Dillsamenöl in Hagebuttenölbasis, Schwarzkümmelöl

Hautdicke
Innerlich: Kokosöl, Nachtkerzenöl, rotes Palmöl, Jojobaöl, Tomatenpaste Äußerlich: Essenzielles Rosmarinöl in Kokosölbasis
Innerlich: Tomatenpaste, Gotu Kola, Kakao, Avocadoöl Äußerlich: Squalen, rotes Palmöl, essenzielles Anisöl in Kokosölbasis
Innerlich: Gelatine, Tomatenpaste, Kakaopulver Äußerlich: Tierische Fette, Stechwinde, essenzielles Anisöl, Avocadoöl, Mandelöl, Squalen, Süßholz in Schmalz, Beinwell, Vitamin E, Jojobaöl, Reiskleieöl
Innerlich: Gelatine, Tomatenpaste, Kakao, Weizenprotein Äußerlich: Tierische Fette, Stechwinde, Vitamin-E-Öl, Avocadoöl, Mandelöl, Squalen, Süßholz in Schmalz oder Avocadoöl, Mangobutter, Jojobaöl, Reiskleieöl
Innerlich: Gelatine, Tomatenpaste, Kakaopulver, Avocadoöl, Nachtkerzenöl Äußerlich: Tierische Fette, Stechwinde, Avocadoöl, Vitamin-E-Öl, Olivensqualen, Süßholz in Schmalz oder Avocadoöl, Beinwell, Mangobutter, Kakaobutter, Jojobaöl, Reiskleieöl
Innerlich: Gelatine, Tomatenpaste, Kakao, Avocadoöl, Nachtkerzenöl Äußerlich: Tierische Fette, Süßholz in Schmalz oder Avocadoöl, Mandelöl, Squalen, Stechwinde, Mangobutter, Schwarzkümmelöl, Jojobaöl, Reiskleieöl

Alter	Haar	Zellfunktion
18–30	Vor der Haarwäsche: Kokosöl mit essenziellem Rosmarin- und Eukalyptusöl	Innerlich: Blaubeeren, Granatapfelsaft, Tomatenpaste, Gotu Kola Äußerlich: Gotu Kola, Amla, essenzielles Rosmarinöl in Kokosölbasis
30–40	Vor der Haarwäsche: Kokosöl mit essenziellem Rosmarin- und Eukalyptusöl	Innerlich: Blaubeeren, Granatapfelsaft, grünes Pulver wie Spinat, Gotu Kola, rotes Palmöl, Avocadoöl Äußerlich: Backhefe
40–50	Vor der Haarwäsche: Rosmarin- und Eukalyptusöl in Avocadoöl	Innerlich: Beerenobst, Granatapfelsaft, Amla, Gotu Kola, Avocadoöl, CoQ10 Äußerlich: Backhefe, rotes Palmöl, Reiskleieöl, Amla, Gotu Kola, Beinwell, essenzielles Myrrheöl in Kokosölbasis
50–60	Vor der Haarwäsche: Zwiebel mit Avocadoöl vermischt und durchgesiebt, essenzielles Rosmarin- und Eukalyptusöl, Schmalz, Avocadoöl Shampoo: Dem Shampoo Kalziumpantothenat zugeben	Innerlich: Ginkgo, Gotu Kola, CoQ10, Apfelessig, Honig, Bienenpollen, Kakao Äußerlich: Essenzielles Rosmarin-, Myrrhe- und Weihrauchöl in Avocadoölbasis
60–70	Maske vor der Haarwäsche: Sojaprotein mit Avocadoöl, essenziellem Rosmarin-, Ylang-Ylang- und Eukalyptusöl, Schmalz oder Avocadoöl Shampoo: Kalziumpantothenat zugeben	Innerlich: CoQ10, Honig, Bienenpollen, Gotu Kola, Kakao, Apfelessig, Amla, Avocadoöl, Walnussöl Äußerlich: Amla und Gotu Kola in Kokos- oder Avocadoölbasis, rotes Palmöl, Avocadoöl
70 und älter	Vor der Haarwäsche: Essenzielles Rosmarin-, Ylang-Ylang- und Eukalyptusöl in Schmalz- oder Avocadoölbasis Shampoo: Kalziumpantothenat zugeben	Innerlich: Ginkgo, Granatapfelsaft oder -pulver, Gotu Kola, Amla, CoQ10, Blaubeeren, Kirschen oder Kirschsaft, Ananassaft, Walnussöl Äußerlich: Amla und Gotu Kola in Kokosöl, essenzielles Myrrhe- und Weihrauchöl in Avocadoöl

	Hormonfunktion
	Innerlich: Nachtkerzenöl, Bockshornklee, Bienenpollen Äußerlich: Nachtkerzenöl
	Innerlich: Bockshornklee, Kudzu, Shatavari Äußerlich: Ylang-Ylang in Nachtkerzenölbasis
	Innerlich: Vitamin E, Maca, Ashwagandha, Bockshornklee, Fenchel, Shatavari Äußerlich: Essenzielles Anis-, Fenchel-, Ylang-Ylang-Öl in Nachtkerzenölbasis
	Innerlich: Vitamin E, Bor, Folsäure, Panax-Ginseng, Ashwagandha, Maca, Fenchel, Bockshornklee, Hopfen, Shatavari Äußerlich: Essenzielles Sandelholz-, Ylang-Ylang-, Anis-, Fenchel-, Atlaszedernöl im Verhältnis 50:50 in Nachtkerzen-/Avocadoölbasis
	Innerlich: Gelée Royale, Reiskleieöl, Vitamin E, Bor, Maca, Ashwagandha, Panax-Ginseng, Fenchel, Bockshornklee, Folsäure, Hopfen, Shatavari Äußerlich: Essenzielles Fenchel-, Anis- und Zedernöl im Verhältnis 50:50 in Nachtkerzen-/Avocadoölbasis
	Innerlich: Gelée Royale, Vitamin E, Bienenpollen, Honig, Fenchel, Bockshornklee, Maca, Bor, Folsäure, Hopfen, Shatavari Äußerlich: Essenzielles Ylang-Ylang-, Fenchel-, Anis- und Atlaszedernöl im Verhältnis 50:50 in Nachtkerzen-/Avocadoölbasis

15. Die zehn häufigsten Probleme – und die Lösungen!

In diesem Kapitel liefere ich einen Überblick über die zehn Probleme, die ich besonders häufig bei mir selbst und meinen Kundinnen feststelle – und dazu schnelle, effektive Lösungsvorschläge.

1. **Akne.** Akne wird durch männliche Hormone oder Androgene verursacht. Die Androgen-Aktivität in Ihrem Körper lässt sich vermindern, indem Sie zweimal täglich einen Teelöffel Kurkumapulver in Wasser zu sich nehmen oder drei Tassen Tee aus grüner Minze trinken. Sie können die Pusteln austrocknen, indem Sie etwas essenzielles Pfefferminzöl direkt darauftupfen, doch seien Sie im Augenbereich sehr vorsichtig, da Pfefferminze in den Augen brennt. Sollten Sie Pfefferminzöl in die Augen bekommen, spülen Sie es mit kühlem Wasser aus oder geben Sie etwas fettarmen Joghurt dazu, den Sie anschließend abspülen. Auch Aloe Vera ist sehr wirkungsvoll – massieren Sie eine dünne Schicht sanft in Ihr Gesicht, spülen Sie diese dann mit kühlem Wasser ab und klopfen Sie die Haut anschließend trocken. Ungesüßtes, echtes Kakaopulver reinigt Aknehaut, wenn Sie mindestens einen Teelöffel zu sich nehmen – Sie können das

Pulver in Wasser, Milch oder Saft rühren oder in einen Joghurt geben.

2. **Augenringe.** Dunkle Ringe unter den Augen sind Kapillargefäße, die durch die dünne Haut schimmern. Dagegen helfen grüne Säfte. Deutliche Linderung verschafft eines der folgenden Mittel, von dem Sie täglich zwei Teelöffel in Saft oder Wasser zu sich nehmen sollten: Spinatpulver, Chlorella-Pulver, Spirulina oder Gerstengras. Bei Augenringen ist es ganz wichtig, dass die Haut dicker und elastischer wird. 30 Tropfen essenzielles Dillsamenöl in 100 Gramm Kokosöl sind eine perfekte Nachtpflege für den Augenbereich und reduzieren durch die östrogene Wirkung des Dillsamens aufgequollene Augen und dunkle Schatten, während sich Hautdicke und Elastizität erhöhen. Das Präparat aus Amla, Gotu Kola und Kokosöl, das ich häufig empfehle, ist hier auch bestens geeignet. Sie können zudem so oft wie möglich reines Mandelöl auftragen, besonders jedoch abends. Süßholz und Avocadoöl erhöhen Elastin und Kollagen und wirken deshalb besonders effektiv gegen Tränensäcke. Lassen Sie vier Teelöffel Süßholzpulver (oder zehn bis 20 Beutel Süßholztee) in 200 Milliliter Avocadoöl köcheln und dann abkühlen. Gießen Sie die Mischung durch ein Sieb und tragen Sie sie auf den betroffenen Bereich auf. Perfekt für Gesicht, Haar und den ganzen Körper.
3. **Verfärbung der Haut.** Vitamin C und Glycerinserum können Ihren Teint sehr effektiv glätten und Hautverfärbungen verblassen lassen. Lösen Sie zwei Teelöffel reines Vitamin C (Ascorbinsäure) in Pulverform in 100 Milliliter

pflanzlichem Glycerin auf. Sie können das Vitamin-C-Pulver in eine kleine Flasche Glycerin geben (ich verwende aus Sicherheitsgründen Kunststoffflaschen und -gläser). Kräftig schütteln. Wenn noch Vitamin-C-Kristalle zu sehen sind, geben Sie Wasser dazu. Tragen Sie diese Lotion abends nach der Make-up-Entfernung auf Gesicht, Hals, Hände und andere Problemzonen auf. Fünf Minuten einwirken lassen, dann abspülen und die Haut trockentupfen. Pflegen Sie die Haut zum Abschluss mit dem Präparat aus Amla, Gotu Kola und Kokosöl. Eine Zwiebellotion, für die Sie eine halbe Zwiebel im Mixer mit einem Viertelliter Wasser mischen und das Ganze dann durch ein Sieb gießen, reinigt die Haut ganz fantastisch, lässt dunkle Flecken verblassen und macht die Haut jung und strahlend. Lassen Sie die Lotion vor dem Abspülen fünf Minuten einwirken. Der Zwiebelduft verfliegt meist von selbst, ansonsten können Sie den Geruch mit Apfelessig beseitigen, der auch die Zwiebelwirkung verstärkt. Sie können den Apfelessig auch für sich, ohne Zwiebellotion, verwenden. Eine dünne Schicht Tomatenpaste ist ebenfalls sehr wirkungsvoll. Nach fünf Minuten abspülen. Auch ein Präparat aus Süßholz und Avocadoöl hellt die Haut auf und sorgt für einen gleichmäßigen Teint.

4. **Cellulite.** Am besten tragen Sie täglich Apfelessig auf, um die Gliedmaßen in Form zu bringen und Cellulite aufzubrechen. Tragen Sie den Essig pur auf und verstärken Sie die Wirkung mit einem Massagehandschuh. Auch Instantkaffee und Rosskastanientinktur eignen sich hervorragend als Lotion.

5. **Graues Haar.** Melanozyten, die Zellen, die für die Haarfarbe zuständig sind, werden durch Zwiebel, Eukalyptus, rotes Palmöl, Avocadoöl und Schmalz stimuliert. Sie können Zwiebelsaft verwenden, für den Sie eine gehackte Zwiebel zusammen mit Wasser in einem Mixer vermengen und dann die Rückstände aussieben. Bewahren Sie den Saft im Kühlschrank auf und verwenden Sie ihn abends oder vor der Haarwäsche. Eukalyptus, rotes Palmöl, Avocadoöl oder Schmalz können Sie in einer dünnen Schicht auftragen und möglichst lange einwirken lassen, bevor Sie sich die Haare waschen. Sämtliche Präparate sollten eine halbe Stunde einwirken.
6. **Haarausfall.** Dieses Problem lässt sich leicht mit essenziellen Rosmarin- und Eukalyptusölen behandeln, die Sie direkt aus der Flasche verwenden. Tragen Sie einige Tropfen Rosmarin auf die Kopfhaut auf und fügen Sie einige Tropfen Eukalyptus hinzu. Wiederholen Sie das drei Monate lang jeden Abend, dann wird neues Haar wachsen!
7. **Grobe Poren.** Tomatenpaste eignet sich ideal zur Verkleinerung der Poren. Tragen Sie eine dünne Schicht auf Ihre Problemzone auf, lassen Sie die Paste fünf Minuten einwirken und spülen Sie sie dann mit lauwarmem Wasser ab. Bis zu dreimal täglich wiederholen. Dieses Präparat können Sie prima abends vor dem Schlafengehen nach dem Abschminken anwenden, bevor Sie Ihre Nachtpflege auftragen. Tomatenpaste ist entzündungshemmend und sollte Ihre Haut daher eigentlich nicht reizen, sparen Sie jedoch für alle Fälle den empfindlichen Augenbereich aus. Wenn die Anwendung unangenehm wird, brechen Sie sie ab.

8. **Tränensäcke.** Tränensäcke sind die Folge von schlaffer Haut, Muskelatrophie und Fettablagerungen unter der Haut. Die bereits erwähnte Mischung aus Amla, Gotu Kola und Kokosöl ist ideal, um den Bereich unter Ihren Augen zu behandeln und Schwellungen oder schlaffe Stellen zu beseitigen. Entfernen Sie Augen-Make-up mit reinem Kokos- oder Jojobaöl und erhöhen Sie den Kollagen- und Elastin-Gehalt mit SIRT1-Aktivatoren. 250 Gramm Blaubeeren oder andere Beeren pro Tag verleihen Ihrer Haut mehr Elastizität und vermeiden zudem übermäßige Fettablagerungen an Ihrem Körper und auch im Bereich unter den Augen. Gelatine, Molkenprotein, Erbsenprotein oder Protein aus braunem Reis können bei Verzehr die Dicke der Haut und Muskeln erhöhen und Gesicht und Körper wiederherstellen und stützen, auch den empfindlichen Bereich unter den Augen. Verzichten Sie bei der Ernährung auf tierische Fette und pflegen Sie den Augenbereich ebenfalls nicht mit tierischen Fetten.
9. **Krampfadern.** Venen treten hervor, wenn es ihnen an Elastin fehlt. Der Elastin-Gehalt lässt sich unmittelbar erhöhen, indem Sie 30 Tropfen essenzielles Dillsamenöl in 100 Milliliter Kokosölbasis direkt auf den betroffenen Bereich auftragen. Setzen Sie diese Behandlung mindestens drei Monate lang fort. Bienenpollen in einer Dosis von vier Esslöffeln pro Tag stärkt die Venenwände ganz erheblich.
10. **Falten an der Stirn und um den Mund.** Eine dünne Schicht Jojobaöl zeigt eine ganz erstaunliche Wirkung auf tiefe Falten im Gesicht und am Hals. Dabei ist es so sanft, dass

Sie es auch im Augenbereich anwenden können! Natriumlactat-Lotion (60 Prozent) wirkt ebenfalls Wunder gegen diese Fältchen und Runzeln. Lassen Sie die Lotion nach dem Auftragen mindestens fünf Minuten einwirken, bevor Sie sie abspülen.

16. Erstellen Sie Ihr ganz persönliches Anti-Aging-Programm

Viele der in diesem Buch beschriebenen Substanzen aktivieren mehrere Anti-Aging-Mechanismen gleichzeitig, die oft sowohl die Zell- als auch die Hormonebene fördern. Da Sie also mit den gleichen natürlichen Substanzen verschiedene Zwecke erreichen können, ist es gar nicht so schwer, Ihr ganz persönliches Behandlungsprogramm zusammenzustellen. Sie können beispielsweise mehrere essenzielle Öle in ein Basisöl geben und das so gemischte Präparat für die Anti-Aging-Anwendungen im Augenbereich, der Haare und des Körpers verwenden. Ich selbst setze auch oft ein einziges Präparat für Gesicht, Hals, Körper, Haar und sogar den Augenbereich ein. Mit Ihren Lieblingsanwendungen aus speziellen Kapiteln, den *Jugendgeheimnis*-Anwendungen, die ich am Ende eines jeden Kapitels empfehle, oder den spezielleren Vorschlägen aus Kapitel 12 bis 14 können Sie sich Ihr eigenes Programm zusammenstellen. Sie selbst kennen Ihren Körper am besten, deshalb möchte ich Sie dazu ermutigen, einen ganz persönlichen Plan nur für sich zu entwickeln.

Dabei sollten Sie sich stets den Grundgedanken dieses Ratgebers vor Augen führen: Der Alterungsprozess entsteht, wenn zwei entscheidende Körperprozesse nachlassen, nämlich die Zell- und die Hormonfunktion. Wenn Sie das berücksichtigen und darauf achten, dass Ihre Behandlungen diese beiden wichtigen Altersursachen angehen, werden sich schnell deutlich sichtbare Erfolge einstellen. Bis zum Alter von 30 Jahren sollten Sie sich in erster Linie auf die Zellfunktion konzentrieren. Später und insbesondere nach dem 40. Geburtstag sinkt der Hormonspiegel sehr rapide, sodass der Schwerpunkt auf der Wiederherstellung der Hormonfunktion liegen sollte, während die Zellfunktion natürlich weiterhin optimal bleiben soll. Sie haben in diesem Buch ja erfahren, dass sich die Zellfunktion automatisch verbessert, wenn Sie die Hormonaktivität in Körper, Haut und Haar steigern. Beide Aspekte des Anti-Aging sind immens wichtig und sollten stets Beachtung finden.

Ich hoffe, ich konnte Sie für die vielfältigen Möglichkeiten begeistern, mit denen Sie nun Ihre eigene Anti-Aging-Strategie planen können. Die wenigen Buchstaben des Alphabets haben Millionen von Büchern entstehen lassen, und genauso können mit den Informationen in diesem Buch die vielfältigsten Programme entwickelt werden.

Bei Ihrer Auswahl sollten Sie einige allgemeine Richtlinien berücksichtigen. Die folgenden Bereiche machen den meisten Frauen zu schaffen und bieten Ihnen hoffentlich einen guten Ansatzpunkt für Ihr eigenes Programm.

- Achten Sie darauf, dass die Präparate, die Sie rund um die Augen auftragen, eine geringere Konzentration an essenziellen Ölen aufweisen als die Behandlungen für Körper und

Haar, und tragen Sie diese besonders sanft auf. Verwenden Sie bei der Zubereitung von Präparaten für den empfindlichen Augenbereich ein Drittel der Menge an essenziellem Öl, die für Gesicht, Körper oder Haar empfohlen wird.

- Stumpfe, spröde Haut spricht gut auf eine Aktivierung der Proteasomen durch Backhefe (Kapitel 3) und einen Ausgleich der Aquaporine mit Apfelessig (Kapitel 7) an.
- Schlaffe Haut braucht Unterstützung bei der Aktivierung der Fibroblasten; dazu dienen Produkte, die die Elastin-Synthese fördern, zum Beispiel essenzielles Dillöl (Kapitel 2).
- Sonnenbedingte Schäden werden mit Amla, Gotu Kola, Reiskleieöl und Hagebuttenöl behandelt (Kapitel 4).
- Haut, die aufgrund eines geringeren Östrogen-Spiegels dünner wird, spricht sehr gut auf essenzielle Fenchel-, Sandelholz- oder Ylang-Ylang-Öle an, die in eine Ölbasis gemischt werden (Kapitel 11).
- Schlaffe Körperpartien können Sie mit Ginkgo und Apfelessig straffen (Kapitel 7).
- Stimulieren Sie die Hautstammzellen mit Beinwell, damit die Haut wieder glatt, jung und elastisch wird (Kapitel 5).
- Achten Sie darauf, dass Ihre Knochenstruktur Gesicht und Körper wie in der Jugend stützt (Kapitel 6).
- Setzen Sie auf essenzielles Rosmarin- und Eukalyptusöl, damit Ihr Haar wächst und wieder prachtvoll aussieht (Kapitel 8).

Viel Vergnügen!

Anhang

Quellen

»Natürlich altern« neu definiert

Azzi, Lamia, El-Alfy, M., Martel, Celine und Labrie, F.: »Gender differences in mouse skin morphology and specific effects of sex steroids and dehydroepiandosterone«, in: *Journal of Investigative Dermatology* 124 (2005): 22–27.

Babu, P. V. et al.: »Therapeutic effect of green tea extract on advanced glycation and cross-linking of tail-tendon collagen in streptozotocin induced diabetic rats«, in: *Food and Chemical Toxicology* 46, Nr. 1 (2006): 280–85.

Cameron, D.: »New study validates longevity pathway«, 2013, http://hms.harvard.edu/news/new-study-validates-longevity-pathway-3-7–13.

Carlson, J. R. et al.: »Reading the tea leaves: Anticarcinogenic properties of (-)-epigallocatechin-3-gallate«, in: *Mayo Clinic Proceedings* 82, Nr. 6 (Juni 2007): 724–32.

Chwan-Li Shen, Yeh, James K., Cao, Jay J., Chien Chyu, Ming und Sheng Wang, Jia: »Green tea and bone health: Evidence from laboratory studies«, in: *Pharmacological Research* 64, Nr. 2 (August 2011): 155–61.

Hyun Chul Goo, Yu-Shik Hwang, Yon Rak Choi, Hyun Nam Cho und Hwal Suh: »Development of collagenase-resistant collagen and its interaction with adult human dermal fibroblasts«, in: *Biomaterials* 24, Nr. 28 (2003): 5099–5113.

Kin, J., Hwang, J. S., Cho, Y. K., Han, Y., Jeon, Y.-J. und Yang, K.-H.: »Protective Effects of (-)-epigallocatechin-3-gallate on UVA and UVB-induced skin damage«, in: *Skin Pharmacology and Physiology* 14, Nr. 1 (2001): 11–19.

Kwon, O. S. et al.: »Human hair growth enhancement in vitro by green tea epigallocatechin-3-gallate (EGCG)«, in: *Phytomedicine* 14, Nr. 7–8 (August 2007): 551–55.

Lee, Mak-Soon, Kim, Chong-Tain, Kim, In-Hwan und Kim, Yangha: »Inhibitory effects of green tea catechin on the lipid accumulation in 3 T3-L1 adipocytes«, in: *Phytotherapy Research* 23, Nr. 8 (2009): 1088–91.

Lu, Y. P. et al.: »Tumorigenic effect of some commonly used moisturizing creams when applied topically to UVB-pretreated high-risk mice«, in: *Journal of Investigative Dermatology* 129, Nr. 2 (2009): 468–75.

Luo, G., Xie, Z. Z., Liu, F. Y. und Zhang, G. B.: »Effect of vitamin C on myocardial mitochondrial function and ATP content in hypoxic rats«, in: *Zhongguo Yao Li Xue Bao* 19, Nr. 4 (Juli 1998): 351–55.

PhytoCellTec Symphytum: »Speed up your cell renewal through stem cell activation«, http://trik.com/sites/default/files/PhytoCellTec%20Symphytum%20-%20Brochure%20April%202013.pdf.

Sheng, R., Gu, Z. L. und Xie, M. L.: »Epigallocatechin gallate, the major component of polyphenols in green tea, inhibits telomere attrition mediated cardiomyocyte apoptosis in cardiac hypertrophy«, in: *International Journal of Cardiology* 162, Nr. 3 (Januar 2013): 199–209.

Twort, C. C. und Twort, C. J. M.: »The utility of lanolin as a protective measure against mineral-oil and tar dermatitis and cancer«, *Journal of Hygiene* 35, Nr. 1 (1935): 130–49.

Weinreb, O. et al.: »Neurological mechanisms in green tea polyphenols in Alzheimer's and Parkinson's diseases«, in: *Journal of Nutritional Biochemistry* 15, Nr. 9 (September 2004): 506–16.

Wolfram, S.: »Effects of green tea and EGCG on cardiovascular and metabolic health«, in: *Journal of the American College of Nutrition* 26, Nr. 4 (August 2007): 3735–3885.

Wu, A., Ying, Z., Schubert, D. und Gomez-Pinilla, F.: »Brain and spinal cord interaction: A dietary curcumin derivative counteracts locomotor and cognitive deficits after brain trauma«, in: *Neurorehabilitation and Neural Repair* 25, Nr. 4 (Mai 2011): 332–42.

Xie, W., Sun, C. und Liu, S.: »The effect of hawthorn flavanone on bloodfat and expression of lipogenesis and lipolysis genes of hyperlipidemia model mouse«, in: *Zhongguo Zhong Yao Za Zhi* 34, Nr. 2 (2009): 224–29.

1. Super-Sirtuine! Oder: strahlend schön am 256. Geburtstag

Baur, J. A. et al.: »Resveratrol improves health and survival of mice on a high-calorie diet«, in: *Nature* 444, Nr. 7117 (November 2006): 337–42.

Biodyne TRF Laboratories, Luzern, Schweiz, http://www.luzernlabs.com/ingredients/.

Bonte, F. et al.: »Influence of Asiatic acid, madecassic acid and asiaticoside on human collagen I synthesis«, in: *Planta Medica* 60, Nr. 2 (April 1994): 133–35.

Crowe, M. J. et al.: »Topical application of yeast extract accelerates the wound healing of diabetic mice«, in: *Journal of Burn Care and Rehabilitation* 20, Nr. 2 (März–April 1999): 155–62.

Gohill, Kashmira J. et al.: »Pharmacological review on *Centella asiatica*: A potential herbal cure-all«, in: *Indian Journal of Pharmaceutical Sciences* 72, Nr. 5 (September–Oktober 2010): 546–56.

Guerente, L.: »Calorie restriction and sirtuins revisited«, in: *Cold Spring Harbor Symposia on Quantitative Biology* 27 (2013): 2072–85

Ders.: »Sirtuins in aging and disease«, in: *Cold Spring Harbor Symposia on Quantitative Biology* 72 (2007): 483–88.

Howitz, K. T. et al.: »Small molecular activators of sirtuins extend *Saccharomyces cerivisiae* lifespan«, in: *Nature* 425 (2003): 191–96.

»Li Ching-Yun Dead; Gave His Age as 197«, in: *New York Times,* 6. Mai 1933, S. 13.

Liu, C. et al.: »Effect of the root of Polygonum multiflorum Thunb. and its processed products on fat accumulation in the liver of mice«, in: *Zhongguo Zhon Yao Za Zhi* 17, Nr. 10 (Oktober 1992): 595–96, 639.

Markus, Andrea und Morris, B. J.: »Resveratrol in prevention and treatment of common clinical conditions of aging«, in: *Clinical Interventions in Aging* 3, Nr. 2 (Juni 2008): 331–39.

Moreau, M. et al.: »Enhancing cell longevity for cosmetic application: A complementary approach«, *Journal of Drugs in Dermatology* 6 Suppl. (2007): 14–18.

Mortiboys, H. et al.: »Ursocholanic acid rescues mitochondrial function in common forms of familial Parkinson's disease«, in: *Brain* 136, Nr. 10 (2013): 3038–50.

Pannacci, M. et al.: »The extract of G115 of Panax ginseng C.A. Meyer enhance *[sic]* energy production in mammals«, in: *Planta Medica* 78 (2012).

SOFW, http://www.sofw.com/index/sofw_en/sofw_en_product_launch_pad.html?naid=5498.

Xu, M.F. et al.: »Asiatic acid, a pentacyclic triterpene, in *Centella asiatica,* attenuates glutamate-induced cognitive deficits in mice and apoptosis in SH-SY5Y cells«, in: *Acta Pharmacologica Sinica* 33, Nr. 5 (Mai 2012): 578–87.

2. Fibroblasten, Antioxidantien und freie Radikale – du meine Güte!

Adil, M. D. et al.: »Effect of Emblica officinalis (fruit) against UVB-induced photo-aging in human skin fibroblasts«, in: *Journal of Ethnopharmacology* 132, Nr. 1 (Oktober 2010): 109–14.

Aslam, M. N., Lansky, E. P. und Varani, J.: »Pomegranate as a cosmeceutical source: Pomegranate fractions promote proliferation and procollagen synthesis and inhibit matrix metalloproteinase-1 production in human skin cells«, in: *Journal of Ethnopharmacology* 103, Nr. 3 (Februar 2006): 311–18.

Bae, J. Y. et al.: »Dietary compound ellagic acid alleviates skin wrinkle and inflammation induced by UV-B irradiation«, in: *Experimental Dermatology* 19, Nr. 8 (August 2010): e182–90.

Bergo, Martin, Lindahl, Per und Campbell, Peter: Informationsaustausch mit Dr. Martin Bergo, stellvertretendem Leiter des Krebszentrums Sahlgrenska, Universität Göteborg, Schweden, Per Lindahl, Professor für Biochemie und Zellbiologie, Universität Göteborg, und Dr. Peter Campbell, Leiter der Tumor-Aufbewahrungsstelle der American Cancer Society, 29. Januar 2014, *Science Translational Medicine.*

Cenizo, V. et al.: »LOXL as a target to increase the elastin content in adult skin: a dill extract induces the LOXL gene expression«, in: *Experimental Dermatology* 15, Nr. 8 (August 2006): 574–81.

Chace, K. V. et al.: »Effect of oxygen free radicals on corneal collagen«, in: *Free Radical Research Communications* 12–13, Nr. 2 (1991): 591–94.

Chen, K.-C. et al.: »UV-induced damages eliminated by arbutin and ursolic acid in cell model of human dermal fibroblast WS-1 cells«, in: *Egyptian Dermatology Online Journal* 5, Nr. 1 (Juni 2009).

Chuarienthong, P., Lourith, N. und Leelapornpisid, P.: »Clinical efficacy comparison of anti-wrinkle cosmetics containing herbal flavonoids«, in: *International Journal of Cosmetic Science* 32, Nr. 2 (April 2010): 99–106.

Feng, B. et al.: »Protective effect of oat bran extracts on human dermal fibroblast injury by hydrogen peroxide«, in: *Journal of Zhejian University Science B* 14, Nr. 2 (Februar 2013): 97–105.

Fujii, T. et al.: »Amla (Emblica officinalis Gaertn.) extract promotes procollagen production and inhibits matrix metalloproteinase-1 in human skin fibroblasts«, in: *Journal of Ethnopharmacology* 119, Nr. 1 (September 2008): 53–57.

Hausenloy, D. und Yellon, D.: »Time to take myocardial reperfusion injury seriously«, in: *New England Journal of Medicine* 359, Nr. 5 (2008): 518–20.

Houck, J. C. et al.: »Induction of collagenolytic and proteolytic activities by anti-inflammatory drugs in the skin and fibroblast«, in: *Biochemical Pharmacology* 17, Nr. 10 (1968): 1081–90.

Lee, Y. S. et al.: »Inhibition of ultraviolet-A-modulated signaling pathways by Asiatic acid and ursolic acid in HaCaT human keratinocytes«, in: *European Journal of Pharmacology* 476, Nr. 3 (2003): 173–78.

Makpol, Suzana et al.: »Modulation of collagen synthesis and its gene expression in human skin fibroblasts by tocotrienol-rich fraction«, in: *Archives of Medical Science* 7, Nr. 5 (2011): 889–95.

Martin, R. et al.: »Photoprotective effect of a water-soluble extract of Rosmarinus officinalis L. against UV-induced matrix metalloproteinase-1 in human dermal fibroblasts and reconstructed skin«, in: *European Journal of Dermatology* 18, Nr. 20 (2008): 128–35.

McDougall, A.: »Kao demonstrates therapeutic effect of eucalyptus extract on skin's outer layer functions«, 2012, http://www.cosmeticsdesign-europe.com/Formulation-Science/Kao-demonstrates-therapeutic-effect-of-eucalyptus-extract-on-skin-s-outer-layerfunctions.

Nevin, K. J. und Rajamohan, T.: »Effect of topical application of virgin coconut oil on skin components and antioxidant status during dermal wound healing in young rats«, in: *Skin Pharmacology and Physiology* 23, Nr. 6 (2010): 290–97.

Newport, Dr. Mary: »Treatment chart: Coconut oil for Alzheimer's«, 2013, http://www.eat2think.com/2013/07/research-benefits-coconut-oil-alzheimers.html.

Offord, E. A. et al.: »Photoprotective potential of lycopene, carotene, vitamin E, vitamin C and carnosic acid in UVA-irradiated human skin fibroblasts«, in: *Free Radical Biology and Medicine* 32, Nr. 12 (Juni 2002): 1293–1303.

Pacheco-Palencia, L. A. et al.: »Protective effects of standardized pomegranate (Punica granatum L.) polyphenolic extract in ultraviolet-irradiated human skin fibroblasts«, in: *Journal of Agricultural and Food Chemistry* 56, Nr. 18 (September 2008): 8434–41.

Park, M. et al.: »Carnosic acid, a phenolic diterpene from rosemary, prevents UV-induced expression of matrix metalloproteinases in human skin fibroblasts and keratinocytes«, in: *Experimental Dermatology* 22, Nr. 5 (2013): 336–41.

Ress, A. M. et al.: »Free radical damage in acute nerve compression«, in: *Annals of Plastic Surgery* 34, Nr. 4 (April 1995): 388–95.

Sang, T. K. et al.: »The effect of ursolic acid and all-trans-retinoic acid on ultraviolet a *[sic]* radiation induced elastin mRNA expression in cultured dermal fibroblasts«, in: *Journal of Dermatological Science* 12, Nr. 2 (1996): 208–208(1).

Shanmugam, M. K. et al.: »Inhibition of CXCR4/CXCL12 signaling axis by ursolic acid leads to suppression of metastasis on transgenic adenocarcinoma of mouse prostate model«, in: *International Journal of Cancer* 129, Nr. 7 (2011): 1552–63.

Zhao, P. W. et al.: »The antioxidant effect of carnosol on bovine aortic endothelial cells is mainly mediated via estrogen receptor alpha pathway«, in: *Biological and Pharmaceutical Bulletin* 35, Nr. 11 (2012): 1947–55.

3. Starke Proteasomen für Haut und Körper

Arnold, J. und Grune, T.: »PARP-mediated proteasome activation: A coordination of DNA repair and protein degradation?«, in: *Bioessays* 24, Nr. 11 (November 2002): 1060–65.

Bakondi, E.: »Age-related stress-induced loss of nuclear proteasome activation is due to low PARP-1 activity«, in: *Free Radical Biology and Medicine* 50, Nr. 1 (Januar 2011): 86–92.

Bonoli, M. und Bendini, A.: »Qualitative and semi-quantitative analysis of phenolic compounds in extra virgin olive oils as a function of the ripening degree of olive fruits by different analytical techniques«, in: *Journal of Agricultural and Food Chemistry* 52 (2004): 7026–32.

Chondrogianni, N. et al.: »Fibroblast cultures from healthy centenarians have an active proteasome«, in: *Experimental Gerontology* 35 (2000):721–28.

Ders.: »Identification of natural compounds that promote proteasome and confer lifespan extension«, in: *Planta Medica* (2009): 75.

Das, S. et al.: »Cardioprotection with palm oil tocotrienols: Comparison of different isomers«, in: *American Journal of Physiology–Heart and Circulatory Physiology* 294, Nr. 2 (Februar 2008): H970–78.

Delcros, J. G. et al.: »Proteasome inhibitors as therapeutic agents: Current and future strategies«, in: *Current Medicinal Chemistry* 10 (2003): 479–503.

Deocaris, C. C. et al.: »Glycerol stimulates innate chaperoning, proteasomal and stress-resistance functions: Implications for geronto-manipulation«, in: *Biogerontology* 9, Nr. 4 (August 2008): 269–82.

Donohue, T. M. jr. et al.: »Decreased proteasome activity is associated with increased liver pathology and oxidative stress in experimental liver pathology«, in: *Alcoholism: Clinical and Experimental Research* 28, Nr. 8 (August 2004): 1257–63.

Katsiki, M. et al.: »The olive constituent leuropein exhibits proteasome stimulatory properties in vitro and confers life span extension of human embryonic fibroblasts«, in: *Rejuvenation Research* 10 (2007): 157–72.

Kozie, R. et al.: »Functional interplay between mitochondrial and proteasome activity in skin aging«, in: *Journal of Investigative Dermatology* 131, Nr. 3 (März 2010): 594–603.

Kwak, M. K. et al.: »Antioxidants enhance mammalian proteasome expression through the Keap1Nrf2 signaling pathway«, in: *Molecular and Cellular Biology* 23 (2003): 8786–94.

Nevin, K. J. und Rajamohan, T.: »Effect of topical application of virgin coconut oil on skin components and antioxidant status during dermal wound healing in young rats«, in: *Skin Pharmacology and Physiology* 23, Nr. 6 (2010): 290–97.

Wang, D. et al.: »Proteome dynamics and proteome function of cardiac 19S proteasomes«, in: *Molecular and Cellular Proteomics* 1, Nr. 10 (Mai 2011).

Zhang, Q. et al.: »Green tea extract and (-)-epigallocatechin-3-gallate inhibit apoxia and serum-induced HIF-1alpha protein accumulation and VGEF expression in human cervical carcinoma and hepatoma cells«, in: *Molecular Cancer Therapeutics* 5, Nr. 5 (2006): 1227–38.

4. Die Sonne geht auf – genießen Sie sie!

Adil, M. D. et al.: »Effect of *Emblica officinalis* (fruit) against UVB-induced photoaging in human skin fibroblasts«, in: *Journal of Ethnopharmacology* 132, Nr. 1 (2010): 109–14.

Afnan, Q. et al.: »Glycyrrhizic acid (GA), a triterpenoid saponin glycoside alleviates ultraviolet-B irradiation induced photoaging in human dermal fibroblasts«, in: *Phytomedicine* 19, Nr. 7 (Mai 2012): 658–64.

Al-Waili, L. et al.: »Honey for wound healing, ulcers and burns: Data supporting its use in clinical practice«, in: *Scientific World Journal* 11 (April 2011): 766–87.

Aquilera, Y. et al.: »The protective role of squalene in eye damage in the chick embryo retina«, in: *Experimental Eye Research* 80, Nr. 4 (April 2005): 535–43.

Chen, L. et al.: »Honeys from different floral sources as inhibitors of enzymatic browning in fruit and vegetable homogenates«, in: *Journal of Agricultural and Food Chemistry* 48, Nr. 10 (Oktober 2000): 4997–5000.

Engleman, Nancy et al.: »Nutritional aspects of phytoene and phytofluene, carotenoid precursors to lycopene«, in: *Advances in Nutrition* 2 (Januar 2011): 51–62.

Erejuwa, O. O. et al.: »Hypoglycemic and antioxidant effects of honey supplementation in streptozotocin-induced diabetic rats«, in: *International Journal for Vitamin and Nutrition Research* 80, Nr. 10 (Januar 2010): 74–82.

Heinrich, U. et al.: »Long-term ingestion of high-flavanol cocoa provides photoprotection against UV-induced erythema and improves skin condition in women«, in: *Journal of Nutrition* 136, Nr. 6 (Juni 2006): 1565–69.

Ihmad, I. et al.: »Tualang honey protects keratinocytes from ultraviolet radiation induced inflammation and DNA damage«, in: *Photochemistry and Photobiology* 88, Nr. 5 (September 2012): 1198–1204.

Jeyam, M. et al.: »Validating nutraceuticals to alleviate progeria using molecular docking studies«, in: *Journal of Pharmaceutical and Biomedical Sciences* 13 (2011): 1–7.

Kamimura, H. et al.: »Enhanced elimination of theophylline, phenobarbital and strychnine from the bodies of rats and mice by squalene treatment«, in: *Journal of Pharmacobio-Dynamics* 15, Nr. 5 (1992): 215–22.

Lin, X.-F. et al.: »Anticarcinogenic effect of ferulic acid on ultraviolet-B irradiated human keratinocytes HaCaT cells«, in: *Journal of Medicinal Plants Research* 4, Nr. 16 (2010): 1686–94.

Pareja, B. und Kehl, L.: »Contribution to the identification of Rosa aff rubiginosa L. oil rose active principles«, in: *Anales de La Real Academia Nacional de Farmacia* 56, Nr. 2 (1999): 283–94.

Richter, E. et al.: »Effects of dietary paraffin, squalene and sucrose polyester on residue disposition and elimination of hexachlorobenzene in rats«, in: *Chemico-Biological Interactions* 40 (1982): 335–44.

Silvan, J. M. et al.: »Control of the Maillard reaction by ferulic acid«, in: *Food Chemistry* 128, Nr. 1 (2011): 208–13.

Staniforth, Vasinree et al.: »Ferulic acid, a phenolic phytochemical, inhibits UVB-induced matrix metalloproteinases in mouse skin via posttranslational mechanisms«, in: *Journal of Nutritional Biochemistry* 23, Nr. 5 (Mai 2012): 443–51.

Sun, X. et al.: »Lipid peroxidation and DNA adduct formation in lymphocytes of premenopausal women: Role of estrogen metabolites and fatty acid intake«, in: *International Journal of Cancer* 131, Nr. 9 (November 2012): 1983–90.

Tourna, J. A. et al.: »Ubiquinone, idebenone and kinetin provide ineffective photoprotection to skin when compared to a topical antioxidant combination of vitamin C and E and ferulic acid«, in: *Journal of Investigative Dermatology* 126 (2006): 185–87.

Yamada, Y. et al.: »Dietary tocotrienol reduces UVB-induced skin damage and sesamin enhances tocotrienols effects in hairless mice«, in: *Journal of Nutritional Science and Vitaminology* 54, Nr. 2 (2008): 117–23.

Yan, J.-J. et al.: »Protection against beta-amyloid peptide toxicity in vivo with long-term administration of ferulic acid«, in: *British Journal of Pharmacology* 133, Nr. 1 (Mai 2001): 89–96.

5. Stammzellentherapie zum Selbermachen

Ashcroft, Gillian S. et al.: »Topical estrogen accelerates cutaneous wound healing in aged humans associated with an altered inflammatory response«, in: *American Journal of Pathology* 155, Nr. 4 (Oktober 1999): 1137–46.

De Oliviera, Ana Paula et al.: »Effect of semisolid formulation of Persea Americana Mill (Avocado) Oil on wound healing in rats«, in: *Evidence Based Complementary and Alternative Medicine* (2013), Artikelnummer 472382.

Esteban, M. A. und D. Pei: »Vitamin C improves the quality of stem cell reprogramming«, in: *Nature Genetics* 44 (2012): 366–67.

Kuo, S.-M. et al.: »Cellular phenotype-dependent and -independent effects of vitamin C on the renewal and gene expression of mouse embryonic fibroblast«, in: *PLoS One* (März 2012).

Lee, D.-C. et al.: »Effect of long-term hormone therapy on telomere length in post-menopausal women«, in: *Yonsei Medical Journal* 46, Nr. 4 (August 2005): 471–79.

Ranzato, E., Martinotti, S. und Burlando, B.: »Honey exposure stimulates wound repair of human dermal fibroblasts«, in: *Burn Trauma* 1 (2013): 32–38.

Schmid, D. et al.: »Stem cell activation for smoother and more even skin«, in: *Mibelle Biochemistry, Schweiz* (2013).

Skyberg, J. A. et al.: »Apple polyphenols require T cells to ameliorate dextran sulfate sodium-induced colitis and dampen proinflammatory cytokine«, in: *Journal of Leukocyte Biology* 90, Nr. 6 (2011): 1043.

Uma, H.-J. et al.: »Withafarin A inhibits JAK/STAT3 signaling and induces apoptosis of human renal carcinoma Caki cells«, in: *Biochemical and Biophysical Research Communications* 427, Nr. 1 (Oktober 2012): 24–29.

Yang, Z. et al.: »Withania somnifera root extract inhibits mammary cancer metastasis and epithelial to mesenchymal transition«, in: *PLoS One* (September 2013).

6. Jung bis in die Knochen

Alcantara, E. H. et al.: »Diosgenin stimulates osteogenic activity by increasing bone matrix protein synthesis and bone-specific transcription factor Runx2 in osteoblastic MC3 T3-E1 cells«, in: *Journal of Nutritional Biochemistry* 22, Nr. 11 (November 2011): 1055–63.

Bogani, P. et al.: »Lepidium meyenii (Maca) does not exert direct androgenic activities«, in: *Journal of Ethnopharmacology* 104, Nr. 3 (2006): 415–17.

Braun, K. F. et al.: »Quercetin protects primary human osteoblasts exposed to cigarette smoke through activation of the antioxidative enzymes HO-1 and SOD-1«, in: *Science World Journal* 11 (2011): 2348–57.

Bu, S. Y. et al.: »Dried plum polyphenols attenuate the detrimental effects of TNF-alpha on osteoblast function coincident with upregulation of Runx2, Osterix and IGF-I«, in: *Journal of Nutritional Biochemistry* 20, Nr. 1 (Januar 2009): 31–44.

Effendy, M. Nadia et al.: »The effects of Tulang honey on bone metabolism in postmenopausal women«, in: *Evidence-Based Complementary and Alternative Medicine* (2012).

Gonzales, G. F. et al.: »Effect of Lepidium meyenii (Maca) on spermatogenesis in male rats acutely exposed to high altitude (4340 m)«, in: *Journal of Endocrinology* 180, Nr. 1 (2004): 87–95.

Hooshmand, S. et al.: »Comparative effects of dried plum and dried apple on bone in postmenopausal women«, in: *British Journal of Nutrition* 106 (2011): 923–30.

Prouillet, C. et al.: »Stimulatory effect of naturally occurring flavonols quercetin and kaempferol on alkaline phosphatase activity in MG-63 human osteoblasts through ERK and estrogen receptor pathway«, in: *Biochemical Pharmacology* 67, Nr. 7 (April 2004): 1307–13.

Puel, C. et al.: »Prevention of bone loss by phloridzin, an apple polyphenol, in ovariectomized rats under inflammation conditions«, in: *Calcified Tissue International* 77, Nr. 5 (November 2005): 311–18.

Rubio, J. et al.: »Effect of three different cultivars of Lepidium meyenii (Maca) on learning and depression in ovariectomized mice«, in: *BMC Complementary and Alternative Medicine* 6, Nr. 1 (2006): 23.

Tang, C. H. et al.: »Water solution of onion crude powder inhibits RANKL-induced osteoclastogenesis through ERK, p38 and NF-kappaB pathways«, in: *Osteoporosis International* 20, Nr. 1 (Januar 2009): 93–103.

Yamaguchi, M. und Sugimoto, E.: »Stimulatory effect of genistein and daidzein on protein synthesis in osteoblastic MC3T3-E1 cells: Activation of aminoacyl-tRNA synthetase«, in: *Molecular and Cellular Biochemistry* 214, Nr. 1 (2000): 97–102.

Yen, M. L. et al.: »Diosgenin induces hypoxia-induced Factor-1 activation and angiogenesis through estrogen receptor-related phosphatidylinositol 3-kinase/Akt and p38 mitogen-activated protein kinase pathways in osteoblasts«, in: *Molecular Pharmacology* 68 (2005): 1061–73.

Zhang, M. Y. et al.: »In vitro and in vivo effects of puerarin on promotion of osteoblast bone formation«, in: *Chinese Journal of Integrative Medicine* 18, Nr. 4 (April 2012): 276–82.

Zhang, Y. et al.: »Effect of ethanol extract of Lepidium meyenii Walp. on osteoporosis in ovariectomized rat«, in: *Journal of Ethnopharmacology* 105, Nr. 1–2 (2006): 274–79.

7. Verwandeln Sie Fett in Muskeln

Arner, P. und Ostman, J.: »Relationship between the tissue level of cyclic AMP and the fat cell size of human adipose tissue«, in: *Journal of Lipid Research* 19 (1978): 613–18.

Bidon, C. et al.: »The extract of Ginkgo biloba EGb 761 reactivates a juvenile profile in the skeletal muscle of sarcopenic rats by transcriptional reprogramming«, in: *PLoS One* 4, Nr. 11 (November 2009).

Boque, N. et al.: »Prevention of diet-induced obesity by apple polyphenols in Wistar rats through regulation of adipose gene expression and DNA methylation patterns«, in: *Molecular Nutrition and Food Research* 57, Nr. 8 (August 2013): 1473–78.

Carls-Grierson, M. M.: »Modulation of activity of the adipocyte aquaglyceroporin channel by plant extracts«, in: *International Journal of Cosmetic Science* 29, Nr. 1 (Februar 2007): 7–14.

Facino, R. M. et al.: »Anti-elastase and anti-hyaluronidase activities of saponins and sapogenins from *Hedera helix, Aesculus hippocastanum* and *Ruscus aculeatus:* Factors contributing to their efficacy in the treatment of venous insufficiency«, in: *Archiv der Pharmazie* 328, Nr. 10 (Oktober 1995): 720–24.

Fasshauer, M. et al.: »Suppression of aquaporin adipose gene expression by isoproterenol, TNFalpha and dexamethasone«, in: *Hormone and Metabolic Research* 35, Nr. 4 (2003): 222–27.

Hara-Chicuma, Mariko et al.: »Progressive adipocyte hypertrophy in aquaporin-7-deficient mice: Adipocyte permeability as a novel regulator of fat accumulation«, in: *Journal of Biological Chemistry* 280, Nr. 16 (April 2005): 15493–96.

Kunkel, S. D. et al.: »Ursolic acid increases skeletal muscle and brown fat and decreases diet-induced obesity, glucose intolerance and fatty liver disease«, in: *PLoS One* (20. Juni 2012).

Ohta, Y. et al.: »Gene expression analysis of the anti-obesity effects of apple polyphenols in rats fed a high-fat diet and a normal diet«, in: *Journal of Oleo Science* 55, Nr. 6 (2006): 305–14.

Roy, S. et al.: »Transcriptome of primary adipocytes from obese women in response to a novel hydroxycitric acid-based dietary supplement«, in: *DNA and Cell Biology* 26, Nr. 9 (September 2007): 627–39.

Saponara, R. und Bosisio, Enrica: »Inhibition of cAMP-phosphodiesterase by biflavones of ginkgo in rat adipose tissue«, in: *Journal of Natural Products* 61, Nr. 11 (1998): 1386–87.

Shahat, A. A. et al.: »Regulation of obesity and lipid disorders by *Foeniculum vulgare* extracts and *Plantago ovata* in high-fat diet induced obese rats«, in: *American Journal of Food Technology* (2012).

8. Herrliche Haarpracht

Camargo, F. B. jr. et al.: »Skin moisturizing effects of panthenol-based formulations«, in: *Journal of Cosmetic Science* 62, Nr. 4 (Juli–August 2011): 361–70.

Fischer, T. W. et al.: »Effect of caffeine and testosterone on the proliferation of human hair follicles in vitro«, in: *International Journal of Dermatology* 46, Nr. 1 (Januar 2007): 2735.

Shabani, Fatemeh und Sarir, Reyhaneh: »Increase of melanogenesis in the presence of fatty acids«, in: *Pharmacologyonline* 1 (2010): 314–23.

Ventura-Martinez, Rosa et al.: »Spasmolytic activity of Rosmarinus officinalis L. involves Kalzium channels in guinea pig ileum«, in: *Journal of Ethnopharmacology* 127 (2011): 1528–32.

9. Gesichtskonturierung auf natürliche Art

Al-Waili, N. S.: »Natural honey lowers plasma glucose, C-reactive protein, homocysteine and blood lipids in healthy, diabetic and hyperlipidemic subjects: Comparison with dextrose and sucrose«, in: *Journal of Medicinal Food* 7, Nr. 1 (2004): 100–107.

Cho, S. et al.: »High dose squalene ingestion increases type 1 procollagen and decreases ultraviolet-induced DNA damage in human skin in vivo but is associated with transient adverse effects«, in: *Clinical and Experimental Dermatology* 34, Nr. 4 (Juni 2009): 500–508.

Fernandez-Cabezudo, Maria J. et al.: »Intravenous administration of manuka honey inhibits tumor growth and improves host survival when used in combination with chemotherapy in a melanoma mouse model«, in: *PLoS One* (Februar 2013), www.plosone.org/article/info%3Adoi%2F10.1371%2Fjournal.pone.0055993.

Finkler, R. S.: »The effect of vitamin E in the menopause«, in: *Journal of Clinical Endocrinology and Metabolism* 9 (1948): 89–90.

Gaylor, J. L.: »Biosynthesis of skin sterols. III. Conversion of squalene to sterols by rat skin«, in: *Journal of Biological Chemistry* 238 (Juni 1963): 1643–55.

Larson-Meyer, Enette D. et al.: »Effect of honey versus sucrose on appetite, appetite-regulating hormones and postmeal thermogenesis«, in: *Journal of the American College of Nutrition* 29, Nr. 5 (Oktober 2010): 482–93.

Nemoseck, Tricia M. et al.: »Honey promotes lower weight gain, adiposity and triglycerides than sucrose in rats«, in: *Nutrition Research* 31, Nr. 1 (Januar 2011): 55–60.

Shekterle, Linda M. et al.: »Dermal benefits of topical D-ribose«, in: *Clinical, Cosmetic and Investigational Dermatology* 2 (2009): 151–52.

»Volufiline Grow Breasts Naturally«, http://www.growbreastsnaturally.com/volufiline-for-breast-enhancement.

Zaid, Siti et al.: »The effects of Tualang honey on female reproductive organs, tibia bone and hormonal profile on ovariectomised rats-animal model for menopause«, in: *BMC Complementary and Alternative Medicine* 10, Nr. 82 (Dezember 2010): 1472.

10. Das Geheimrezept gegen die Wechseljahre

Al-Quarawi, A. A. et al.: »The effect of extracts of *Cynomorium coccinium* and *Withania somnifera* on gonadotrophins and ovarian follicles of immature Wistar rats«, in: *Phytotherapy Research* 14, Nr. 4 (Juni 2000): 288–90.

Barua, A. et al.: »Dietary supplementation of Ashwagandha (*Withania somnifera* Dunal) enhances NK cell in ovarian tumors in the laying hen model of spontaneous ovarian cancer«, in: *American Journal of Reproductive Immunology* 70, Nr. 6 (Dezember 2013): 538–50.

Benton, Y. und Casper, R. F.: »The aging oocyte – can mitochondrial function be improved?«, in: *Fertility and Sterility* 99 (2013): 18–22.

Cunningham, J. et al.: »Oestrogen-like effect of ginseng«, Abteilung für Nephrologie, London Hospital, 19. August 1980.

Finkler, R. S. et al.: »The effect of vitamin E in the menopause«, in: *Journal of Clinical Endocrinology and Metabolism* 9 (1948): 89–90.

Fujiwara, T. et al.: »Preliminary study on action of coenzyme Q10 in female reproductive system«, www.senpu.jp-coq10-pdf-jp-039.pdf.

»Getting to the root of ginseng«, *Smithsonian*, Juli 2002, http://www.smithsonianmag.com/science-nature/getting-to-the-root-ofginseng-65654374/?no-ist.

Helms, S.: »Cancer prevention and therapeutics: Panax Ginseng«, in: *Alternative Medicine Review* 9, Nr. 3 (2004).

Houck, J. C., Sharma, V. K., Patel, Y. M. und Gladner, J. A.: »Induction of collagenolytic and proteolytic activities by anti-inflammatory drugs in the skin and fibroblast«, in: *Biochemical Pharmacology* 17, Nr. 10 (1968): 2081–90.

Jung, J. H. et al.: »Therapeutic effect of Korean red ginseng extract on infertility caused by polycystic ovaries«, in: *Archives of Pharmacal Research* 32, Nr. 3 (März 2009): 347–52.

Kuk, S. M. und Lee, Y. J.: »Estrogen receptor is activated by Korean red ginseng *in vitro* but not *in vivo*«, in: *Journal of Ginseng Research* 36, Nr. 2 (April 2012): 169–75.

Liu, L. et al.: »Effects of ginsenosides on hypothalamus-pituitary-adrenal function and brain-derived neurotrophic factor in rats exposed to chronic unpredictable mild stress«, in: *Zhongguo Zhong Yao Za Zhi* 36, Nr. 10 (Mai 2011): 1342–47.

Mori-Okamoto, J. et al.: »Pomegranate extract improves a depressive state and bone properties in menopausal syndrome model ovariectomized mice«, in: *Journal of Ethnopharmacology* 92 (2003): 93–101.

»Most expensive ounce of ginseng sold: $1.57 MILLION!«, http://drinkmrpink.com/most-expensive-ounce-of-ginseng-sold-1-57-million/.

Raja Sankar, R. S. et al.: »*Withania somnifera* root extract improves catecholamines and physiological abnormalities seen in a Parkinson's disease model mouse«, in: *Journal of Ethnopharmacology* 125, Nr. 3 (2009): 369–73.

Rocha, A. et al.: »Pomegranate juice and specific components inhibit cell and molecular processes critical to metastasis of breast cancer«, in: *Breast Cancer Research and Treatment* 136, Nr. 3 (Dezember 2012): 647–58.

Saber, M. A-A.: »Effect of royal jelly on viability and *in vitro* maturation of Egyptian sheep oocytes in serum supplemented medium«, in: *British Journal of Pharmacology and Toxicology* (2012).

Sharaf, A. und Gomaa, N.: »Oestrogenicity of vitamins«, in: *Qualitas Plantarum et Materiae Vegetabiles* 20, Nr. 4 (1971): 279–83.

Sharma, D. N. und Bhattacharya, L.: »Role of vitamin E on antifolliculogenesis effects of lead acetate on diameter of follicles containing ovarian tissue of Swiss albino mice«, in: *Global Journal of Biology, Agriculture and Health Sciences*, Global Institute for Research and Education, www.gifre.org.

Sreeja, S. et al.: »Pomegranate extract demonstrate [*sic*] a selective estrogen receptor modulator profile in human tumor cell lines and in vivo models of estrogen deprivation«, in: *Journal of Nutritional Biochemistry* 23, Nr. 7 (Juli 2012): 725–32.

Takasaki, A. et al.: »Endometrial growth and uterine blood flow: A pilot study for improving endometrial thickness in the patients with a thin endometrium«, in: *Fertility and Sterility* 93, Nr. 6 (2010): 1851–58.

Yang, Z. et al.: »*Withania sominfera* root extract inhibits mammary cancer metastasis and epithelial to mesenchymal transition«, in: *PLoS One* (2013).

Zhong, S. et al.: »Dietary carotenoids and vitamins A, C and E and risk of breast cancer«, in: *Journal of the National Cancer Institute* (1999): 547–56.

11. Kurbeln Sie Ihren Sex-Appeal an

Busse, Daniela et al.: »A synthetic sandalwood odorant induces wound healing processes in human keratinocytes via the olfactory receptor OR2AT4«, in: *Journal of Investigative Dermatology* (Juli 2014).

Circosta, C. et al.: »Estrogenic activity of standardized extract of *Angelica sinensis*«, in: *Phytotherapy Research* 20, Nr. 8 (August 2006): 665–69.

Clark, K. E. und Myatt, L.: »Prostaglandins and the reproductive cycle«, (2008) Glob Libr Women's Med, DOI 10.3843/GLOWM.10314.

Cousins, A. J.: »Changes in women's mate preferences across the ovulatory cycle«, in: *Journal of Personality and Social Psychology* 92, Nr. 1 (2007): 151–63.

Durante, K. M. et al.: »Changes in women's choice of dress across the ovulatory cycle: Naturalistic and laboratory task-based evidence«, in: *Personality and Social Psychology Bulletin* 34 (2008): 1451–60.

Goh, S. Y. und Loh, K. C.: »Gynecomastia and the herbal tonic ›Dong Quai‹«, in: *Singapore Medical Journal* 42, Nr. 3 (März 2001): 115–16.

Khazaei, M. et al.: »Study of *Feoniculum vulgare* effect on folliculogenesis in female mice«, in: *International Journal of Fertility and Sterility* 5, Nr. 3 (November 2011): 122–27.

Park, Y. et al.: »Effect of conjugated linoleic acid on body composition in mice«, in: *Lipids* 32, Nr. 8 (August 1997): 853–58.

Pipitone, R. N. und Gallup, G. G.: »Women's voice attractiveness varies across the menstrual cycle«, in: *Evolution and Human Behavior* 29 (2008): 268–74.

Sharma, S. C. et al.: »Steroidal saponins of *Asparagus adscendens*«, in: *Phytochemistry 21* (1982): 2075–78.

Register

Dank

Ein dicker Kuss geht an meine wunderbare Agentin Dorie Simmonds.

Vielen Dank an die vielen netten Menschen bei Atria.

Einen besonders lieben Gruß für meinen Schatz Matilda.

Ich bin so dankbar, dass es dich gibt, MK. Immer.

Alles Liebe und Gute an D., D., und O.

Unsere Leseempfehlung

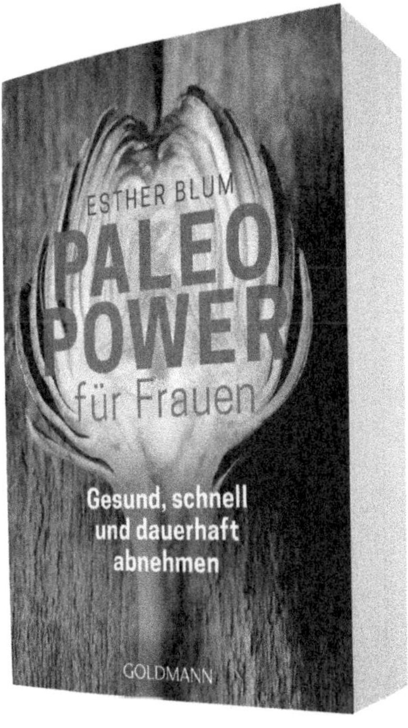

352 Seiten
Auch als E-Book erhältlich

Paleo tut Frauen gut – denn sie haben einen anspruchsvollen Stoffwechsel und Hormonhaushalt, der sich im Laufe ihres Lebens vielen Anforderungen stellen muss. Besonders wichtig ist daher eine natürliche und hochwertige Ernährung, die genau auf weibliche Bedürfnisse zugeschnitten sein sollte. Dieser Paleo-Ratgeber mit seinem köstlichen gluten- und laktosefreien Ernährungsplan ermöglicht es jetzt jeder Frau, überflüssige Pfunde loszuwerden und sich rundum fit und wohl zu fühlen.

Unsere Leseempfehlung

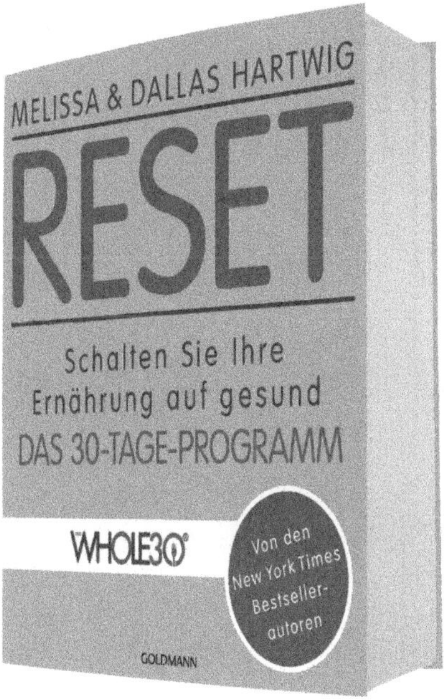

368 Seiten
Auch als E-Book
erhältlich

Noch einmal bei null anfangen! Was Ihre Gesundheit und Ihr Körpergewicht angeht, ist das jetzt möglich – in nur 30 Tagen! Mit dem sensationellen neuen RESET-Programm und den trendigen Rezepten haben es bereits Tausende geschafft – und Sie können es auch! Schalten Sie Ihre Ernährung einfach 30 Tage lang auf gesund und leben Sie dauerhaft gesünder und schlanker.

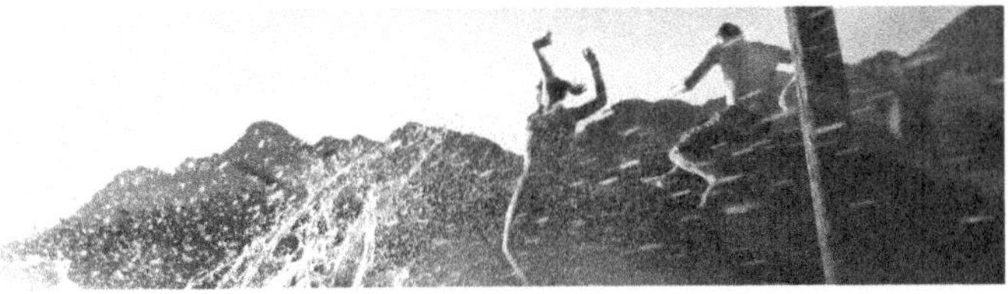